高等医药院校"十四五"创新型系列教材

（供高职高专院校基础医学、临床医学、护理、康复、影像、药学、口腔、眼视光专业使用）

精神科护理

（第2版）

主　编　李红梅　韩玉霞

副主编　谢根坦　刘　印

编　委　（以姓氏汉语拼音为序）

常　娜（长春医学高等专科学校）

高　娟（莱芜职业技术学院）

韩玉霞（滨州职业学院）

蒋芝杰（滨州市人民医院）

金凯英（深圳市龙华新区中心医院）

李　红（深圳市康宁医院）

李红梅（滨州职业学院）

刘琳琳（莱芜职业技术学院）

刘希杰（滨州职业学院）

刘　印（长春医学高等专科学校）

马丽杰（长春医学高等专科学校）

谢根坦（滨州职业学院）

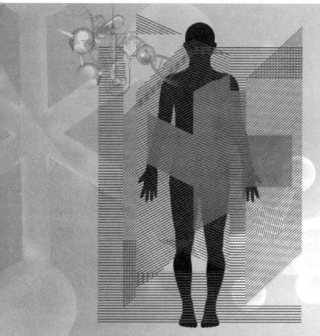

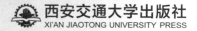

西安交通大学出版社
XI'AN JIAOTONG UNIVERSITY PRESS

内容简介

本教材强调以基本技能为培养目标,充分体现护理专业的特色,渗透人文关怀精神,注重培养学生的综合素质和创新能力。全书共十六章,第一章至第五章为精神科护理的基本知识和基本技能。第六章至十六章分别介绍了各类精神障碍住院患者的护理、精神障碍患者的社区护理及精神科护理的相关法律。本书主要供高职高专护理专业学生使用,也可作为护理工作者的参考用书。

图书在版编目(CIP)数据

精神科护理/李红梅,韩玉霞主编. —2版. —西安:西安交通大学出版社,2021.12
ISBN 978 - 7 - 5693 - 2221 - 7

Ⅰ.①精… Ⅱ.①李… ②韩… Ⅲ.①精神病学-护理学-高等职业教育-教材 Ⅳ.①R473.74

中国版本图书馆 CIP 数据核字(2021)第 138328 号

	Jingshenke Huli	
书　　名	精神科护理	
主　　编	李红梅　韩玉霞	
责任编辑	赵文娟	
责任校对	邓　瑞	
出版发行	西安交通大学出版社	
	(西安市兴庆南路 1 号　邮政编码 710048)	
网　　址	http://www.xjtupress.com	
电　　话	(029)82668357　82667874(发行中心)	
	(029)82668315(总编办)	
传　　真	(029)82668280	
印　　刷	陕西奇彩印务有限责任公司	
开　　本	787mm×1092mm　1/16　印张　14.5　字数　361 千字	
版次印次	2021 年 12 月第 2 版　　2021 年 12 月第 1 次印刷	
书　　号	ISBN 978 - 7 - 5693 - 2221 - 7	
定　　价	49.60 元	

如发现印装质量问题,请与本社发行中心联系、调换。
订购热线:(029)82665248　(029)82665249
投稿热线:(029)82668805
读者信箱:xjtumpress@163.com

再版前言

随着生物-心理-社会医学模式的出现,人们对精神卫生服务越来越重视,也更加清楚地认识到精神、心理健康的重要性。因此,加强精神疾病的防治,预防心理及行为问题的发生,将是21世纪人类卫生健康重要和紧迫的任务。为了满足人们精神健康方面的需求,同时适应新形势下高职高专护理专业教育改革和发展需要,根据高职高专创新教育教材的编写要求,我们组织编写了《精神科护理》这本教材。根据几年来读者的使用反馈情况,为了适应时代的发展,我们对本教材进行了再版。

本次改版强调以基本技能为培养目标,充分体现护理专业的特色,渗透人文关怀精神,注重培养学生的综合素质和创新能力。全书共十六章,第一章至第五章分别介绍绪论、精神障碍的基础知识、精神障碍患者护理的基本技能、精神障碍患者常见危机状态的防范与护理、精神障碍患者治疗过程的护理,第六章至第十六章分别介绍了器质性精神障碍、精神活性物质所致精神障碍、精神分裂症、心境障碍、神经症和癔症、应激相关障碍、心理因素相关生理障碍、人格障碍、儿童和青少年期精神障碍等各类患者的住院护理,最后简要介绍了精神障碍患者的社区护理及精神科护理相关的伦理学与法律问题。附录部分在第一版教材的基础上增加了精神科护理实训指导。本书主要供高职高专护理专业学生使用,也可作为护理工作者的参考用书。

本教材在内容的编排与选取上从我国目前护理教育和临床实际需要出发,本着"学以致用"的原则,以"必需、够用"为度,同时也充分与国家护士执业资格考试有机结合,增强教材的实用性。本教材在编写体例方面,主要设置了以下模块:"学习目标",便于教学,也可作为学习的导引;"知识链接",能够扩展一定的知识量;"案例分析",能够使学生理论联系实际,加深对所学知识的理解;"本章重难点小结",使学生能够把握学习中的知识点;最后,通过"课后习题"这一栏目对各类型习题进行练习,来巩固学习要点,检测学习目标实现与否。本教材的编者大部分是双师型人才,其中一部分是长期从事精神科临床护理工作的专家,同时承担高职高专院校的授课任务。另外一部分是来自高职高专院校从事一线教学工作的优秀教师。这样最大限度避免了只有理论而缺乏实践经验或只注重临床实践而缺乏理论的问题,实现了实践与理论的互补。

本书在编写过程中得到了各位编者所在单位领导的大力支持,相关医院专家对本教材进行了指导并提出宝贵意见,同时西安交通大学出版社在本教材编写过程中给予了具体指导和帮助,在此一并表示感谢。

由于水平有限,书中难免有疏漏和不妥之处,诚挚地恳请广大师生提出宝贵意见和建议,以便本教材内容能够不断完善,更加适合教学应用。

编　者
2021 年 8 月

目　　录

第一章 绪 论

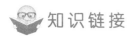

学习目标

1. 掌握精神科护理学的概念,精神科护理人员的素质要求。
2. 熟悉精神障碍的概念,精神科护理工作的内容、任务。
3. 了解精神医学与精神科护理学的发展史及发展趋势。

第一节 概 述

一、精神障碍的概念

精神活动是人脑的功能,即客观世界在人脑中的反映。精神是通过精神活动表现出来的,是人的意识、思维活动和心理状态的总和。精神活动按心理学概念可分为认知、情感、意志行为三个过程。精神活动如果发生认知、情感、意志行为等方面的异常,则为精神障碍。

精神障碍(mental disorder)是指在生物、心理、社会环境因素影响下,大脑功能失调,人体产生认知、情感、意志行为等方面的改变,可伴有痛苦体验和(或)功能障碍,严重时导致个体不能正常生活、工作、学习及人际交往。精神障碍的概念广义上包括轻度与重度精神障碍,轻者因尚未达到疾病状态而称为心理障碍或心理问题,重者达到了疾病状态,则称为精神病。

精神医学(psychiatry)是临床医学的一门分支学科,是研究精神障碍病因、发病机制、临床表现、疾病发展规律,以及治疗和预防的一门学科。

知识链接

精神障碍——威胁人类健康的杀手

2019 年,历时三年的"中国精神障碍疾病负担及卫生服务利用的研究"(简称中国精神卫生调查,CMHS)调查结果在英国知名杂志《柳叶刀·精神病学》上在线发表。调查结果显示,我国任何一种精神障碍(不含老年期痴呆)终生患病率为 16.57%,加权 12 月患病率为 9.32%。焦虑障碍患病率最高,为 4.98%;心境障碍次之,患病率为 4.06%;酒精药物使用障碍第三,患病率为 1.94%;间歇爆发性障碍第四,患病率为 1.23%;精神分裂症及其他精神病性障碍终生患病率为 0.61%;进食障碍患病率低于 1‰;65 岁及以上人群老年期痴呆患病率为 5.56%。

2020 年 10 月 9 日,世界卫生组织总干事谭德塞在世界精神病日(每年 10 月 10 日)前夕,表示目前全球有近 10 亿人患有精神障碍,每 40 秒就有 1 人死于自杀,然而全球范围内只有少数人可以获得优质的精神卫生服务。

二、精神科护理学的概念

精神科护理学(psychiatric nursing)是研究对精神障碍患者实施科学护理的一门学科,它是精神医学的一个重要组成部分,同时也是护理学的一个分支,是建立在一般护理学基础上的专科护理学。

精神科护理学是随着社会的进步和人们对健康需求的新定义快速发展而建立起来的一门学科,它不仅与精神医学和护理学有关,还与心理学、社会学、行为医学等内容有着十分密切的关系。其护理活动是以患者为中心,围绕患者的个体、家庭、社区及社会情况,运用治疗性关系和治疗性技术,对患者实施系统化整体护理,以帮助患者形成健康的思维模式和行为模式,增进其适应社会的能力,以达到促进社会、社区及个人的精神状况至最佳境界的目的。

第二节　精神医学与精神科护理学的发展史

一、精神医学的发展史

精神医学是医学的一个组成部分。人类认识精神疾病、治疗精神疾病的历史,与整个医学的发展历史一样,受到当时社会生产力、基础科学、哲学及宗教等的影响。

(一)国外精神医学发展简介

古希腊的医学家希波克拉底把精神现象归结为人脑的产物,他提出了精神病的体液病理学说,用以解释人为何出现精神异常;中世纪,由于医学受神学和宗教控制,精神障碍患者被认为是鬼神附体而遭到残酷迫害;17—18 世纪,法国精神病学家比奈尔第一个被任命为"疯人院"院长,他把"疯人院"改称为医院,这是精神医学的首次革新运动;19 世纪,克雷培林(现代精神病学之父),明确提出两种精神疾病:躁狂抑郁性精神病(现称情感性精神障碍)和精神分裂症(早发性痴呆);进入 20 世纪,弗洛伊德创立了心理分析学派,将精神医学带入"心因性病因论"的时代,这是精神医学的第二次革新运动;英国的仲斯强调了社会环境对精神障碍患者治疗的重要性,由此发展的社区精神卫生运动的开展成为精神医学的第三次革新;1953 年精神药物的发现及临床应用,使精神障碍的预防、治疗和康复有了突破性的改变,生物精神医学的发展是精神医学的第四次革新。

(二)国内精神医学发展简介

早在战国时期的医学典籍《黄帝内经》就把人的精神活动归于"心神",论述了剧烈的情志改变可以引起精神异常和体内功能异常,提出了精神和躯体的功能关系。此后,《难经》《伤寒论》对精神症状也做了较为详细的描述,但接下来的千余年,精神医学并没有很大的发展。直至 20 世纪 60 至 70 年代,精神障碍的防治工作才在全国开展,逐步建立起精神医学的科、教、研相关机构,并经过 30 多年的发展,初步建立起覆盖全国范围的防治网络。

二、精神科护理学的发展简史

（一）国外精神科护理学发展简介

1873 年，美国的一位先觉者琳达·理查兹提出了护理精神障碍患者的方案，并且于 1882 年在美国马萨诸塞州的马克林医院开办了最早的精神科护理学校，她被称为精神科护理的先驱者。进入 20 世纪，随着医学的发展，精神科护理也逐渐发展为整体护理模式，精神科护理的职能越来越大，护士角色也得到认可。

（二）国内精神科护理学发展简介

1950 年之前，我国的精神病院极少，专业的医护人员极度缺乏，精神障碍患者几乎得不到专业的治疗和护理。1950 年之后，随着国家逐步重视，此种状况得到改善，特别是进入 20 世纪 80 年代后，各级精神障碍的防治机构相继成立，专科院校也开办了精神科专业，使精神科护理质量、业务水平、科研、教学等都有了很大进步。

（三）精神科护理学发展趋势

我国的精神卫生问题十分严峻，2019 年中国精神卫生调查显示，我国精神障碍疾病（不含老年期痴呆）患病率为 9.32%。

未来如何满足人们对精神卫生方面的需求将是对精神科护理的极大挑战。2012 年开始对精神障碍患者试行出院后的延续护理，使精神科的护理延伸到社区和家庭，这也是精神科护理发展的需要和必然趋势。

未来，一部分精神科医疗机构将会向小型化、家庭化、社区化发展，社区精神科护士将应运而生，她（他）们将主要负责社区内精神障碍患者的定期随访、维持治疗、服药监测和家庭支持治疗，同时联络着患者和医生，使精神障碍患者能够得到及时、正确的治疗。

第三节　精神科护理的内容和任务

一、精神科护理工作的主要内容

（一）治疗性护理

治疗性护理包括为患者提供安全舒适的治疗环境，与患者建立良好的护患关系，对患者进行日常生活护理。

（二）预防保健

针对社区居民的生活环境、人口、职业、教育水平等方面的特点，预防保健主要对人们进行心理卫生方面的指导，既可在社区进行，也可在学校、企事业单位等场所进行。

（三）康复训练

精神科护理人员与康复训练师配合，采用日常生活能力训练、社交技能训练、工作及学习技能训练、文体娱乐活动训练等方法对患者进行训练。

(四)健康教育

健康教育是针对患者及其家属实施的有关精神障碍的治疗、护理、预防复发、康复等方面的健康指导。

二、精神科护理的基本任务

(1)研究对精神障碍患者科学管理的理论、方法和制度,确保患者安全。

(2)研究与实施对住院精神障碍患者的优质护理,并将护理服务延伸到社区、家庭,减少精神障碍的复发。

(3)研究和实施接触、观察精神障碍患者的有效途径,防止意外事件的发生。

(4)研究和实施对精神障碍患者各种治疗的护理,确保医疗任务的顺利实施。

(5)研究和实施对精神障碍患者的康复护理,促进患者回归家庭、社会。

(6)研究和实施护患沟通技巧,建立良好的护患关系,开展心理护理。对患者及其家属进行健康宣教,促进患者早日康复。

(7)研究和实施如何准确地收集患者的有关资料及记录,为治疗、护理、教学、科研、法律及医疗鉴定提供重要资料。

(8)研究和实施对社区人群进行心理卫生教育,促进心理健康。

第四节　精神科护士的角色功能与素质要求

一、精神科护士的角色功能

(一)护理者角色

护理者角色是精神科护士最主要的角色,具有特殊性。除了基本的护理工作外,精神科护士还需详细、准确地收集资料,提出护理诊断,制订合理的护理计划,确保患者早日康复。

(二)治疗者角色

精神科治疗方法的多样性决定了精神科护理人员应当掌握相关的理论知识和技能,协助医生完成治疗任务。

(三)管理者角色

管理者角色功能包括对患者、对环境、对护理程序的管理,调动一切资源,提供优质服务。

(四)教育者角色

由于精神障碍患者的认知、情感、意志行为发生改变,因此精神科护士必须对患者的异常进行矫正,要按照护理计划教育、培养和训练患者,促使其恢复社会功能。

(五)健康协调者角色

精神科护理人员在工作中起着桥梁及纽带的作用,使医生、心理治疗师、社会工作者以及患者家属相互配合,以达到最佳的治疗效果。

(六)咨询者角色

精神科护理人员必须掌握沟通技巧及专业知识,这样才有利于解答患者和家属的问题,使其获得健康指导和心理支持。

(七)安全员角色

精神科的特殊性决定了护理人员必须承担这一角色,所有危险品以及有潜在危险的物品都不能被带入病房,以确保患者的安全。

二、精神科护士的素质要求

精神障碍患者的逐年增加和现代精神科护理的不断发展,对护士提出了更高的要求。

(一)具备崇高的道德素质

精神障碍患者的想法和行为往往和正常人不一样,如毁物伤人、赤身裸体等。护士应尊重精神障碍患者的人格,不要将患者的病态表现作为谈资笑料,更不能贬低患者的人格。应充分理解患者的痛苦,用语言和非语言的方式表现出对患者的理解和尊重,增强其自信心。同时,在精神科诊疗护理中,恪守保密原则是对患者高度负责的表现。

(二)具备良好的心理素质

在精神科工作,护士的心理素质尤为重要。护士每天工作面对的都是精神障碍患者,如果没有健康的心理素质、健全的人格,是不能胜任现代精神科护理工作的。护士对待患者不能表现出恐惧感,否则会遇到不少麻烦,但时刻要有防备的心理。精神科护士要学会自我心理调节,加强对心理健康知识的学习,以提高自身的文化修养及生活情趣,不断提高自身的心理耐受能力。精神科护士自身的情绪稳定了,才能适应和防备突发的冲动及意外情况的发生,才能胜任繁忙而紧张的精神科护理工作。

(三)具备高超的专业素质

1.要有广泛的社会、心理、生物医学知识

精神障碍患者在发病过程中,不但会受到生物学因素影响,而且也会常常涉及社会心理因素。同时,精神障碍患者的许多治疗和护理过程都需要心理学、社会学的知识和技巧。因此,精神科护士不但要熟悉精神科各种常见病的临床知识和抢救治疗知识,而且还要具备心理学、社会学、伦理学、人际沟通学、法律等方面的知识和技能,才能比较全面地评估精神障碍患者的病情。

2.要有敏锐的观察能力和处置能力

精神科护士要严密观察每位患者的言行,对异常的行为表现,要重视,并加强观察,做好详细记录和交班,必要时及时采取应急抢救措施,同时通知医师。尤其是对患者进食时、服药时、睡眠时、洗澡时要观察,对消极、冲动、逃跑企图等情绪要有所察觉,以确保精神障碍患者的人身安全。

3.良好的沟通协调能力

精神障碍患者可以对护士谈话的内容、表情等产生满足、厌恶、恐惧等感受,所以精神科护士要经常对患者说些安慰性、积极暗示性的语言,改变患者的心理状态,这就要求精神科护士应具备较强的语言表达能力,能够与患者建立起相互了解、相互信任的护患关系。

本章小结

一、本章提要

通过本章的学习,了解精神科护理的相关知识,重点掌握精神障碍、精神科护理学的概念,掌握精神科护理人员的基本素质要求,以及精神科护理工作的主要内容。具体包括以下内容。

1.掌握基本概念,如精神科护理学、精神障碍、精神医学等。

2.具有能区分相近概念的能力,如精神障碍与精神医学。

3.了解精神医学和精神科护理学发展简史,同时还要了解一下精神科护理的发展趋势。

同学们通过学习本章的内容,初步接触精神科护理,建议本章学习结束后,可参观一处精神卫生机构或精神病医院,加深对本章内容的理解。

二、本章重点及难点

1.精神科护理学、精神障碍、精神医学的概念。

2.精神科工作的主要内容及精神科护士的素质要求。

课后习题

一、名词解释

1.精神科护理学　2.精神障碍

二、选择题

1.美国第一位从事精神科护理工作的先驱者是(　　)

A.南丁格尔　　　　　　B.琳达·理查兹　　　　　　C.克雷佩林

D.希波克拉底　　　　　E.以上均不是

2.精神医学属于(　　)

A.社会学　　　　　　　B.人文科学　　　　　　　　C.内科学

D.临床医学　　　　　　E.外科学

3.下列关于精神障碍的描述,正确的是(　　)

A.精神障碍就是神经症　　　　　B.精神障碍就是精神病

C.精神障碍包括心理障碍和精神病　　　D.精神障碍必然会有精神痛苦

E.以上均不是

三、简答题

简述精神科护士的基本素质要求。

(李红梅)

第二章　精神障碍的基础知识

学习目标

1. 掌握精神障碍的常见症状及综合征。
2. 熟悉精神障碍的病因。
3. 了解精神障碍的分类。

精神障碍的核心部分主要指各种重度精神疾病,如精神分裂症、心境障碍等。由于人类的精神活动受自然环境、社会环境以及个体功能状态的影响,因此病理状态下表现出的精神症状也千差万别、错综复杂。护理人员应该系统地掌握精神障碍的有关知识和技能,以适应精神科护理工作的需要。本章从精神障碍的病因、分类及诊断要点、症状学三个方面介绍一些基础知识。其中,精神障碍的症状学对于初学者最为重要。

第一节　精神障碍的病因学

精神障碍的病因学是一个复杂而又十分重要的课题,是目前精神医学基本理论中急需研究和解决的主要内容之一。人们对精神障碍的病因做了大量的探索,现代比较一致的观点认为精神障碍与生物、社会-心理因素有关,生物学因素是基础,社会-心理因素则是致病的条件,它们共同作用,导致了精神障碍的发生。

一、生物学因素

(一)遗传因素

精神障碍与遗传因素之间的关系日益成为当今精神医学研究的前沿课题和热点。资料表明,许多精神障碍患者家族中精神障碍的患病率较一般人群要高,与患者血缘关系越近,发病率越高。一些精神疾病,如精神分裂症、情感性精神障碍,甚至某些神经症的发生,与遗传因素有确定的关系,其属于多基因遗传方式,多种致病基因没有哪一个起决定性作用,都只起微弱的致病作用,携带这类遗传基因者表现的只是一种患病倾向或患病素质。

(二)躯体因素

急性、慢性躯体感染和颅内感染,或者一些内脏器官、内分泌、代谢、营养、结缔组织和血液系统的疾病,直接或间接地影响了脑功能,或者引起脑器质性病变,如肝性脑病、肺性脑病、肾性脑病、脑膜炎等,均可导致精神障碍。

(三)理化因素

颅脑外伤引起脑组织损伤,也可导致短暂的或迟发而持久的精神障碍。精神活性物质(如镇静药、催眠药、鸦片类物质)的应用,有毒物质(如一氧化碳、农药)的接触与使用,均可影响中枢神经系统,导致精神障碍。

(四)其他因素

性别、年龄与精神障碍的发生也有一定的关系。某些精神障碍男女性别比例差异明显,如酒瘾、反社会人格等好发于男性。不同年龄人群可发生不同的精神障碍,某些精神障碍在不同年龄发病率也不同。如儿童期多发生多动症,脑动脉硬化性精神障碍、阿尔茨海默病则多发生于中老年期。

二、社会-心理因素

(一)精神应激

精神应激因素通常是指生活中某些事件引起个体精神紧张和感到难以应付而造成的心理压力。精神应激可以对精神障碍起直接的致病作用。

(二)社会因素

自然环境(如污染、噪声、居住空间过小)、社会环境(社会动荡、社会大的变革、紧张的人际关系)、移民(尤其是移民到另一个国家)等,都可能增加精神压力,诱发精神障碍。不同的文化环境,亚文化群体的风俗、信仰、习惯也都可能影响人的精神活动而诱发精神障碍。

(三)个性因素

个性是先天的禀赋素质和后天环境因素共同作用下形成的。现代研究认为,病前的性格特征与精神障碍的发生密切相关,不同性格特征的个体会患不同的精神障碍。

第二节 精神障碍的诊断与分类

制定精神障碍的分类与诊断标准,是精神医学领域所取得的重大进展之一。

一、精神障碍的诊断标准

因为对大多数精神障碍的病因与发病机制尚不明了,所以当今精神障碍的诊断方法基本上还停留在症状学的水平。同时,由于精神障碍的诊断易受其他因素(如病史采集的方法、对症状认识的水平等)影响,缺少其他内、外科疾病诊断特异性很高的生物学指标(如血糖对糖尿病的诊断),因此诊断的一致性较内、外科疾病要低。目前,精神障碍的诊断标准主要从精神症状的组合、病程的演变、病情的严重程度等方面制定,包括内涵标准和排除标准,内涵标准包括症状学、病情严重程度、功能损害、病程、特定亚型等指标,其中症状学是最基本的指标。

二、精神障碍的分类

世界卫生组织《疾病和有关健康问题的国际统计分类》第 11 版(ICD—11)和美国精神病学会的《精神障碍诊断和统计手册》第 5 版(DSM—V)是目前国际通用的精神障碍诊断标准。结合我国的实际情况,2001 年制定的《中国精神障碍分类方案与诊断标准》第 3 版(CCMD—3),将精神障碍分为十大类。

（1）器质性精神障碍（包括症状性精神障碍）。

（2）精神活性物质或非成瘾物质所致精神障碍。

（3）精神分裂症和其他精神病性障碍。

（4）心境障碍（情感性精神障碍）。

（5）癔症、应激相关障碍、神经症。

（6）心理因素相关生理障碍。

（7）人格障碍、习惯与冲动控制障碍、性心理障碍。

（8）精神发育迟滞与童年和少年期心理发育障碍。

（9）童年和少年期的多动障碍、品行障碍、情绪障碍。

（10）其他精神障碍和心理卫生情况。

第三节 精神障碍的症状学

异常的精神活动通过人的外显行为（如言谈、书写、表情、动作行为等）表现出来，称之为精神症状。研究精神症状及其发生机制的学科称为精神障碍的症状学，又称精神病理学。精神障碍的症状学是精神医学的重要基础。

判定某一种精神活动是否属于病态，一般应从三个方面进行对比分析。①纵向比较：即与其过去一贯表现相比较，精神状态的改变是否明显。②横向比较：即与大多数正常人的精神状态相比较，差别是否明显，持续时间是否超出了一般限度。③应注意结合当事人的心理背景和当时的处境进行具体分析和判断。

每种精神症状均有其明确的定义，并具有以下特点：①症状的表现形式与内容明显与周围客观环境不相符。②症状的出现与消失不能自控。③症状给患者带来痛苦或不同程度地损害其社会功能。

人的正常精神活动按心理学概念分为认知、情感、意志行为三个方面。认知又由感觉、知觉、思维、注意、记忆、智能、自知力等组成。以下将按照精神活动的各个心理过程分别叙述。

一、认知障碍

（一）感知觉障碍

感觉（sensation）是对外界事物个别属性的反映，如形状、颜色、大小、重量和气味等。知觉（perception）是事物的各种不同属性反映到脑中进行综合，并结合以往的经验，在脑中形成的整体印象。正常情况下感觉、知觉印象与外界客观事物相一致。

1.感觉障碍

感觉障碍（disorders of sensation）是对客观物体的部分属性产生了错误的感知，多见于神经系统器质性疾病和癔症。

（1）感觉过敏（hyperesthesia） 是对外界一般强度的刺激感受性增高，多见于神经症、更年期综合征等。

（2）感觉减退（hypoesthesia） 是对外界一般强度的刺激感受性降低，见于抑郁状态、木僵状态和意识障碍等。

（3）内感性不适（体感异常，senestopathia）　是躯体内部产生的各种不舒适和（或）难以忍受的异样感觉，如牵拉、挤压、游走、蚁爬感等，多见于神经症、精神分裂症、抑郁状态和躯体化障碍等。

2.知觉障碍（disturbance of perception）

（1）错觉（illusion）　指对客观事物歪曲的知觉，临床上以错听和错视为多见。正常人在光线暗淡、恐惧、紧张和期待等心理状态下可产生错觉，经过验证后可以纠正。病理性错觉常在意识障碍时出现，带有恐怖色彩，多见于器质性精神障碍的谵妄状态。

（2）幻觉（hallucination）　指没有现实刺激作用于感觉器官时出现的知觉体验。幻觉是临床上最常见的精神病性症状，常与妄想合并存在。根据其所涉及的感官的不同，幻觉分为幻听、幻视、幻嗅、幻味、幻触、内脏性幻觉。

1）幻听（auditory hallucination）　最常见，患者可听到实际不存在的各种不同种类和不同性质的声音，如讲话声、物体的声响、鸟鸣等。最多见的幻听是言语性幻听，常具有诊断意义。幻听可见于多种精神障碍，其中评论性幻听、议论性幻听和命令性幻听为诊断精神分裂症的重要症状。

2）幻视（visual hallucination）　也较常见，患者可看见一些不存在的景象或事物，如人、动物、鲜花等，内容多样，形象清晰，常有恐怖性质，但有时比较模糊。幻视多见于精神分裂症（多意识清晰状态下）、躯体疾病伴发精神障碍的谵妄状态等。

3）幻嗅（olfactory hallucination）　患者闻到一些特别的、多为令人不愉快的气味，如腐败的尸体气味、浓烈刺鼻的药物气味以及体内发出的气味等，可见于精神分裂症。单一出现的幻嗅，需考虑颞叶损害。

4）幻味（gustatory hallucination）　患者尝到食物中有某种特殊的奇怪味道，常拒食；主要见于精神分裂症。

5）幻触（tactile hallucination）　患者感到皮肤或黏膜上有某种异常的感觉，如虫爬感、针刺感、触电感等；可见于精神分裂症或器质性精神障碍等。

6）内脏性幻觉（visceral hallucination）　指患者对躯体内部某一脏器的一种异常知觉体验，如感到肠扭转、肺扇动、肝破裂、心脏压缩、脑晃动等，多见于精神分裂症及抑郁症。

（3）感知综合障碍（psychosensory disturbance）　指患者对事物能感知，但对个别属性（如大小、形状、颜色、距离、空间位置等）产生歪曲感知，多见于癫痫。

1）自身体形感知综合障碍　患者感到自己整个躯体或部分躯体发生了变化。

2）空间感知综合障碍　患者感到周围事物的距离发生改变，如视物显近、视物显远等。

3）时间感知综合障碍　患者对时间的快慢出现不正确的知觉体验，如感到时间在飞逝，或者感到时间凝固。

4）非真实感　患者感到周围事物和环境发生了变化，变得不鲜明、不生动、不真实。

（二）思维障碍

思维是人脑对客观事物间接概括的反映。思维是人类认识活动的最高形式。正常人的思维具有目的性、实践性、连贯性、具体性和逻辑性等特征。思维障碍的临床表现多种多样，主要包括思维形式障碍和思维内容障碍。

1.思维形式障碍

（1）思维奔逸（flight of thought）　又称观念飘忽，指联想速度加快、数量增多、内容丰富生动。思维活动量大,说话的主题易随环境改变(随境转移),也可有音韵联想(音联)或字意联想(意联)。患者讲话时语量增多,语速变快,滔滔不绝,口若悬河。思维奔逸多见于躁狂症。

(2)思维迟缓(inhibition of thought)　即联想抑制,联想速度变慢、数量变少和联想困难,思维进程缓慢,患者讲话时语速缓慢,语量减少,声音变低,反应迟缓。思维迟缓多见于抑郁症。

(3)思维贫乏(poverty of thought)　指联想数量减少,概念与词汇贫乏。患者常自述"脑子空空,没有什么可想,没有什么可说",严重时表现为完全缄默。思维贫乏见于精神分裂症、脑器质性精神障碍及精神发育迟滞。

(4)思维散漫(looseness of thought)　指思维的目的性、连贯性和逻辑性障碍。患者思维活动表现为联想松弛,内容散漫,缺乏主题。一般情况下谈话的语句尚完整,但语句之间的结构缺乏紧密联系,使人难以理解其主题和意义。思维散漫多见于精神分裂症。

(5)思维破裂(splitting of thought)　指概念之间联想的断裂,语句之间缺乏逻辑和有意义的联系。如医生问患者:"你在哪里工作?"患者答:"这是多余的问题,卫星照在太阳上,阳光反射到玻璃上,跟着我不能解决任何问题,马马虎虎,捣捣糨糊。"严重时,言语支离破碎,成了语词杂拌(word salad),多见于精神分裂症青春型。如在意识障碍的背景下出现语词杂拌,称为思维不连贯(incoherence)。

(6)病理性赘述(circumstantiality)　思维活动停滞不前、迂回曲折、枝节繁杂,拘泥于细节,做不必要的过分详尽的累赘描述,无法简明扼要。病理性赘述见于癫痫、脑器质性及老年性精神障碍等。

(7)思维中断(blocking of thought)　又称思维阻滞,患者无意识障碍又无外界干扰时,思维过程突然出现中断;表现为患者说话时突然中断,停顿片刻,再开口内容已不是原来话题。若患者有当时的思维被某种外力夺走的感觉,则称为思维剥夺(thought deprivation),多见于精神分裂症。

(8)思维插入(thought insertion)和强制性思维(forced thinking)　思维插入指患者感到有某种思想不属于自己,不受其意志所支配,是别人强行塞入其脑中的。若患者体验到强制性地涌现大量无现实意义的联想,称为强制性思维。两症状往往突然出现,迅速消失,多见于精神分裂症。

(9)思维化声(thought hearing)　患者思考时体验到自己的思想同时变成了言语声,自己和他人均能听到;多见于精神分裂症。

(10)思维扩散(diffusion of thought)和思维被广播(thought broadcasting)　患者体验到自己的思想一旦出现,即尽人皆知,与人共享,毫无隐私可言,为思维扩散。若患者认为其思想是通过广播而扩散,为思维被广播。思维扩散多见于精神分裂症。

(11)象征性思维(symbolic thinking)　属于概念转换,以无关的具体概念代替某一抽象概念,不经患者解释,别人无法理解。如患者走路一定要走左边,声称自己是"左派"。象征性思维多见于精神分裂症。

(12)语词新作(neologism)　指概念的融合、浓缩以及无关概念的拼凑。患者自创一些新的符号、图形、文字或语言来表达离奇的概念,如:"%"代表离婚。语词新作多见于精神分裂症青春型。

(13)逻辑倒错性思维(paralogism thinking)　主要特点为推理缺乏逻辑性,既无前提也无根据,或因果倒置,推理离奇古怪,不可理解。如患者说:"因为计算机感染了病毒,所以我要死了。"逻辑倒错性思维可见于精神分裂症。

(14)强迫观念(obsessive idea)或强迫性思维 指在患者脑中反复出现某一概念或相同内容的思维,明知没有必要,但又无法摆脱。患者可表现为反复回忆、反复思索无意义的问题,脑中总是出现一些对立的思想,总是怀疑自己的行动是否正确。强迫性思维常伴有强迫动作,见于强迫症。

2.思维内容障碍

妄想(delusion)是指病态的歪曲信念,是病态的推理和判断。其特点是信念的内容与事实不符,没有客观现实基础,但患者坚信不疑;妄想内容均涉及患者本人,总是与其个人利益有关;妄想具有个人独特性;妄想内容因文化背景和个人经历而有所差异,但常有浓厚的时代色彩。

妄想按其起源可分为原发性妄想和继发性妄想;按照妄想的结构可分为系统性妄想和非系统性妄想。

临床上妄想通常按主要内容分类,具体如下。

(1)被害妄想(delusion of persecution) 是最常见的一种妄想。患者坚信周围某些人或某些集团对其进行跟踪、监视、诽谤、隔离等。患者受妄想的支配,可出现拒食、控告、逃跑、自伤、伤人等行为。被害妄想常见于精神分裂症和偏执性精神障碍。

(2)关系妄想(delusion of reference) 患者将环境中与他实际无关的事物都认为与他有关。关系妄想常与被害妄想伴随出现,主要见于精神分裂症。

(3)物理影响妄想(delusion of physical influence) 又称被控制感,患者觉得自己的精神活动(思维、情感、意志行为等)已不受自己支配,而受到外界某种力量的控制,如受到电波、超声波或特殊的先进的仪器控制。此症状是精神分裂症的特征性症状。

(4)夸大妄想(delusion of grandeur) 指自我评价异乎寻常的增高。患者认为自己是个非凡的人物,有着非凡的才智、至高无上的权力和地位、大量的财富,或是名人的后裔等。夸大妄想可见于躁狂症和精神分裂症及某些器质性精神障碍。

(5)罪恶妄想(delusion of sin) 患者毫无根据地坚信自己犯了严重的、不可宽恕的错误,认为自己罪大恶极。患者认为自己应接受严厉的惩罚或结束自己的生命来"赎罪"。罪恶妄想可见于抑郁症、精神分裂症。

(6)疑病妄想(hypochondriacal delusion) 患者毫无根据地坚信自己患有严重的躯体疾病或是不治之症。一系列详细检查和反复的医学验证都不能纠正患者的病态信念。疑病妄想多见于抑郁症、围绝经期及老年期精神障碍,也可见于精神分裂症。

(7)钟情妄想(delusion of love) 患者坚信自己被异性钟情爱恋,即使遭到对方的严词拒绝,仍反复纠缠对方;多见于精神分裂症。

(8)嫉妒妄想(delusion of jealousy) 患者毫无根据地坚信自己的配偶对自己不忠。患者常跟踪监视配偶的日常活动,检查配偶的衣服等日常用品,以寻找配偶私通情人的证据。嫉妒妄想可见于精神分裂症、围绝经期精神障碍。

(9)被洞悉感(experience of being revealed) 又称内心被揭露,患者认为他人不是通过言谈或观察,而以某种莫名其妙的方式洞悉自己的思想;见于精神分裂症。

(10)超价观念(overvalued idea) 指意识中占主导地位的错误观念,其发生一般都有事实根据。此种观念片面而偏激,没有逻辑推理错误,内容比较符合客观实际,伴有强烈的情绪体验,带有强烈的情感色彩,明显地影响患者的行为及其他心理活动。它的形成有一定的性格基础和现实基础。超价观念多见于人格障碍和心因性精神障碍。

(三)注意障碍

注意是指精神活动集中地指向一定对象的过程。注意过程与感知觉、记忆、思维和意识等活动密切相关。注意有被动注意和主动注意。主动注意又称随意注意,是由外界刺激引起的定向反射,是对既定目标的注意,与个人的思想、情感、兴趣和既往体验有关。被动注意也称作不随意注意,是由外界刺激被动引起的注意,没有自觉的目标。通常所谓的注意多指主动注意。

常见的注意障碍有以下几种。

1. 注意增强(hyperprosexia)

注意增强指主动注意的病理性增强。注意增强包括指向外界和自身两种情况,如有疑病观念的患者过分地注意自己的健康状态。注意增强见于神经症、精神分裂症偏执型、围绝经期精神障碍等。

2. 注意减退(aprosexia)

注意减退指主动及被动注意的兴奋性减弱。注意的广度缩小,注意的稳定性也显著下降。注意减退多见于疲劳状态、神经衰弱、脑器质性精神障碍及伴有意识障碍时。

3. 注意转移(transference of attention)

注意转移指被动注意增强,但不持久,患者的注意力极容易被外界的事物所吸引,且注意的对象不断转换。注意转移可见于躁狂症。

4. 注意涣散(aprosexia)

注意涣散指主动注意明显减弱,即注意力不集中。注意涣散多见于神经衰弱、精神分裂症和儿童多动综合征。

5. 注意狭窄(narrowing of attention)

注意狭窄指注意范围的显著缩小,当注意集中于某一事物时,无法再注意有关的其他事物。注意狭窄见于意识障碍或智能障碍患者。

(四)记忆障碍

记忆是指大脑对学习经验的积累、信息的储存和在必要时能被检索再现,包括识记、保持、再认或回忆等基本过程。识记是事物或经验在脑子里留下痕迹的过程,是反复感知的过程;保持是使这些痕迹免于消失的过程;再认是现实刺激与以往痕迹的联系过程;回忆是痕迹的重新活跃或复现。记忆障碍可以在记忆的四个基本过程的不同部分发生,但一般都同时受损,只是严重程度不同。

临床上常见的记忆障碍有如下几类。

1. 记忆增强(hypermnesia)

记忆增强指病态的记忆增强,对不重要的事情及病前不能够回忆的事情都能回忆。记忆增强主要见于躁狂症和偏执状态患者。

2. 记忆减退(hypomnesia)

记忆减退是指识记、保持、再认、回忆普遍减退。记忆减退见于神经衰弱、痴呆患者,也可见于正常老年人。

3. 遗忘（amnesia）

遗忘是指部分或全部不能回忆以往经历的事件。其表现如下。

（1）顺行性遗忘（anterograde amnesia） 即对紧接着疾病发生以后一段时间的经历不能回忆，如脑震荡、脑挫伤的患者回忆不起受伤后一段时间内的事。

（2）逆行性遗忘（retrograde amnesia） 指回忆不起疾病发生之前某一阶段的事件，多见于脑外伤、脑卒中发作后。

（3）界限性遗忘（circumscribed amnesia） 指对生活中某一特定阶段的经历完全遗忘，通常与这一阶段发生的不愉快事件有关；见于癔症，又称为癔症性遗忘。

4. 错构（paramnesia）

错构表现在对事件的地点、情节，特别是时间上出现错误回忆，并坚信不疑；多见于老年性、动脉硬化性、脑外伤性痴呆和酒精中毒性精神障碍。

5. 虚构（confabulation）

虚构是指患者以想象的、未曾亲身经历过的事件来填补他所遗忘的那个片段的经历。其内容生动，带有荒诞色彩，常瞬间即忘。虚构多见于各种痴呆。当虚构症与近事遗忘、定向障碍同时出现时称为科尔萨科夫综合征（Korsakoff syndrome），又称健忘综合征；多见于慢性酒精中毒性精神障碍、颅脑外伤所致的精神障碍及其他器质性精神障碍。

（五）智能障碍

智能是运用既往获得的知识和经验，解决新问题、形成新概念的能力，反映个体在认识活动方面的差异。智能可表现为计算力、理解力、分析、判断、推理、创造力等。智能障碍可分为精神发育迟滞及痴呆两大类型。

1. 精神发育迟滞（mental retardation）

精神发育迟滞是指 18 岁以前大脑发育阶段，由于各种致病因素，如遗传、感染、中毒、头部外伤、内分泌异常或缺氧等，使大脑发育不良或受阻，智能发育停留在一定的阶段。随着年龄增长其智能明显低于正常的同龄人。

2. 痴呆（dementia）

痴呆是指后天获得的智能、记忆和人格的全面受损。其发生具有脑器质性病变基础。痴呆表现为创造性思维受损，抽象、理解、判断推理能力下降，记忆力、计算力下降，后天获得的知识丧失，工作和学习能力下降或丧失，甚至生活不能自理，并伴有行为、精神症状。根据大脑病理变化的性质和所涉及的范围大小的不同，痴呆可分为全面性痴呆和部分性痴呆。

（1）全面性痴呆：患者智能全面减退，常出现人格改变、定向力障碍、自知力缺乏等；见于阿尔茨海默病和麻痹性痴呆等。

（2）部分性痴呆：患者只产生记忆力减退、理解力削弱、综合分析困难等。患者人格保持良好，定向力完整，有一定自知力。部分性痴呆可见于脑外伤性痴呆及血管性痴呆的早期。

在临床上有一种由于强烈的精神因素导致的痴呆，而大脑组织结构无任何器质性损害，称为假性痴呆，主要表现为记忆、计算、推理、理解、判断等方面的智能障碍，严重程度则可相差甚远，以致不能做出最简单的定向，同时又能保留很复杂的行为规范，如不知道简单加减法，但同时却能下围棋。预后较好。假性痴呆可见于癔症及反应性精神障碍，主要包括以下两种情况。

1)刚塞尔综合征(Ganser syndrome):又称心因性假性痴呆,即对简单问题给予近似而错误的回答,对某些复杂问题反而能正确解决,日常生活也能自理。

2)童样痴呆(puerilism):成人患者表现类似儿童般幼稚,如学幼童讲话的声调。

(六)定向力障碍

定向力(orientation)指一个人对时间、地点、人物以及自身状态的认识能力。前三者称为对周围环境的定向力,后者称为自我定向力。对环境或自身状况的认识能力丧失或认识错误称为定向力障碍(disorientation)。定向力障碍多见于症状性精神障碍及脑器质性精神障碍伴有意识障碍时或严重痴呆时。定向力障碍是意识障碍的一个重要标志,但有定向力障碍不一定有意识障碍。

双重定向是指患者对时间、地点及人物出现双重体验,其中一种体验是正确的,而另外一种体验与妄想有关,是妄想型的判断或解释。

(七)自知力障碍

自知力(insight)是指患者对自己所患精神障碍的认识与判断能力。在临床上通常以精神病症状消失,并认识自己的精神症状是病态的为自知力恢复。大多数精神障碍患者均有不同程度的自知力缺陷。患者在患病初期尚有自知力,还能觉察出自己精神状态的变化,随着病情加重,患者往往对自己的精神状态丧失了判断能力,否认自己有病,拒绝治疗,此时称为自知力丧失。经过治疗,病情好转后患者的自知力逐渐恢复,并能对患病期间的精神异常表现做出恰当的判断和认识。另外,有些患者对部分精神症状能够认识到是不正常的表现,但这种认识还是很肤浅的,此时可认为患者有部分自知力。

因此,自知力检查对判断疗效和预后有重要意义。自知力丧失在临床上可作为判断精神障碍的指标之一。自知力完整程度及其变化,又往往被看作是判断病情恶化、好转或痊愈的一个标准。

二、情感障碍

情感和情绪在精神医学中常作为同义词,它是指个体对客观事物的态度及相应的内心体验。心境是指一段时间内持续保持的某种情绪状态。情感障碍必定涉及情绪和心境。

在精神障碍中,情感障碍通常表现为三种形式,即情感性质的改变、情感波动性的改变及情感协调性的改变。

(一)情感性质的改变

1.情感高涨(elation)

患者情感活动显著增强,可表现为兴高采烈,语音高昂,表情丰富生动,亦可表现为可理解的、带有感染性的情绪高涨,易引起周围人的共鸣,常见于躁狂症。患者表现为不易理解的、自得其乐的情感高涨状态称为欣快(euphoria),多见于脑器质性精神障碍或醉酒状态。

2.情感低落(depression)

情感低落是一种情感抑制状态,表现为情绪低落、忧心忡忡、表情沮丧、愁眉苦脸。患者感到自己一无是处,常自卑、自责,甚至出现自杀观念及行为,常伴有思维迟缓、动作减少及某些生理功能抑制现象。情感低落多见于抑郁症。

3. 焦虑(anxiety)

焦虑指缺乏相应的客观因素而产生的顾虑重重、紧张恐惧，以致搓手顿足，似有大祸临头，惶惶不可终日，伴有心悸、出汗、手抖、尿频等自主神经功能紊乱症状。急性、严重的焦虑发作，称为惊恐发作(panic attack)，常出现濒死感、失控感，伴有呼吸困难、心跳加快等自主神经功能紊乱症状，一般发作时间较短，持续几分钟至十几分钟。焦虑多见于焦虑症、恐惧症及更年期精神障碍。

4. 恐惧(phobia)

恐惧是指面临不利的或危险处境时出现的情绪反应，如害怕尖锐物品、空旷的广场、怕脸红等，表现为紧张、害怕、提心吊胆，伴有明显的自主神经功能紊乱症状，如心悸、气急、出汗、四肢发抖，甚至大小便失禁等。恐惧常导致逃避。恐惧主要见于恐惧症、儿童情绪障碍及其他精神障碍。

(二)情感稳定性的改变

1. 情感不稳

情感不稳表现为情感反应(喜、怒、哀、愁等)极易变化，从一种恶劣情绪迅速转到另一种恶劣情绪，显得喜怒无常，变幻莫测；常见于癔症、脑器质性精神障碍。

2. 情感淡漠(apathy)

情感淡漠指对外界任何刺激缺乏相应的情感反应，即使对自身有密切利害关系的事情也如此。如面对生离死别、久别重逢等事件，患者仍然能够无动于衷，面部表情呆板，内心体验贫乏。情感淡漠可见于慢性精神分裂症及脑器质性精神障碍。

3. 易激惹(irritability)

易激惹指轻微刺激迅速引起强烈的恶劣情绪，如愤怒、激动、大发雷霆等；常见于疲劳状态、躁狂症、人格障碍、神经症或偏执型精神障碍患者。

4. 病理性激情(pathological affect)

病理性激情指突然、强烈而短暂的情感爆发，常伴有意识模糊，往往表现为冲动、伤人、毁物等破坏性行为。患者不能控制和认识自己的爆发性情感和行为，事后不能完全回忆。病理性激情多见于颅脑外伤所致精神障碍、癫痫、精神分裂症和人格障碍等。

(三)情感协调性的改变

1. 情感倒错(parathymia)

对刺激产生的情感反应，与正常预期的性质相反。如听到某个能让一般人感到悲痛的事件时却表现得非常愉快。情感倒错多见于精神分裂症。

2. 情感幼稚(emotional infantility)

成人的情感反应如同小孩，变得幼稚，没有理性控制，反应迅速、强烈而鲜明，缺乏节制和遮掩。情感幼稚见于癔症和痴呆。

三、意志行为障碍

意志是人们自觉地确定目标，并克服困难用自己的行为去实现目标的心理过程。行为是有动机、有目的进行的复杂随意运动，意志总是和个体的行为联想在一起的。精神障碍患者由于病态思维及情感的障碍，常可导致意志行为障碍。常见的意志行为障碍有以下几种。

(一)意志增强(hyperbulia)

患者病理性意志活动增多。在病态情感或妄想的支配下,患者可以持续坚持某些行为,表现出极大的顽固性。如有疑病妄想的患者到处求医;有夸大妄想的患者,夜以继日地从事无效的发明创造;有嫉妒妄想的患者坚信配偶有外遇,而长期对配偶进行跟踪、监视、检查;躁狂状态时,患者对周围环境中的一切都感兴趣,终日忙忙碌碌、精力充沛,没有疲劳感。

(二)意志减弱(hypobulia)

患者意志活动减少,表现为动机不足,缺乏积极主动性及进取心,对周围一切事物无兴趣,以致意志消沉,不愿进行社交活动,严重时懒于料理日常生活。工作、学习感到吃力,即使开始做某事,也不能坚持到底。意志减弱常见于抑郁症。

(三)意志缺乏(abulia)

患者意志活动缺乏,表现为对任何活动都缺乏动机、要求,行为孤僻、退缩,对生活没有激情,对工作、学习缺乏责任心,处处需要别人督促和管理,严重时本能需求也没有,常伴有情感淡漠和思维贫乏。意志缺乏多见于精神分裂症晚期及痴呆。

(四)意向倒错(parabulia)

患者的意向要求与一般常情相违背或为常人所不理解,以致患者的某些活动或行为使人感到难以理解,如患者吃肥皂、脏土等。意向倒错多见于精神分裂症。

(五)矛盾意向(ambivalence)

患者对同一事物同时产生对立的相互矛盾的意志活动,患者对此毫无觉察,也意识不到其中的矛盾性,因而不会主动纠正。矛盾意向多见于精神分裂症。

(六)精神运动性兴奋(psychomotor excitement)

患者的整个精神活动增强。按照患者的语言和动作是否与思维、情感活动一致,精神运动性兴奋可分为协调性和不协调性精神运动性兴奋两类。

1. 协调性精神运动性兴奋

此类主要是指患者动作和行为的增加与思维、情感活动协调一致,并和周围环境是协调一致的、有关系的,患者的行为是有目的的、可理解的,整个精神活动协调;多见于躁狂症。

2. 不协调性精神运动性兴奋

此类主要是指患者的动作和行为的增加与思维、情感不相协调,动作单调杂乱,无动机及目的性,使人难以理解,与外界环境也不协调;可见于精神分裂症。

(七)精神运动性抑制(psychomotor inhibition)

患者整个精神活动减少。患者的语言、动作普遍迟缓和减少。

1. 木僵(stupor)

动作行为和言语活动完全受抑制或减少,并经常保持一种固定姿势。轻时表现为问之不答、唤之不动、表情呆滞,但在无人时能自动进食,自动大小便。严重时患者不言、不动、不食,面部表情固定,口涎外溢,大小便潴留,对刺激缺乏反应,如不予治疗,可维持很长时间。木僵可见于严重抑郁症、反应性精神障碍、精神分裂症等。

2.蜡样屈曲(waxy flexibility)

在木僵基础上,患者的肢体任人随意摆布,即使是不舒服的姿势,也较长时间似蜡塑一样维持不动。如将患者头部抬高好似枕着枕头,此姿势可维持很长时间,称之为"空气枕头",此时患者意识清楚,病好后能回忆。蜡样屈曲见于精神分裂症紧张型。

3.缄默症(mutism)

患者缄默不语,不回答问题,有时以手示意。缄默症见于癔症及精神分裂症紧张型。

4.违拗症(negativism)

对别人所提要求一概加以拒绝(被动性违拗)或做完全相反动作(主动性违拗)。违拗症多见于精神分裂症紧张型。

(八)刻板动作(stereotyped act)

患者持续单调地重复无意义的动作,常与刻板言语同时出现。刻板动作多见于精神分裂症紧张型。

(九)模仿动作(echopraxia)

患者无目的地模仿别人的动作,常与模仿言语同时存在。模仿动作见于精神分裂症紧张型。

(十)作态(mannerism)

患者做出古怪的、愚蠢的、幼稚的动作、姿势、步态与表情,如做怪相、扮鬼脸、用脚尖走路等。作态多见于精神分裂症青春型。

(十一)强迫动作(compulsive act)

患者被迫反复做不符合个人意愿又不由自主的动作,由于患者清楚地知道没有必要,企图摆脱但又徒劳,故感到痛苦和焦虑。强迫动作常见于强迫症。

四、意识障碍

在临床上,意识(consciousness)是指患者对周围环境及自身的认识和反应能力。当意识障碍时,精神活动普遍被抑制,定向障碍为意识障碍的重要标志。意识障碍包括对周围环境的意识障碍和自我意识障碍两种形式。

(一)对周围环境的意识障碍

1.以意识清晰度降低为主的意识障碍

(1)嗜睡(drowsiness)　指意识清晰度降低较轻微,患者经常处于欲睡状态,给予一定刺激后可立即清醒,并能正确地进行简单交谈或做一些简单的动作,但刺激一消失就又入睡,此时各种反射均存在。

(2)意识混浊(clouding of consciousness)　指患者对外界刺激反应阈值明显增高,需强烈刺激方能引起反应,多处于睡眠状态,思维缓慢,内容贫乏,注意、记忆、理解均困难,表情迟钝、反应迟钝,但吞咽、角膜对光反射存在,患者可出现原始动作,如吸吮、强握等。

(3)昏睡(sopor)　指意识清晰度进一步降低,呼叫、推动患者已不能引起反应,但强烈疼痛刺激,如针刺手足或压眶均可引起防御反射。患者可有震颤和不自主运动,角膜、睫毛等反射减退,对光反射仍存在。

（4）昏迷（coma）　指意识完全丧失，患者无自发动作，对任何刺激没有反应，防御、吞咽、睫毛、角膜、对光等各种反射均可消失。

2. 以意识范围改变为主的意识障碍

（1）意识朦胧（twilight state）　指一种意识范围明显缩窄的状态，此时定向障碍明显，有片段错觉、幻觉和妄想，可在幻觉、妄想支配下产生攻击他人的行为，常突然发生，突然终止，反复发作，持续数分钟至数小时，事后有不同程度遗忘。朦胧见于癫痫和癔症。

（2）梦游症（somnambulism）　又称睡行症，多在睡后1～2小时发生，表现为患者突然起床，此时尚未觉醒，进行简单而无目的的活动，持续数分钟后回到床上重新安静入睡；醒后完全遗忘。梦游症多见于癔症或癫痫患者。

（3）神游症（fugue）　多在白天或晨起后突然发作，表现为无目的地外出漫游或旅行，一般持续数小时或数天，有时更长。患者常突然清醒，对发作中的经历可有部分回忆。

3. 以意识内容改变为主的意识障碍

（1）谵妄（delirium）　指一种意识清晰程度明显下降的状态，此时定向障碍明显，出现不协调性精神运动性兴奋和大量的错觉、幻觉，常为大量恐怖性幻视，伴紧张、恐怖的情感反应，语言不连贯、喃喃自语、行为冲动、杂乱无章。发作历时较短，一般为数小时，偶可数天，有昼轻夜重的特点，发作后患者陷入深睡，醒后有不同程度的遗忘。本病以躯体疾病所致精神障碍及中毒所致精神障碍多见。

（2）梦样状态（oneiroid state）　指一种意识清晰度降低的梦境体验，这种体验又常和幻觉与幻想性体验相结合，其内容多反映现实生活的某些片段，并有情感色彩。患者可沉浸于这种状态数天、数周甚至数月，与外界缺乏联系。

(二)自我意识障碍

1. 人格解体（dispersonalization）

人格解体是对自身的不真实体验，此时患者可觉察不到自身躯体或精神活动的存在，如说自己的躯体和灵魂已不在世界上了，自己的脑子已不存在等。

2. 交替人格（alternating personality）

交替人格指患者在不同时间内可表现为两种完全不同的个性特点和内心体验，在不同的时间内可交替出现；多见于癔症，也可见于精神分裂症。

3. 双重人格（dual personality）及多重人格（multiple personality）

双重人格指患者同时可体验和表现两种或多种不同的人格，如同时在一方面以甲的精神活动方式出现而在另一方面又以乙的身份、思想和言行的精神活动方式出现。若同一患者出现两种以上的人格，则称为多重人格。

4. 人格转换（transformation of personality）

人格转换指患者否认原来的自身，自称已变为另一个人、鬼、神等，但其思想、言行等精神活动方式不变。

五、精神障碍综合征

(一)幻觉妄想综合征

患者在幻觉基础上又产生妄想，幻觉和妄想之间关系密切，相互依存和相互影响。幻觉妄想综合征多见于精神分裂症,也可见于器质性精神障碍。

(二)精神自动征

患者在意识清晰状态下,产生的假性幻觉、强制性思维、被洞悉感、被控制(影响)妄想和被害妄想等症状组合。精神自动征多见于精神分裂症。

(三)情感综合征

情感综合征是以情感增强或减弱为主要表现的一类综合征,多见于情感性精神障碍。其主要表现为以下两个方面。

1.躁狂状态

躁狂状态以情感高涨、思维奔逸和活动增多为主要症状。

2.抑郁状态

抑郁状态以情感低落、思维迟缓和活动减少为主要症状。

(四)紧张综合征

紧张综合征指全身肌张力增高,包括紧张性木僵或紧张性兴奋两种状态。紧张性木僵常伴有违拗、缄默、刻板语言、模仿语言、蜡样屈曲等。紧张性兴奋往往突然发生,且行为强烈粗暴、单调刻板、无目的性,然后进入木僵状态或缓解。紧张综合征多见于精神分裂症紧张型,也可见于抑郁状态、心因性和脑器质性精神障碍。

(五)痴呆综合征

此为由脑器质性精神障碍引起的综合征,主要表现为全面性智能衰退,记忆障碍和人格改变,从近记忆力障碍开始,逐渐加重无法回忆往事,抽象思维及概括能力明显减退,思维贫乏,严重时语言支离破碎,出现刻板言语、重复言语等。痴呆综合征见于脑器质性精神障碍。

(六)脑衰弱综合征

该综合征是以患者的精神活动易兴奋、易疲劳为主要特征的综合征,表现为疲乏、虚弱、思维迟钝、注意力涣散、情感脆弱或不稳,常伴有头晕、头痛、感觉过敏、心悸、失眠等。脑衰弱综合征常见于脑器质性精神障碍。

📚 本章小结

一、本章提要

通过本章的学习,了解精神障碍的相关基础知识,重点掌握常见精神障碍症状及其临床表现,掌握常见的精神障碍综合征及其诊断意义,能够对常见的精神障碍症状进行评估。具体包括以下内容。

1.掌握下列精神障碍症状及其表现:错觉、幻觉、被害妄想、关系妄想、罪恶妄想、物理影响妄想、钟情妄想、夸大妄想、思维奔逸、思维迟缓、思维中断、象征性思维、语词新作、情感高涨、焦虑、木僵、自知力、定向力、痴呆等,并学会对症状进行评估。

2.掌握下列综合征,并说出其诊断意义:幻觉妄想综合征、紧张综合征、情感综合征等。

3.具有能区分相近概念的能力,如思维迟缓与思维贫乏等。

4.熟悉与精神障碍发生的有关因素、精神障碍的诊断分类及我国最新版的《中国精神障碍分类方案与诊断标准》第 3 版(CCMD—3)。

5.能对精神症状进行正确识别与评估,开展有效的护理。

同学们通过本章的学习,掌握了精神障碍的基础知识。在临床上,没有任何一种精神障碍是可以通过某项实验室检查就可以诊断的,所以精神症状在精神障碍诊断中的地位远远高于内、外科疾病症状在内、外科疾病诊断中的地位。

二、本章重点及难点

1.常见精神障碍症状的概念及表现。

2.常见精神障碍症状的识别。

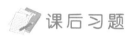 课后习题

一、名词解释

1.幻觉　2.思维奔逸　3.象征性思维　4.语词新作　5.被害妄想　6.关系妄想　7.物理影响妄想　8.夸大妄想　9.思维迟缓　10.自知力　11.定向力　12.木僵　13.空气枕头　14.蜡样屈曲

二、选择题

1.患者,男,18 岁,常卧床并侧耳倾听,说室外有人讲他坏话,常向窗外回答说"我要和你们辩论,我太冤枉了"等。该患者表现出的症状最可能为(　　　)

　　A.关系妄想　　　　　　　　B.被害妄想　　　　　　　　C.冲动行为

　　D.言语性幻听　　　　　　　E.错觉

2.男性,17 岁,近一年来对家人、亲友变得冷淡,不去上学,不洗澡,不主动换衣服,对和自己有关的各种事情表现得无动于衷。这些表现属于(　　　)

　　A.情感低落　　　　　　　　B.情感淡漠　　　　　　　　C.情感倒错

　　D.思维破裂　　　　　　　　E.人格障碍

3.男性,26 岁,无明显诱因出现担心门未锁好,需反复检查,方可离去,为此影响生活和工作。这是(　　　)

　　A.躁狂　　　　　　　　　　B.牵连观念　　　　　　　　C.焦虑

　　D.强迫症状　　　　　　　　E.强制性思维

4.患者,女,28 岁,忽知爱人车祸身亡,突然时哭时笑。检查时问:"您多大岁数?"答:"20岁。"问:"2+3 等于多少?"答:"等于 7。"以上患者的精神症状最大可能是(　　　)

　　A.记忆障碍　　　　　　　　B.情绪不稳　　　　　　　　C.意识障碍

　　D.假性痴呆　　　　　　　　E.错觉

5.某人把墙上的蜻蜓看成钉子,属于(　　　)

　　A.错觉　　　　　　　　　　B.妄想　　　　　　　　　　C.幻觉

　　D.关系妄想　　　　　　　　E.意识障碍

6.幻觉的定义为( )

A. 对客观事物的错误感受　　　　　　B. 对客观事物的胡思乱想

C. 缺乏相应的客观刺激时的感知体验　D. 客观刺激作用与感觉器官的感知体验

E. 缺乏客观刺激时的思维过程

7.患者在叙述一件事时不紧不慢,但加入许多不必要的细节。无法使他讲得扼要一点,一定要按他原来的方式讲完。这是( )

A.病理性赘述　　　　B. 思维奔逸　　　　C.情感高涨

D. 模仿言语　　　　　E.思维散漫

8.患者经常讲述其躯体内部存在各种不舒适,甚至是难以忍受的异样感觉,如牵拉、挤压、游走、蚁爬等感觉,但又不能明确指出具体不适的部位。这是( )

A. 错觉　　　　　　B. 妄想　　　　　　C.精神运动性兴奋

D. 触幻觉　　　　　E.内感性不适

三、简答题

试述妄想的定义及主要特征。

四、案例分析

要求:指出下述病例精神检查中的精神症状(请在病例中具体注明)。

患者神志清楚,年貌相当,衣着尚整,更衣检查被动合作,生活可自理,饮食、睡眠、二便正常,接触被动,对答基本切题,有如下症状。

(1)能听到有人说话的声音,就在耳边说:"你必须听某某的话,否则就要大祸临头。"

(2)有时用红布裹头,称自己有"红色的头脑"。

(3)有时觉得有人掐自己的脖子。

(4)总觉得别人说话是议论自己,周围人的咳嗽、关门都是针对自己的。

(5)总感到思潮不断涌现,而且不受自己意愿支配,内容杂乱多变,往往突然出现,迅速消失。

(6)认为自己的想法不知何故都能被别人知道,只要想喝水,别人就会端来。

(7)被问心情好不好,称还可以,但交谈过程中表情变化很少。

(8)不承认有病,不愿住院,总想往外跑。

(9)被保护于床上时大喊:"我的真实身份是某某主席,外面有人迫害我,你们也迫害我。"

(10)常常觉得自己一只手臂越来越长,而另一只手臂则越来越短。

(李红梅　韩玉霞)

第三章　精神障碍患者护理的基本技能

学习目标

1. 掌握精神障碍患者的安全护理、睡眠障碍护理、给药护理及精神障碍患者的康复训练。

2. 熟悉护士接触精神障碍患者的要求与技能,精神障碍患者的病情观察和护理记录,精神障碍患者的日常生活护理、饮食护理,精神科分级护理,精神障碍患者的康复形式,精神科整体护理。

3. 了解精神障碍患者的组织与管理。

人的精神是外在客观世界在人脑中的反映。正是由于人脑的多样性,才产生了精神的多样性,由此可见精神障碍的复杂性。精神障碍患者有其特殊性,主要是以精神或心理活动异常为主要表现,有别于躯体疾病。对于从事精神科工作的护理人员来说,更需要为患者提供有针对性的护理措施,从生理、心理、社会和文化各方面提供多元化的护理。

本章主要介绍精神障碍患者护理的基本技能,包括与精神障碍患者的接触和沟通的技巧,精神障碍患者的病情观察与护理记录,精神障碍患者的基础护理技能(安全护理、日常生活护理、饮食护理、睡眠障碍护理、给药护理),精神障碍患者的组织与管理,精神障碍患者的康复与训练,精神科整体护理六方面内容。

第一节　与精神障碍患者的接触和沟通

接触患者、加强护患沟通是精神科护理工作的前提和基础。通过接触与沟通,护士不仅可以了解和掌握精神障碍患者的病情,同时还能在建立与发展和谐的治疗性护患关系过程中提供可靠帮助。

一、接触精神障碍患者的要求

如何科学地接触精神障碍患者并与之建立良好的治疗性护患关系,是每一名精神科护士的必修课和必备的职业素养,是培养和考察精神科护士的重要内容。如何运用科学的知识和技巧与精神障碍患者建立良好的治疗性护患关系,是每一名精神科护士的入门基本功。

(一)尊重患者,接纳患者

被尊重是人的基本需要,更是每一名患者的基本需要。由于大多数精神障碍患者发病前都受到过不同程度的精神刺激,精神上十分痛苦。在康复过程中的精神障碍患者也有不同程度的自卑感,当他们回忆起发病期间的种种失态表现,如赤身裸体、打架骂人等,会感到十分懊悔与羞愤。患者在精神上的痛苦有时比身体上的痛苦更难以忍受,患者自尊心强,更加敏感。因此,精神科护士应该尊重患者,多与患者接触,真心接纳,对患者的疾病言行不指责,鼓励患者表达自己的感觉,抒发不良的情绪;具有同理心,设身处地为患者着想,将心比心地呵护患者。

在护理实践中,护士离不开与患者的接触,而且接触越细致,越能深入了解患者的病情变化和心理需求等动态信息。护理人员在与精神障碍患者接触中,对患者要富于同情心,给任何一位患者以正常的待遇,把他们当作家人去尊重,当作兄弟姐妹去关心,当作好友去帮助;也可按患者的年龄、性别、职务等给予恰当的称呼;同时可了解他们的职业,向他们请教相关知识;通过个别交谈或座谈会征求患者的意见,并及时改进方法、采纳相关建议,增强患者的自尊心和自信心。

(二)端正态度,规范行为

在接触精神障碍患者时,护士的态度应是同情、理解、关注、积极的,提供的护理服务应是主动、周到、细致、适当的,对患者的了解应是深入、正确的。持续性和一致性的工作态度,将有利于建立和发展良好的护患关系。因此,护士应有意识地每天安排时间与患者接触交流,倾听他们的心声,同时始终以真诚的态度对待患者,一视同仁。

在为精神障碍患者进行治疗护理时,视病情尽可能向患者说明,尽可能取得患者的合作;进行相关检查治疗时,应用屏风遮挡以保护其隐私;在康复中,当患者的行为有所进步时,应及时予以鼓励;同时应重视患者提出的需要,恰当处理,若无法满足,应耐心向患者解释,以取得患者的理解。同时,护士应不断学习,努力提高自身业务素质和专业能力,以便更好地开展各项护理工作,为患者服务。

(三)掌握病情,讲究语言艺术

接触精神障碍患者时首先要了解患者的相关病史,掌握患者的一般情况,如姓名、年龄、职业、婚姻、兴趣爱好、宗教信仰、文化程度、生活习惯、发病经过等信息,以便根据患者的不同情况采取适合的接触方法,选择适当的沟通内容。在与患者接触中,护理人员除了经验和理性外,还需要具备评判性思维、高度的预见性和敏锐的观察力,掌握患者的护理要点及是否需要"三防",即防自杀、防逃跑、防冲动。

良言一句三冬暖。美好的语言可以增强治疗的效果。接触精神障碍患者时,护士更应注意使用礼貌用语,语气温和,语句清晰,语意明确。同时,交谈内容还要根据患者的个性特点和病情等具体情况而异,这样既可以使患者感到护士是可信赖的,愿意讲出自己的真实感受和内心想法,从而获得宝贵的资料,又能为患者提供其乐于接受的护理服务。

(四)正确处理护患关系,加强自我保护

精神科护理的对象是有精神障碍,但能自由活动的特殊患者。护理人员稍有疏忽,很容易发生一些意外。因此在与患者接触时,护士应严格遵守职业规范,执行保护性医疗制度,对患者的病史、隐私保密。根据患者的不同情况,正确处理护患关系,做好防护措施,注意自我保护。

二、接触精神障碍患者的技能

与精神障碍患者接触应针对患者的特殊情况,有技巧性地、灵活地采取不同的护理方法和

沟通方式。这样才能与患者建立和谐的治疗性护患关系,掌握其真实病情,为诊断、治疗提供有力依据,从而更好地为患者实施整体护理。

(一)语言沟通技能

1.礼貌待人,善于倾听

在与精神障碍患者的接触沟通中,礼貌是最基本的态度。护士举止良好,语言恰当,会令患者愉悦和信赖。倾听是建立护患关系、进行精神检查有效的常用基本技能。在与患者接触时,护理人员应表情专注,做有效的聆听者,耐心、充分地倾听,不随意插话,让患者把意思表达完整,避免因激怒患者而中断谈话。沟通中以点头或用表示赞同的一些词或句子来做出一些应答,边听边分析思考,掌握患者的真实思想,以获取护理所需的资料。

知识拓展

猫的倾听

小猫长大了。有一天,猫妈妈把小猫叫来,说:"你已长大了,三天以后就不能再喝妈妈的奶,要自己去找东西吃。"小猫惶恐地问妈妈:"妈妈,那我应该吃什么东西呢?"猫妈妈说:"你要吃什么食物,妈妈一时也说不清,就用我们祖先留下的方法吧! 这几天夜里,你躲在人们的屋顶上、梁柱间、箱子里、陶罐边,仔细地倾听人们的谈话,他们自然会教你的。"第一天晚上,小猫躲在梁柱间,听见一个大人对孩子说:"小宝,把鱼和牛奶放在冰箱里,小猫最爱吃鱼和牛奶了。"第二天晚上,小猫躲在陶罐边,听见一个女人对男人说:"老公,帮忙把香肠、腊肉挂在梁上,关好小鸡,别让猫偷了。"第三天晚上,小猫躲在屋顶上,从窗户听到一个女人对自己的孩子叨念:"奶酪、肉松、鱼干没吃完,也不收好,小猫的鼻子很灵,明天你就没得吃了。"就这样,小猫每天都很开心,它回家告诉妈妈:"妈妈,果然像您说的一样,只要我保持倾听,人们每天都会教我该吃些什么。"靠着听别人谈话,学习生活的技能,小猫终于成为一只身手敏捷、肌肉强健的大猫。是的,我们需要倾听,耳朵会告诉我们患者最需要的是什么,我们可以做的是什么。

2.肯定与共情

无论患者有什么样的感受,只要这种感受对患者而言是真实的,我们就必须加以肯定,肯定患者描述的"真实"体验和感受。具有同理心(同理心是站在当事人的角度和位置,客观地理解当事人的内心感受,并把这种理解传达给当事人的一种沟通交流方式)是建立沟通和信任的基础。医护人员的理解和肯定,会鼓励患者进一步表达,这样有利于我们获得更多的宝贵资料,为患者提供更好的护理。

3.积极反馈,适当提问

精神障碍患者往往说话时有弦外之音。如果护理人员不完全明白患者的意思,应及时向患者反馈疑问或复述患者的诉说,证实听到的内容与患者本人想要真正表达的想法一致,以免因患者发现护理人员并不明白自己所谈问题时,终止谈话。

一般来讲,精神科的晤谈有三个阶段。①一般性谈话:护士做自我介绍,与患者寒暄过后,从容易的问题开始交谈,如姓名、年龄等。②开放式提问:可以让患者主动、不受限制地回答,有助于患者敞开心扉,进行心理疏导,也可以让护士真正了解患者的需要,如"你今天感觉如何?"③封闭式提问:常用于了解一般性资料,只允许回答"是"或"不是",或两种答案选其一。提问时,护士应注意所提问题应简单清楚,用患者能理解的语言提问,一次只问一个问题,尽量少问为什么,以免使患者因答不出而紧张。

4.善于引导,恰当沉默

针对过分善谈或者木讷的患者,护士可适当地引导患者集中主题,避免跑题或使谈话过于局限,引导时要把握适时的机会,转移话题。沉默本身也是一种信息交流,是超越语言力量的一种沟通方式。我们在适当的时候,以温暖和关切的态度表示沉默会起到"无声胜有声"的作用,同时也能够给患者更多的思考空间及调整思路的时间,期待性沉默也暗示患者,护士希望他继续讲话。因此,恰到好处的沉默,可以促进护患沟通。

5.方式灵活,适用皮肤触摸

与老年患者或听力差者沟通时,适度靠近患者耳朵,声音稍大,语速要慢。对语言表达有困难的患者,要耐心专注,以期待的目光鼓励患者慢慢说。与聋哑患者沟通时可用手势,加强表情,或用文字书写等方法促进沟通。当患者抑郁或悲伤时,触摸可以使其感到护士的同情和关切。对患儿和老年患者可边交谈边抚摸其手部、头部,或者握手、轻拍其肩部等。但对异性的同龄患者应慎用皮肤触摸,以免引起误解。

(二)非语言沟通技能

语言沟通技能固然重要,但并不是与患者沟通的唯一方法。非语言行为是伴随语言行为发生的,是生动和持续的,可以更直观地、形象地表达语言行为所表达的内容。

1.面部表情自然,眼神正视对方

脸部语言是一种共同的语言。护士在与患者沟通时表情要自然,不宜过于丰富。眼神正视患者,在患者谈得高兴时可一起微笑,赞同时可点头表示同意,切勿心不在焉或眉飞色舞。

2.举止文雅,姿态稳重

除了面部表情外,护士要仪态端庄,举止文雅,站姿、坐姿自然稳重,切勿手势过多、动作过大。

3.沟通环境

有效的沟通与沟通环境有重要的关系。沟通环境常给患者带来许多信息。为了最有效地传递信息,达到最佳交流效果,选择沟通环境时应注意:①选择安静、舒适的场地并确保时间充足。环境嘈杂、喧闹,或有其他患者、工作人员在场,一方面容易分散患者的注意力,另一方面患者有可能不愿意将个人隐私公开。②护患之间最好没有桌子,距离恰当。

(三)接触精神障碍患者的技巧

1.接触兴奋的患者

护士应避免激惹患者,与患者接触时宜安详、镇静,语言温和,应多用正面教育,善于引导,将患者注意力转移到有益于其身心健康的方面去,切勿强制患者。

2.接触抑郁自责的患者

接触患者时,应态度和蔼,多用有积极和鼓励性的语言,淡化"病"字;应适时表示关心和理解,倾听患者内心的痛苦,一般不用保护性约束,对自杀企图严重的患者,必要时由专人看护。应用保护性约束时,应防止患者挣脱保护带并将之作为自缢工具而发生事故。

3.接触木僵的患者

木僵患者的意识是清晰的。接触时,护士应注意言行,不可冷言冷语刺激患者,不要在患者面前议论病情,要注意保护性医疗制度;木僵患者无自卫能力,要特别注意安全护理。应关心、体贴、同情、照顾患者;但木僵患者有时可发生突然的冲动行为,应防止其他患者及工作人员受到伤害。

4.接触妄想的患者

在与妄想患者接触时,应避免提及妄想内容,更不能和他争辩。对不同的妄想患者应采取不同的护理手段。对夸大妄想的患者,护士不要与之争辩;对罪恶妄想、嫉妒妄想的患者,应注意加强心理疏导,防止意外;对钟情妄想的患者,需保持一定的严肃性,举止稳重,防止被患者视为钟情对象,尤其是对异性患者,要尽可能避免与其单独接触,必要时,可将患者转到其他病区。

5.接触有攻击性行为的患者

精神障碍患者可在幻觉、妄想的支配下,出现冲动及攻击性行为。与手中持有物体并有伤人企图的患者接触时,要大胆、镇静地采取能有效转移患者注意力的方法,将其手中持有的物体取下。凡遇患者冲动、伤人、外跑时,应尽量避免正面接触,应从侧面或者后面控制患者的冲动行为。总之,接触中以不伤害患者为原则,但也要尽可能避免工作人员受到患者的伤害。

第二节　精神障碍患者的观察与记录

精神障碍患者的病情观察与护理记录是精神科护理的重要一环和主要护理手段。精神障碍患者的症状表现不是在短期内就可以完全显露出来的。护士接触患者的机会最多,应严密观察病情,准确、完整地书写护理记录,及时掌握动态的病情变化,了解精神障碍患者的心理状态和需要,可使护理活动更有目标性、针对性,从而为精神障碍患者提供有效的整体护理服务。

一、病情观察

(一)观察要求

病情观察指在患者住院期间,护理人员在患者不知情的情况下,有目的性和有计划性地进行观察,对患者的具体情况进行要点观察,包括对其症状特点的观察,对其接受外界信息后引起反应的观察,对其精神症状和躯体症状的鉴别观察。观察后,将客观观察到的事实进行记录,而不随意加入自己的猜测,以便对患者情况有一个全面、整体、动态的掌握,及时制订或修订适合患者的护理措施。

(二)观察方法

在实际观察中,一般可分为直接观察法和间接观察法。护理人员应注意针对患者的不同病情、不同时间和不同环境合理地运用视觉、听觉、触觉等感官获取最全面、最可靠、最有意义的信息。

1.直接观察法

这是精神科护理工作中最常用的观察方法。直接观察法适用于意识清晰、交谈合作的患者。护理人员与患者直接接触,面对面进行交谈,或在患者独处时、与他人交谈时、参加集体活动时,直接观察患者的言语、表情、动作和行为,进一步了解患者的思想情况和心理状态。直接观察法获得的资料相对客观、真实、可靠,制订的护理计划更符合患者自身特点。

2.间接观察法

间接观察法是直接观察法的重要补充。对于了解那些不肯暴露内心活动、不合作的或情绪激动、言行冲动的患者,间接观察法是重要手段。护理人员从侧面观察患者,即从患者的文字资料中,或通过患者的家属、朋友、同事了解患者的情况,从而了解患者的精神症状、心理状态。

(三)观察内容

1.一般状况的观察

主要观察患者的仪容、着装与个人卫生情况,生活自理的程度,睡眠、饮食、排泄,女性患者的月经情况等;患者与周围人群接触交往是主动或被动、合群或孤僻,态度是热情或冷淡;患者对住院及治疗护理的态度,是否安心住院,是否配合治疗护理等。

2.精神症状的观察

观察患者有无自知力、定向力,有无意识障碍,有无妄想、幻觉、错觉及感知综合障碍,有无思维奔逸、迟缓、贫乏,有无自杀自伤、伤人毁物及逃跑企图,情感活动是否稳定和协调,意志行为有无目的性,有无本能活动增强。

3.躯体状况的观察

因患者对躯体疾病往往缺乏相应的主诉,故应重视对患者躯体情况的观察。主要观察患者生命体征是否正常,全身皮肤情况,有无外伤,有无躯体各器官系统疾病等。

4.心理状况的观察

患者受精神症状的支配或因住院后生活环境及习惯的改变,会产生特有的心理需要和反应,护士应观察患者的言语、表情、动作、行为,以了解患者目前的心理问题、需求和急需解决的问题。

5.环境安全的观察

确保患者在住院期间的安全是精神科护士重要的职责之一。观察患者是否有剪刀、打火机、绳带等,床单位是否安全,病区环境是否整齐、清洁、安静、舒适,病房、厕所、公共场所等设施上是否存有安全隐患。

6.用药的观察

观察患者有无藏药、拒药行为,药物反应及治疗后的效果。

7.参加工娱活动情况

观察患者参加工娱活动是否积极,动作的协调性及对操作的理解力如何,注意力是否集中,有无随境转移的现象。

8.家庭支持程度

观察患者家庭是否支持,这与患者的预后有着密切的关系。观察家庭成员对患者的态度,是关爱、支持,还是冷淡、拒绝;是经常来医院探望,还是偶尔探望或不来探望;重点观察没有家属探望的患者,并对其做好相应的心理护理。

二、护理记录

护理记录具有法律效力,是护理人员在护理实践中,以文字的形式将对患者的观察、护理,患者动态的病情变化、心理活动,以及实施的治疗、护理措施等客观地反映在病历中。

(一)精神科护理记录的原则

(1)记录前,认真观察患者病情,并了解其心理活动,准确、及时、完整、规范地记录所见所闻的事实状况。书写项目齐全,表格式的记录应逐条填全。

(2)护士必须掌握精神科护理学的知识,措辞简明扼要,突出重点,语句通顺精炼,标点正确。

(3)字体清晰、工整,不可剪贴涂改,不可使用未公认的缩写、简写,记录完毕后要阅读一遍,并签上全名。

(4)对新入院患者应日夜三班连续三天写护理记录,对重症患者应三班书写护理记录,一般患者每周1~2次书写护理记录,特殊情况随时记录。

(5)精神科最常用、最全面的病情记录方法是叙述式记录,采用"A、B、C"记录法。A为患者的外观(appearance),B为行为(behavior),C为言谈(conversation)。此外,还需记录护理措施与护理效果。

(二)精神科护理记录的方式和内容

1. 方式

直接记录法使用较为普遍,这种记录法是将患者的病情、症状及医护人员的处理按时间顺序记录下来,也就是护士将观察到的患者各种表现和所采取的处理措施不加主观评判地如实记载。

2. 内容

从门诊留观开始到住院、出院或死亡的每个环节、每个过程都应做临床护理记录。根据精神障碍患者的具体情况认真填写入院护理评估单(记录内容包括一般资料、简要病史、精神症状、心理社会情况、日常生活与自理程度、护理体检、主要护理问题、护理要点等),入院护理记录,住院期间的动态护理记录,出院护理记录,出院护理评估单(包括健康教育评估、出院指导评估、护理小结与效果评价等)。

(1)新入院记录:记录入院时间、陪同者、住院次数、仪表、意识、合作程度、定向力、自知力、本次住院原因、主要精神症状、是否需要"三防"(防自杀、防冲动、防逃跑)。

(2)一级护理记录:每天记录,如有特殊情况随时记录;主要记录患者精神症状表现及心理活动过程,饮食、睡眠、躯体情况,患者对住院的态度,对服药的合作程度。

(3)二级护理记录:每周记录,如有特殊情况随时记录;记录患者对自己的病中表现进行判断分析,记录患者参加工娱活动的情况,是否存在幻觉、妄想,药物疗效及副作用。

(4)三级护理记录:记录患者精神症状的缓解程度,对出院的态度及出院后的打算,撤药后有无反应,以及治疗巩固的情况。

(5)转院(或科室)患者的记录:因治疗或伴发其他疾病,特别是躯体疾病而要转科或转院时,护理人员应记录精神障碍患者转科或转院的原因,当时的主要病情,转往何处。转入科室则应有相应的转入记录,如转入原因、病情、由何处转入等。

(6)出院或"假出院"记录:记录住院次数和天数,精神症状缓解程度,出院时何人来办理出院手续,带药情况,健康教育等。"假出院"时记录精神症状缓解程度,何人接回,家庭护理要点,返回时间,何人陪同返院,"假出院"期间表现及返院后的情况。

第三节　精神障碍患者的基础护理技能

精神科的基础护理是保持精神障碍患者的健康和确保患者安全的核心工作。它既细致，又繁重。安全护理、日常生活护理、饮食护理、睡眠障碍护理、给药护理是精神科护理不可缺少的组成部分。

一、安全护理

精神障碍患者的安全是确保疾病康复的基本条件。在精神科各项治疗护理活动中，因患者受精神症状的支配，随时可能出现各种意外情况，这都将危及患者自身及他人的生命安全和周围环境的安全。因此，护理人员的安全意识要贯穿于护理活动的全过程，做好安全防护工作，随时警惕潜在的不安全因素。

(一)保证病区环境安全

定期检查和维护病房设施。病房、办公室、治疗室、备餐室应随时关门、锁门，病室的门设观察窗；窗户要安装铁栏杆或百叶钢窗；室内四周墙壁要光滑，不能有钉子、铁丝或拉绳；电器置于患者触碰不到的地方，电线以暗线铺设；病室内饭桌和椅子连在一起，防止搬动；地面无积水。

(二)加强病区危险物品管理

加强病区危险物品管理要做到物品定位、柜箱锁严、班班交接，如药品、器械、约束带、玻璃制品、易燃易爆物等。同时，患者借用的体温计、指甲刀及缝衣针等，要在护士的看护下使用，并及时收回。

(三)加强安全检查

发现危险物品应及时清理和收缴。严格执行护理常规和工作制度，对输液和保护约束的患者应加以看护。每天整理床单元时要对可能存放危险物品的地方进行安全检查并做好安全记录，特别是患者入院、会客后、"假出院"返回、外出活动返回后的安全检查尤为重要。

(四)加强安全巡查

患者活动的场所都应有护士看护巡视，以便及时发现患者的病情变化，预防意外。在凌晨、开饭前、午睡、夜间、节假日及护士交接班时是意外事件的高发时段；在厕所、暗角、走廊尽头等僻静处是意外事件的高发地点，护理人员应重点巡查。

(五)防外逃

防外逃是精神障碍护理工作的一项特殊任务。由于自知力不全或完全丧失，一些患者不承认自己有病，拒绝住院；还有些患者因不习惯或不能适应封闭式的住院生活而不愿待在医院。这些患者可能会想方设法地逃离病房，因此护士在交接班时一定要清点好人数并严守各种通道，锁好门窗，保管好钥匙；患者在无家属陪伴外出时一定要有护理人员陪同，避免患者单独活动。

(六)其他

由于患者的自我控制能力和自我感受能力降低，因此不要让患者在病房内抽烟，不要让患者单独洗澡,对年老体弱、行动不便及意识障碍的患者要注意加强护理措施,以防骨折及各种意外情况发生。

二、日常生活护理

精神障碍患者入院后一般都是集体生活,无家属陪伴。由于疾病的原因,患者的日常生活自理能力减弱或完全丧失;由于症状的影响,他们常易并发多种疾病。因此,精神科护理人员还应耐心指导患者进行自我护理,为患者康复出院回归正常生活做好准备。

(一)口腔护理

对于精神障碍症状较轻的患者,应培养其早、晚刷牙,饭后漱口的习惯;对于生活被动、懒散的患者,应督促其刷牙;对于生活不能自理而又不合作的患者,应协助其清洁口腔;对于兴奋患者,应鼓励其多饮水;对于木僵、危重、高热患者,应每日对其进行两次口腔护理;对于大剂量服用抗精神病药物、出现锥体外系反应、口水增多或潴留者,可用棉签蘸复方硼砂溶液或生理盐水等擦拭口腔和牙齿,洗漱用具使用后妥善保管,每周消毒。

(二)皮肤护理

新入院患者应检查躯体皮肤有无损伤、皮肤病等,督促或协助其做好洗澡、理发、剃须、剪指甲等卫生处置。根据情况安排住院患者冬季每周沐浴,夏季每日沐浴。每天晨间护理时组织患者洗脸、刷牙,晚间护理时组织患者洗脚,女患者清洗会阴部。患者应在护士看护下使用剃须刀,用后应安全保存。定期帮助患者剪指甲,以防抓伤他人或自伤。女患者的发夹、头绳在入院后应给予妥善保管,防止发生意外。某些患者由于对抗精神病药物过敏而出现荨麻疹,应防止患者抓挠,并报告医生处理,以防止皮肤感染。对于服用大剂量氯丙嗪的患者,在夏季应防止在日光下暴晒,以免形成剥脱性皮炎。对于木僵或长期卧床患者,应定时为其翻身,并按摩骨隆突处,以免发生压疮。

(三)排泄护理

每天常规观察并询问患者排泄情况。因服用治疗药物引起的便秘和尿潴留,应及时处理。鼓励患者多饮水,多吃蔬菜、水果,多活动,预防便秘;也可酌情给予适量的缓泻剂或遵医嘱给予清洁灌肠,并对尿潴留的患者诱导排尿,必要时按医嘱给予导尿。定时督促二便不能自理者,陪伴如厕或定时给便器,并耐心训练。应及时更换脏衣裤,以保持床单元清洁。

(四)女性患者的月经期护理

女性患者月经期如不能自理时,护理人员应协助患者将卫生巾放好,并及时更换,防止污染衣裤及被单,并防止患者将卫生巾随处乱扔。

(五)衣着卫生护理

为了使患者能更快地进入角色,患者入院后要统一着装,患者走失时也方便寻找。定期更换衣物,脏衣裤随时更换。督促患者随气候变化随时增减衣物,以免中暑、受凉。经常对患者进行个人卫生宣教,不要随地而卧;对于赤身乱跑的患者,要不厌其烦地给患者穿衣,并随时为其更换污染的衣裤。要防止患者乱拿别人的鞋袜。对于不愿意穿鞋的患者,应问清原因,并反复给患者穿上。当组织患者参加外出活动及逢年过节的娱乐活动时,尽量让患者穿自己喜欢的衣服,以提高患者的兴趣。

三、饮食护理

精神障碍患者在患病期间会出现如食欲减退、拒食、抢食、暴饮暴食、不敢进食等各种异常进食情况。为了更好地促进疾病好转,做好精神障碍患者的饮食护理十分重要。

(一)进餐前的护理

安排舒适、安静的就餐环境,地面要干燥防滑;督促患者饭前洗手;可根据情况安排患者排队领取食物,确定就餐位置,维持餐厅秩序,避免拥挤;做好解释工作,防止患者偷食、抢食或藏食。

(二)进餐时的护理

严格执行饮食医嘱,住院患者一般给予普通饮食,荤素搭配。一般情况较好的患者采取集体进餐,固定座位,食具选用较安全的搪瓷或塑料等不易碎制品。进餐时,可适当播放轻音乐,护理人员及时巡视,以免患者漏食、倒食、暴饮暴食或躲避进食。对罪恶妄想的患者,可将饭菜拌在一起,使患者误认为是残汤剩饭而促进其进食;对于被害妄想的患者,可将其饭菜与其他患者的饭菜调换,使患者相信其饭菜里没有毒而愿意进食;对兴奋躁动患者,可安排其单独进餐;对暴食、贪食患者,需限制食量,放慢进食速度;对欲吞食异物患者,要重点观察,必要时隔离进餐;对糖尿病患者,控制饮食,防止抢食;对拒食患者,宜安排在安静的环境中,可尝试喂食,必要时鼻饲或给予静脉高营养液;对吞咽困难患者,可给予流质或半流质食物,并劝其细嚼慢咽;对易冲动患者,防范患者用餐具伤人或自伤;对不肯进食的患者,应不受进餐时间的限制,劝说其进食;对年老或有药物副反应、吞咽动作迟缓者,应给予软食,酌情为患者剔去骨头或鱼刺。进餐时切勿催促,应给予充足时间,必要时予以小口喂入;在严重躯体疾患、卧床不起、约束的患者进食时,将其头偏向一侧,避免大口及快速喂食,防止窒息的发生。

(三)进餐后护理

进餐完毕后督促患者整理餐具、洗手、漱口。床边喂食后应协助患者漱口,并整理床单元。重点观察的患者应将进餐情况记录,并交接班。

(四)患者的食品管理

指导患者家属针对患者的不同病情和个人喜好送来食物,数量不宜过多。送来的食物外包装上写好患者的名字,交护士放专用柜内统一保管,并按时按量发放。发放水果时要洗净、剥皮去核后再发给患者。

四、睡眠障碍护理

精神障碍患者由于疾病的影响容易出现入睡困难、时睡时醒、早醒、易醒、多梦、主观性失眠、睡眠规律倒置,甚至彻夜不眠等睡眠障碍,这不但扰乱了患者的正常生活和情绪,很多意外也由此而生。因此,做好睡眠护理、保证患者的正常睡眠是非常重要的。

(一)找出睡眠障碍的原因

睡眠障碍的原因很多,有精神症状的因素,如幻觉、妄想、焦虑、抑郁、恐惧、兴奋等;有环境改变的因素,如入院后对环境不熟悉、不适应、害怕等;有患者因对治疗反感或恐惧而致失眠;有患者因病痛及身体各种不适而失眠,如疼痛、皮肤瘙痒、便秘、饥饿等;有患者因睡前服用了兴奋剂或喝了含有兴奋成分的饮料等而失眠。护士评估患者睡眠性质后,找出并分析引起睡眠障碍的诱发因素并对症处理。

(二)促进睡眠的方法

应严格作息制度,为患者创造良好的睡眠环境。适宜睡眠的环境应无噪声,光线柔和,温湿度适宜;避免患者睡前兴奋,如喝浓茶、咖啡、可乐或过度娱乐等;指导患者运用放松疗法帮助入眠。患者睡前可温水泡脚或沐浴,排好大小便;睡前可看书或听轻柔的催眠曲转移注意力;取健康的睡眠姿势,不蒙头睡觉或俯卧睡觉;根据季节,盖好被子或使用蚊帐等。护士还应对患者做好睡前的心理护理;对兴奋吵闹患者应安置于单间内,以免打扰其他患者休息,必要时请示医生给予镇静药物;对其他睡眠障碍患者可遵医嘱正确使用安眠药或安慰剂,并应观察给药后的反应。

(三)加强睡眠观察

值得注意和警惕的是,有些睡眠障碍的患者是在护士的安排下佯睡,护理人员应加强巡视,密切观察患者睡眠情况,不定时地巡视病房,每半小时登记一次睡眠记录,尤其是对有自杀或逃跑企图的精神障碍患者,护士应善于识别,不能被假象所蒙蔽,严防意外发生。

五、给药护理

精神障碍患者的治疗中,药物治疗占很大比重。如果给药护理不规范,轻则影响治疗效果,重则可能发生意外事故。

(一)给药前护理

护士应了解患者的病情诊断和治疗情况,遵医嘱正确给药,同时注意有无禁忌药物。除严格执行"三查七对"外,在精神科更重要的是熟记患者的相貌。督促患者排队服药,防止患者自己取药、抢药或因打翻药盘而发生意外。

(二)给药中护理

在精神科进行给药时,要做到药物到手,服药到口;服药后检查患者的口腔、手、药杯,证实患者确实将药物服下之后方可离开;对熟睡患者应唤醒后服药;患者拒绝服药时,护士应耐心说服,如劝说无效,应给予喂服,必要时给予鼻饲或使用长效针剂;如患者对药物有疑问,护士应重新核对,并做好解释工作;为患者进行注射或其他治疗操作时,结束后应清点用品,以免因遗留发生意外。

(三)给药后护理

观察患者服药后的治疗效果,如睡眠深度、面部表情、呼吸频率,以及有无药物副作用。同时,在病情允许的情况下,尽量不让患者长期使用某一种药物,以免形成药物依赖。

第四节 精神障碍患者的组织与管理

精神障碍患者的组织与管理是现代精神科病房科学管理的重要组成部分。精神障碍患者病房的设备、结构与病房管理既要达到综合医院的内、外科病房基本条件和要求,还需要有适合精神障碍患者特殊需要的环境和管理方法,以适应精神科医疗与护理管理的需要。

一、组织工作

病房组织管理一般是在病房护士长的领导下,由专职护士具体负责,根据患者病情和康复情况建立以患者为主体的休养委员会或活动小组,每个小组至少有一名工作人员参与。在患者中选择有一定影响力和工作能力且热心为病友服务的患者担任小组长,也可以采用随机抽签的方法确定组长,每周轮换一次。专职护士每天指导并参与患者的各项活动,如体操比赛、唱歌、联欢会等工娱活动;也可让患者听防病知识、心理知识、科普知识的讲座。这样既可以调动患者的治疗积极性,培养其自我管理能力,又能使其配合医务人员共同管理病房。

二、管理内容

根据患者的疾病阶段、性别、年龄的差异及合并症的不同,分设不同的病房,实行开放式或封闭式管理,也可按照护患关系的类型,实行主动-被动型、指导合作型、共同参与型的管理模式。

管理的主要内容包括制定相关病房管理制度,如患者作息制度、住院休养规则、会客制度、休养员会议制度等,并督促患者自觉遵守;同时丰富患者的住院生活,可适当安排文娱、体育、学习等活动,并及时进行总结;及时表扬和宣传好人好事,提倡病友互助,友好相处。

三、精神科分级护理

为使患者得到针对性的护理管理,对住院患者应实行分级护理。根据患者病情的轻重缓急和其对自身、他人、病室安全的影响程度及治疗情况,精神科护理一般分为特级、一级、二级和三级护理(表3-1)。

表3-1 精神障碍患者的分级护理对象及护理管理

护理级别	护理对象	护理管理
特级护理	病情严重随时需要进行抢救的患者;有重度木僵、痴呆、意识障碍,重度抑郁或躁狂的患者;严重冲动伤人、自杀及逃跑行为的患者;合并严重躯体疾病或生活完全不能自理患者;严重拒食、严重药物毒性反应的患者	安排在重点病房,由专人护理。备好急救物品和药品;严密观察,及时记录睡眠时间和病情变化,做好床边交接班;患者活动均应在工作人员的视线范围内;做好"三防",必要时进行保护性约束;对于生活不能自理的患者,做好基础护理;对于拒食者,必要时给予鼻饲
一级护理	新入院需观察三天的患者;兴奋、躁狂、精神症状明显和病情不稳定且合并重症躯体疾病者;有冲动、逃跑行为、中度木僵、痴呆、中度抑郁或躁狂及中度药物毒性反应的患者;生活不能完全自理,需护理人员督促的患者	安排在重点病室,封闭式管理。严格监护,做好"三防";记录患者睡眠时间和病情,做好交接班;不准患者蒙头睡,陪伴如厕;工作人员不脱岗,掌握病情,及时处理异常行为;督促或协助患者料理个人生活,保证营养摄入

续表

护理级别	护理对象	护理管理
二级护理	急性症状消失,病情趋于稳定患者;轻度木僵、痴呆,轻度抑郁或躁狂、轻度药物毒性反应者;生活基本自理,不必"三防"的患者	可安排在普通病房。密切观察病情变化,观察各种治疗后的反应,严防意外;督促患者搞好个人卫生及室内卫生;有计划地安排工娱活动;在患者出入病房时做好安全检查;开展心理护理
三级护理	安静合作、生活能自理、躯体疾病稳定、精神症状缓解者;社会适应能力良好,继续巩固治疗者;恢复期患者;待出院的患者	安置在一般病室。观察有无撤药反应;充分调动患者积极性,鼓励患者参加病区管理和工娱活动;开展心理治疗,为回归社会做好适应性准备

第五节　精神障碍患者的康复训练

康复治疗是治疗精神障碍的重要方法之一。有效的康复过程是患者从最初的急性期,到住院治疗的稳定,然后在医院或社区接受康复治疗,最终实现患者全面恢复健康。

一、精神障碍患者的康复形式

精神障碍患者的康复形式主要有医院康复和社区康复。

(一)医院康复

医院康复主要针对重度急性期的精神障碍患者。患者在医院内接受药物治疗、电休克治疗、心理治疗、行为治疗等,有效控制病情,为出院后的社区康复创造条件。

(二)社区康复

社区是若干社会群体或社会组织聚集在一定地理区域,形成一个在生活上相互关联的大集体。社区康复是精神康复的主要阵地,精神科康复工作目前已开始从医院向社区转变。家庭康复是目前社区精神障碍防治及康复工作的主要形式,主要针对病情较稳定、尚能在院外接受治疗的精神障碍患者。患者家属在社区康复中的作用至关重要,他们往往是医生和患者之间的桥梁。家属可督促患者按时按量服药,同时进行心理疏导,训练家庭生活能力、社会交往能力,组织一些活动,帮助其参与社会生活。社区康复也可对康复后的精神障碍患者进行针对性的职业康复和职业技能辅导,帮助其适应新的工作环境。对农村精神障碍康复者进行劳动技能训练,帮助其提高劳动生产能力,改善生活状况。

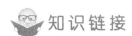 知识链接

过渡性康复机构

精神障碍患者在病愈出院,回到家庭后,往往难以重返社会生活,闲散在家,无所事事,导

致生活不规律,情绪不稳定,社会交往减少,职业技能水平下降。有些人努力尝试交友和求职,均以失败告终,甚至诱发疾病复发,反复住院,形成精神障碍疾病的"旋转门"。这就需要在封闭的精神病院外建立一些过渡性康复机构,以帮助患者摆脱在医院与家庭之间循环往复的状态,早日回归正常的社会生活。

世界各国在过渡性康复机构的建设中做了很多有益尝试,这些设施按职能分为四类。

(1)过渡性医院设施:即在精神病院内或院外设立日间医院或晚间医院,以帮助慢性精神障碍患者回归的一种形式。

(2)过渡性居住设施:如中途宿舍或护理之家,一般接收缺乏独立生活能力或无家可归的慢性精神障碍患者。

(3)过渡性就业设施:如庇护工厂、工疗站等。这是比较接近现实的工作就业场所,主要培养患者的工作习惯和训练其职业技能,为就业做准备。

(4)过渡性娱乐设施:部分国家和地区为精神障碍患者设立了社交俱乐部或康乐中心,配备一定的文化娱乐设施,增强患者的社交活动能力和文娱生活。

二、精神障碍患者的康复训练

精神障碍患者的康复训练是指精神障碍患者通过学习、指导训练和环境支持等,最大限度地恢复其社会性及职业性角色。常用的康复训练包括日常生活技能训练、家庭生活技能训练、工娱活动训练、社交技能训练及职业技能训练等。

(一)日常生活技能训练

1.适应证

日常生活技能训练适用于精神障碍的慢性期,自理能力减退者。

2.训练目的

有针对性地对精神障碍患者进行日常生活技能训练,适应生活环境,改善患者的日常生活状态,提高自我照护能力。

3.训练内容

日常生活自理技能的训练,如洗漱、穿衣、进餐、排泄、整理物品等。

4.训练方法

(1)训练前评估患者,与患者共同制订康复治疗计划。

(2)护士或治疗师演示规范的日常生活自理相关技能。

(3)在愉悦的氛围下,鼓励患者逐项练习并熟练掌握日常生活自理相关技能。

(4)训练结束后,再次评估患者,根据评定结果重新修订康复治疗计划。

(5)护士或治疗师督促患者根据个人实际情况制订作息时间表,并严格执行。

(二)家庭生活技能训练

1.适应证

家庭生活技能训练适用于精神障碍的慢性期,患者日常生活基本能够自理,但家庭生活技能缺乏。

2.训练目的

有针对性地对精神障碍患者进行家庭生活技能训练,改善患者与家属的关系,提高患者自信心,为回归家庭做好充分准备。

3.训练内容

家庭生活技能的训练内容可根据患者的兴趣爱好及需要开设,如烹饪、家务料理、洗涤衣物、交通工具的使用等。

4.训练方法

(1)训练前评估患者现存的技能问题,与患者及家属共同制订有针对性的训练项目和康复治疗计划。

(2)护士或治疗师示教家庭生活相关技能,督促并指导患者操作。

(3)引导和鼓励患者练习并不断提高家庭生活相关技能。

(4)训练结束后,由患者展示训练内容,家属对患者的肯定和认可是患者继续训练的最大动力。

(三)工娱活动训练

1.适应证

工娱活动训练适用于精神障碍的慢性期,不伴有严重的躯体疾病,对疾病过分关注的患者。

2.训练目的

有针对性地对精神障碍患者进行文娱活动训练,改善认知功能,提高患者对外界环境的适应能力。

3.训练内容

工娱活动训练的内容可选择有竞技性、趣味性的文体活动,如体育活动、棋牌类、音乐、舞蹈及阅读书刊画报、欣赏电影及电视节目等。

4.训练方法

(1)训练前了解患者的兴趣爱好及特长或对工娱活动的需求,因人而异选择项目。

(2)确定训练小组,以增加患者的集体意识。每一小组制订活动计划。

(3)耐心指导和示范,不断提高患者的技能。

(4)引导和鼓励小组内成员的互动和交流。

(5)采取欣赏和参与相结合的方法进行训练,促使患者自我调节,把自己与社会的要求联系起来。

(6)训练结束后,组织相关比赛和演出,使患者走出疾病的阴霾,快乐地享受生活。

(四)社交技能训练

1.适应证

社交技能训练适用于精神障碍的慢性期,日常生活能自理,但缺乏自信心,无法适应社会环境的患者。

2.训练目的

有针对性地对精神障碍患者进行社交技能训练,提高患者的社会交往能力和社会适应能力。

3.训练内容

训练内容包括规范化地训练患者如何正确表达自己的感受,学会通过语言和信件的方式表达愿望,与家庭成员保持情感联系,适应不同场合的社交礼节、交谈技巧和非语言社交技巧,友谊的建立和保持(或拒绝),职业的寻找等。

4.训练方法

(1)训练前护士或治疗师与患者共同讨论训练内容,制订符合患者需求的康复治疗计划。

(2)示范、指导患者完成训练,同时利用角色扮演来反馈训练效果。

(3)鼓励和指导患者建立和发展社区的社交行为,参与适当的社会活动。

(4)督促和帮助患者灵活的应用社交技能,维持良好的社交能力。

(五)职业技能训练

1.适应证

职业技能训练适用于精神障碍的恢复期、具有一定独立生活能力、渴望从事工作但缺乏职业技能的患者。

2.训练目的

有针对性地对精神障碍患者进行职业技能训练,帮助患者恢复职业劳动能力,为就业创造条件。

3.训练内容

训练内容应与日后欲从事的职业技能相关,尽可能最大限度地恢复疾病前的职业技能。

4.训练方法

(1)训练前评估患者的职业定向,确定患者的个体能力、技巧和兴趣,根据评估结果制订康复治疗计划。

(2)针对患者的个体需要给予相应的训练和指导。

(3)职业技能训练要量力而行,逐渐加大劳动强度和工作的复杂性。

(4)采取激励性和强化性的训练方法,巩固训练效果,直至达到相适应的职业状态或恢复原有工作能力。

第六节 精神科整体护理

整体护理是以患者为中心,以现代护理观为指导,以护理程序为基础框架,并把护理程序系统化地运用到临床护理和护理管理的思想和方法。护理程序是整体护理的重要内容,是提高护理质量的有力保证。护理程序分为如下五个步骤。

一、护理评估

(一)护理评估的方法

1.观察

评估精神障碍患者的外表、体格、步态、精神状态、反应程度及个人卫生等情况。

2.查阅

可在患者的既往健康记录、各种实验室报告、患者的来往书信中获得相关评估内容。

3.交谈

通过与患者和家属、医生及其他医务人员的交谈,了解患者对自身状况的主观感受及其他人员对患者健康状况改变的反应。

(二)护理评估的内容

值得注意的是,在进行护理评估时,要充分注意精神科的特点,注意评估内容的整体性(评估时兼顾患者的身体、心理、情绪、行为模式及社会因素)和评估内容的客观性、可靠性(评估资料主要从患者自己、亲属朋友、医务人员及相关医学资料中获得)。

1.一般资料

一般资料包括躯体有无外伤、患者受教育程度、宗教信仰、婚姻状况、职业、门诊或入院诊断、住院次数、总病程等。

2.健康史

了解患者的现病史、既往史;家族史中有无类似精神障碍者,有无自杀身亡者;接受过哪些治疗,治疗效果如何;服用过哪些药物,有哪些作用等。

3.异常精神活动评估

评估患者有无意识障碍、与人接触的态度、日常生活自理程度;评估患者的知觉、思维形式、注意力、记忆力、定向力、自知力等,有无错觉、幻觉及感知综合障碍,有无妄想;评估患者的情感的表达及其与思维内容的相符性、情感的稳定性及协调性;评估患者的意志行为活动增强或减弱,与其他精神活动的协调性,特别是有无自杀、冲动、伤人毁物、外逃迹象及对治疗护理的合作态度。

4.社会-心理状况

评估患者对自身患病情况的态度,与家人的关系,困扰患者的生活事件。

二、护理问题/诊断

在精神科临床工作中,许多护理问题缺少相应的护理诊断。现有的北美护理诊断协会的护理诊断可以用于精神科的有恐惧、焦虑、言辞沟通障碍,自我照护能力缺失,应对失调,健康维护能力改变,不合作,社交隔离,自尊紊乱,睡眠型态紊乱,无望感,无虑感,思维过程改变,性生活型态改变,亲子角色冲突,个人问题紊乱,以及潜在危险性暴力行为(对自己或别人,强暴创伤综合征等)的患者。

三、护理目标

(一)提出护理问题

按先急后缓、先重后轻的原则,提出护理问题。要优先解决危及生命安全或病室安全的问题,如自杀、伤人、毁物、逃跑、拒药、拒食、严重的药物副作用等。

(二)确定护理目标

护理目标可分为短期目标(一周以内)和长期目标(一周以上或数周、数月)。

四、护理措施

在确定护理目标之后,要将目标付诸实现。这个过程就是制订和实施护理措施。在制订护理措施时,内容应明确,便于执行和检查;考虑执行时的可行性;同时及时、准确地做好护理记录。护士在实施护理措施时,要优先考虑患者的安全,特别是"三防"患者;实施护理措施的过程中要体现动态变化,可根据患者的病情变化选择继续执行、修改计划或停止执行护理措施;在为有自知力的患者提供护理时,要先做好解释工作以取得合作;与其他医务人员合作时,要及时沟通、互相配合,做到责任明确,不与医疗措施相冲突;同时健康教育要贯穿于护理措施的始终。

五、护理评价

护理评价是为了确定护理问题是否存在、护理目标是否恰当、护理措施是否适宜,以判定护理计划是否继续执行或停止;护理评价是检验护理活动是否及时,护理操作是否准确,护理效果是否满意的系统过程。

护理评价的主要内容包括评价入院评估是否确切,收集资料是否全面;评价住院评估是否连续,住院评估中患者存在的护理问题是否与实际需求相吻合;评价护理措施是否实施,实施是否正确;评价护理诊断是否准确,是否与患者实际存在问题相一致,是否适应患者的需求;评价护理措施的实际效果(问题已经解决、问题基本解决、问题没有解决)。

本章小结

一、本章提要

通过本章学习,了解精神科基本护理技能的相关知识。重点掌握精神障碍患者的基础护理;掌握精神障碍患者的康复训练方法,熟悉护士接触精神障碍患者的要求与技能;熟悉精神障碍患者的病情观察和护理记录方法;熟悉精神障碍患者的康复形式;熟悉精神科整体护理。具体包括以下内容。

1.掌握精神障碍患者的安全护理、睡眠障碍的护理、给药护理,精神障碍患者的康复训练方法。

2.能够学会与不同症状的精神障碍患者接触的技巧与方法。

3.能够观察和发现精神障碍患者的病情变化,并且能够客观、准确、规范地记录。

4.熟悉精神障碍患者的日常生活护理、饮食护理。

二、本章重点及难点

1.精神障碍患者的安全护理、睡眠障碍的护理、给药护理。

2.精神障碍患者的康复训练方法。

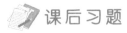 课后习题

一、填空题

1.精神障碍患者的"三防",即_____、_____、_____。

2._____、开饭前、午睡、夜间、_____及护士交接班时是意外事件的高发时段;_____、_____、走廊尽头等僻静处是意外事件的高发地点,护理人员应重点巡查。

二、选择题

1.下列不是精神科病房设备要求的是(　　)

　A.窗帘采用淡蓝色　　　　B.室内四周墙壁不应有钉子　　C.插座放在高处

　D.病室的门上设观察窗　　E.床头柜不能被举起

2.下列沟通方式会影响与患者沟通效果的是(　　)

　A.给予患者反复保证　　　　B.专注耐心地倾听患者诉说

　C.适当运用皮肤触摸　　　　D.当患者偏离主题时,适当引导

　E.恰当的沉默

3.在精神科,对于新入院需要观察三天的患者应实施(　　)

　A.特级护理　　　　　　　　B.一级护理　　　　　　　　C.二级护理

　D.三级护理　　　　　　　　E.常规护理

4.当患者因怀疑食物中有毒而不肯进食时,医护人员可(　　)

　A.给予鼻饲　　　　　　　　B.尝给他看　　　　　　　　C.给予输液

　D.给予劝阻　　　　　　　　E.让其单独进餐

5.患者在试图上吊自杀后,被送入精神科病房,此时的护理重点是保证患者的安全。护士应该(　　)

　A.告诉患者以后不要做这种傻事

　B.拿走患者病房里的一切可能的危险物品

　C.脱去患者自己的衣服,让他穿医院的衣服

　D.要求家属对患者进行持续性的监护

　E.派一名护士对患者进行持续性的监护

6.下列不是确保患者安全的措施是(　　)

　A.防外逃　　　　　　　　　B.防冲动　　　　　　　　C.防意外

　D.防感染　　　　　　　　　E.防自杀

7.除哪项外,下列措施均可指导患者养成良好的睡眠习惯(　　)

　A.白天安排3～4小时午睡

　B.睡前禁用易引起兴奋的药物和饮料

　C.睡前避免让患者进行激烈的娱乐活动

　D.对失眠者适当给药

　E.睡前避免看刺激的电影

三、简答题

1.简述精神障碍患者的给药护理。

2.简述精神障碍患者的康复训练内容。

四、案例分析

1.患者,女,35岁,总病程7年,因耳闻人语、出走2天而入院。家属代诉患者于7年前在无明显诱因下出现精神异常,表现为自言自语,听到别人说其坏话,如"你乱搞男女关系,你是

个坏女人"等,还听到对骂的声音,哭笑无常,夜不能眠,不能胜任工作,不做家务,对丈夫和孩子也不理不睬,曾几次出走,过后能自行回家,家人问她去了哪里也不予回答。先后两次住院治疗,均诊断为精神分裂症,每次使用抗精神病药都能以"好转"出院,出院后能做家务活,人际交往尚可,但不能坚持长期服药,致病情反复发作。本次入院前1个月因自认为病已好而停药,2天前家人发现患者又开始出现自言自语、无故外出等异常表现而及时送入院治疗。

请思考:如何根据该精神障碍患者的病情确定相应的分级护理与护理管理?

2.某病房有一位患者,卧床不起,不言不动,不饮不食,面部表情固定,对刺激缺乏反应,大小便潴留,今已第3天。

请思考:你将采取哪些护理措施?

(马丽杰)

第四章 精神障碍患者常见危机状态的防范与护理

 学习目标

1. 掌握暴力行为、自杀行为、出走行为等的评估、预防及处理。
2. 熟悉暴力行为、自杀行为、出走行为等的原因和表现形式。
3. 了解吞食异物、噎食患者的防范与护理。

　　精神科危机状态是指精神障碍患者突然发生的、个体无法自控的急性疾病和危及自身或他人生命或财物的一种状态。精神科危机状态如暴力行为、自杀自伤、出走、噎食窒息、吞食异物常突然发生且后果十分严重，其处理也非常复杂。因此精神科危机状态的防范和护理是精神科护理中非常重要的一部分，精神科护理人员必须对精神科危机状态的防范工作有清晰的认识，时刻警惕，以高度的责任心预防危机事件的发生，或在危机事件发生时立即做出有效的处理。

第一节　暴力行为的防范与护理

　　暴力行为是指由于精神障碍所致的暴力行为。暴力行为表现为突然发生的冲动，可有自伤、伤人、毁物，而以攻击性行为最突出。暴力行为可发生在社会、家庭、病室及任何场所，严重影响周围环境，危害社会。在精神科护理工作中除对已实施的暴力行为立即处理外，还应重视并及时发现潜在的或可能的暴力行为先兆，如患者发出言语威胁或做出姿态要采取暴力行为。对于这类患者，应立即采取适当措施，则可有效防范暴力行为发生。

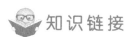 **知识链接**

　　据报道，到急诊室就诊的精神障碍患者中约60％的患者曾经出现过暴力行为，而强制入院的患者约82％曾经有暴力行为。精神科的暴力行为多见于精神分裂症、情感性障碍、人格障碍、精神活性物质依赖、脑器质性精神障碍等。

一、护理评估

(一)原因评估

1.精神症状

其中以精神分裂症、情感性精神障碍、精神活性物质滥用等发生率最高。这主要是与精神症状(包括幻觉、妄想、躁狂状态、冲动和意识障碍等)有关。因此,在临床中认真评估与暴力行为有关的精神症状和精神状态,对预防暴力行为的发生非常重要。

2.个性特征

习惯以暴力行为来应付挫折的个体最易发生暴力行为。社会学理论也认为,暴力行为是在社会化过程中,由内在和外在的学习而来的,内在学习是实行暴力行为时的自我强化;外在学习是对角色榜样的模仿,如父母、同伴、偶像等。此外,特殊的处境、某些功能性精神障碍、人格障碍的人多有暴力倾向。

3.诱发因素

常见的有:因态度粗暴而激惹患者,患者难以耐受药物副作用,主、客观因素使患者的合理需求未得到满足等。

(二)征兆评估

1.行为评估

患者早期有兴奋行为,如不能静坐、来回走动、击打物体、握拳、下颌或面部肌肉紧张;患者有一些具有暗示性的语言,包括对真实或想象的人与事进行威胁,或提出一些无理要求,说话声音较大并具有威胁性等,护士要警惕患者的兴奋激动表现,加强防范,尽可能预防暴力行为的发生。

2.情感评估

随着暴力倾向的增加,患者情感的兴奋也逐步升级,如不愉快、激动、愤怒等,一旦失去控制,将产生不良后果。

3.意识状态评估

意识状态的改变也提示暴力行为可能发生,如思维混乱、精神状态突然改变、定向力缺乏、记忆损害、无力改变自己等。

二、护理诊断

患者有发生暴力行为的危险　与意识障碍、情绪障碍、自知力缺乏、需求没有得到满足有关。

三、护理目标

(一)短期目标

(1)患者没有发生暴力行为。

(2)患者能够确认造成自己激动、愤怒的因素,并能控制自己的行为或立即寻求帮助。

(二)长期目标

(1)患者能够以适当的方式表达自己的情绪及需求。

（2）患者能以积极的方式处理挫折、紧张等感受。

四、护理措施

（一）预防暴力行为的措施

暴力行为的防范和护理，重在预防暴力行为的发生。对既往有暴力行为史或具有某些暴力先兆的患者，应采取积极的预防措施，减少暴力行为的发生。

1. 减少诱发因素

应及时去除噪声、强光刺激，减少环境的刺激作用；满足患者的合理需求，如吸烟、打电话、写信；提前或推迟一些可能造成患者不安的治疗或护理项目，如留取检验标本、物理治疗等。

2. 做好安全管理工作

应及时去除环境中的安全隐患，保管好危险物品。有专人负责病房安全工作，实行定期检查与安全抽查相结合，随时去除各种安全隐患，如刀、棍、锐器、绳索、碎玻璃、火柴、打火机、燃油等。

3. 加强对精神症状的控制

应把患者的暴力倾向及时告知医生，以便做出及时有效的医学处理。临床实践表明，长期有效的抗精神病药物治疗可控制和减少由于精神障碍引起的暴力行为。

4. 建立良好的护患关系

对待患者的态度要温和、坦诚，尊重患者的人格。主动与患者交流，掌握他们的思想动态和行为，建立相互信任的护患关系。

5. 善于发现潜在的暴力行为

对幻觉妄想比较丰富的患者，应尽量避免触及其病态体验。有暴力倾向者，引导患者用适当的方式表达和宣泄。通过治疗性人际关系帮助患者提高自我控制能力，如言语、表情、行为等有迹象表明将出现暴力行为，应马上采取有效防范措施。

6. 加强心理护理

暴力行为终止后的心理护理相当重要，应让患者知道他被期待的行为标准，提高患者与他人建立良好关系或遵守社会规范的能力，使患者建立起被社会接受的社会模式。指导患者重建自尊心和对他人的信任感，学会正确表达自己的需要和情感，当激动、气愤等情绪难以控制时，知道寻求帮助。护理人员要稳定患者的情绪，鼓励患者参加集体活动、工娱活动，使其精力得到有效的宣泄。

（二）暴力行为发生时的处理

1. 控制局面

当患者暴力行为发生时，要呼叫其他医务人员一起行动，尽快控制局面，疏散其他患者离开现场，确保其他患者和病房的安全。在交流中，护士必须用坚定、平静、平和的声音和语气与患者交流，不要把任何焦虑、急躁的情绪传递给患者，使患者害怕失去控制而造成严重后果。

2. 解除危险品

如果患者持有危险品，一定要尽快地解除。护士要取得患者的信任，向患者解释代为保管，以后归还；可以答应患者的合理要求，帮助其减轻愤怒情绪，自行停止暴力行为。如果语言制止无效时，可以采用转移患者注意力的方法，在其无防备的情况下夺下危险品。

3.约束与隔离

在采用其他措施无法制止患者的暴力行为时,可以采用约束和隔离的手段,但必须有医嘱才可以使用,是为了保护患者,防止伤害自己或他人,减少对整个病房治疗体系的破坏而采取的有效措施。在执行约束保护时,常常会引起患者的不安与反抗,所以在保护过程中要持续与患者谈话,以缓和的语气告诉患者执行约束的目的、时间。必要时,护士可陪伴在一旁,以减少患者的焦虑。

4.根据医嘱进行药物治疗处理

有效的药物治疗也可用来代替约束或隔离患者,或与约束、隔离同用,适用药物有氟哌啶醇、氯丙嗪、地西泮(安定),一般采用肌注给药,以氟哌啶醇最为常用。用药后应注意观察患者生命体征、症状消失情况及用药反应等。

(三)缓解期治疗

暴力行为患者的缓解期治疗应包括药物治疗、电休克治疗、心理行为治疗。应用抗精神病药物治疗,可有效地控制病情,控制和减少由于精神障碍引起的暴力行为。电休克治疗应严格掌握适应证和禁忌证,切忌将电休克治疗作为惩罚手段。心理行为治疗主要围绕重建患者的心理行为方式,建立新的行为反应方式,学会控制自己的情绪。

五、护理评价

(1)患者是否能预知失去自知力前的征兆,并立即寻求帮助。

(2)患者是否发生了攻击行为,有无伤害自己或他人。

(3)患者的人际关系是否改善。

(4)患者是否能以正确的方式处理自己的愤怒情绪。

(5)患者是否能识别应激源并以有效的方法处理压力。

第二节 自杀行为的防范与护理

自杀指有意识地伤害自己的身体,以达到结束生命的目的。自杀是精神科较为常见的危机事件之一,也是精神障碍患者死亡的最常见原因。抑郁症、精神分裂症、脑器质性精神障碍及病态人格等都易出现自杀意念和行为。因此,防止自杀是精神科护理尤其是住院精神障碍患者护理的一个重要任务。

📖 知识链接

根据世界卫生组织发布的《2019 年全球自杀状况》报告,2019 年,有 70 多万人死于自杀,即每 100 例死亡中就有 1 例自杀,自杀仍然是全世界范围的主要死因之一。另据《中国卫生健康统计年鉴 2020》统计,2019 年中国城市自杀率为 4.16/100000,农村自杀率为 7.04/100000。

一、护理评估

（一）评估自杀的原因及危险因素

1.精神障碍因素

所有精神障碍都会增加自杀的危险性，尤其是抑郁症。抑郁发作是自杀的一个常见原因；许多妄想也可导致患者出现自杀企图和行为；患者在意识模糊或错乱的状态下，可出现大量幻觉，引起冲动性自杀或自伤行为；严重药物反应和药源性抑郁也可引起自杀行为；精神分裂症最严重的症状之一是自杀冲动。

2.生物学因素

（1）遗传因素　家族自杀行为史是自杀的重要危险因素。如同卵双生子的自杀一致性比异卵双生子要高。

（2）个性特征　一般说来，具有下列心理特征者在精神应激状态下自杀的可能性比较大：缺乏判断力，表现为遇事犹豫不决，没有主见，不相信他人，总是相信坏事会发生；自我价值降低，从思想上、感情上把自己与社会隔离开来，社会交往减少；认识范围狭窄，看问题喜欢以偏概全，走极端；对社会，特别是对周围人群抱有深刻的敌意，喜欢从阴暗面看问题；行为冲动，神经质，情绪不稳。

3.社会心理因素

不良的生活事件，如亲人去世、失业、离婚、亲友间产生矛盾、被侮辱、经济状况恶化、受威胁或恐吓、犯罪等，容易使人产生自杀行为；缺少社会支持会使孤独感增加，使患者更加脆弱，容易导致患者自杀；慢性消耗性的躯体疾病患者（如艾滋病、恶性肿瘤等患者）会出现绝望情绪。

（二）评估自杀行为发生的征兆

大多数自杀者在实施自杀行为前会有一些前驱表现，有些患者会发出言语或非言语的信息表示其自杀的意愿。患者的自杀行为征兆有：

（1）有自杀史。

（2）将自己与他人隔离，特别是将自己反锁于室内或关在隐蔽的地方。

（3）情绪低落，表现为紧张、哭泣、无助、无望。存在幻听，幻听的内容可能是命令患者去自杀。

（4）体重减轻、失眠及害怕夜晚的来临。存在被折磨、被迫害或被惩罚的想法或言论。

（5）显得非常冲动、易激惹，行为比较突然、在预料之外。

（6）对现实的或想象中的事物有负罪感，觉得自己不配生活在世界上。

（7）患者突然的行为变化，如立遗嘱、交代后事、写告别信件。有的患者在自杀前会出现无特殊原因的突然好转，如活动增加、过分合作，这往往有麻痹护理人员，寻求自杀机会的可能。

（8）谈论死亡与自杀，表达想死的意念，常常发呆。如患者可能会说："我不想活了"，也可有暗示性的言语表示，如："我不会再麻烦你了"，或问一些可疑的问题，如："割手腕流血死亡需要多长时间？"

（9）收集和储藏绳子、刀具或其他可用来自杀的物品。

（三）评估自杀意愿的强度

自杀意愿的强度取决于自杀意念出现的频率、这种心理活动的程度以及是否有明确的自杀计划。要评估患者自杀的危险性,必须通过严密观察和倾听来取得患者自杀的线索、自杀的计划和致死程度,可以应用一些评估工具(如贝克抑郁量表、绝望量表、抑郁自评量表、自杀评估表等)来分析患者自杀的危险性。

二、护理诊断

(1)有自杀行为的危险　与幻觉妄想、抑郁发作、药物反应有关。

(2)应对无效　与社会支持不足、处理事物的技巧缺乏有关。

三、护理目标

(一)短期目标

(1)患者无自我伤害行为。

(2)患者能够确认及表达自己痛苦的内心体验,并向医护人员讲述。

(3)人际关系有所改善。

(二)长期目标

(1)患者不再有自杀意念。

(2)患者对自己有积极的认识,对未来抱有希望。

(3)患者能够掌握良好的应对技巧,以取代自我伤害的行为。

四、护理措施

(一)自杀的预防

自杀者对于生命的取舍都是矛盾的,自杀与其他原因所致死亡相比,更具有可预防性。

正确诊断、积极合理的治疗和科学合理的护理是最好的预防措施。在治疗未起作用之前,需要护理人员和亲属对患者进行严密监护。

1. 保证安全

定期或不定期检查患者身体、床铺、病室内等处有无药品和其他异物,妥善保管危险物品,如剪刀、绳带、棍棒、玻璃、火柴、药品等。病区环境要符合安全要求,如门窗、电源、下水道等处是否安全。保证患者遵守医嘱服药,对于重点患者每次服药都要检查其口腔,以确保患者服下药物。那些自杀意图明显并且有明确计划的患者应该接受住院治疗。

2. 通知其他小组人员

医护人员发现患者任何自杀的征兆,不管看起来是多么微小,都应该向其他医务人员通报。

3. 密切观察

医护人员应严密观察和记录患者的心理活动及精神变化,采用一对一的监护或间隔性观察(大约15分钟观察一次)。严重自杀企图者应由专人监护,严禁其单独活动,必须将患者置于医护人员的视线之内,必要时予以保护性约束。

4. 建立治疗性护患关系

在真诚、接纳、理解、支持的基础上与患者建立一种治疗性关系,经常倾听患者诉说,了解其内心感受,与其一起分析导致痛苦或自杀企图的原因,探讨可以提供帮助的潜在力量。

5.提供希望

护理人员应鼓励其接受一些乐观的信息，让患者认识到自杀是个体消极的应对方式，并不能解决问题。

6.使用安全契约

在此契约中，患者要同意（口头上或书面上）在一定时间内不会采取自杀行为，如果有自杀冲动应及时与工作人员联系。当这个时间段过去后，再重新商定一段时间。患者的亲友也应该参与制订契约。

7.参加有益活动

如洗衣服、打扫卫生、修理家具等。

8.提高患者自尊

护理人员应将患者当成值得关注的人来对待，留意患者的优点，并真诚地给予表扬，向患者强调生活的意义，帮助其建立对现实的期望可提高患者的自尊。

9.调动社会支持系统

动员社会支持系统是护理干预的一个重要方面。近年来我国部分地区已建立起了专业危机干预机构，许多城市设立了热线电话、危机干预或心理咨询门诊，护理人员可以将这些社会资源介绍给患者及其家庭。

（二）自杀的紧急处理

根据国内外资料显示，精神障碍患者多采用服毒、自缢、坠楼、撞墙、割腕、触电、吸入煤气等方式进行自杀。针对每一类自杀方式的紧急处理措施如下。

1.服毒

首先评估患者的意识、瞳孔、肤色、分泌物、呕吐物等，初步判断所服毒物的性质及种类。对意识清醒的患者，令其先口服催吐药物，然后洗胃；对意识不清或休克的患者，应配合医生进行彻底洗胃及急救处理。

2.自缢

自缢是精神障碍患者常用的一种自杀方法，由于身体的重力压迫颈动脉使大脑缺血、缺氧、致死。遇到这种情况应立即解脱其自缢的绳带，解绳要快，可用刀切断或用剪刀剪断。如患者悬吊于高处，解套的同时要抱住患者，防止坠地跌伤。将患者就地放平，解松衣领和腰带。如患者心跳尚存，可将患者的下颌抬起，使呼吸道通畅；如患者心跳和呼吸已经停止，应立即进行胸外心脏按压术和人工呼吸。复苏后期要纠正酸中毒和防止因缺氧所致的脑水肿，并给予其他支持治疗。

3.电击或触电

电击或触电指人体直接接触电源受到电流通过而造成的伤害。对这类患者实施急救，应立即切断电源，救护者切不可直接用手接触触电患者。当找不到电源时，可穿上胶鞋，用绝缘物体如被服类套住触电患者，牵拉其脱离电源。对意识清醒者，令其就地平卧休息，解松其衣服并抬起下颌，保持呼吸道通畅。对心跳和呼吸停止者，应立即行心肺复苏术。复苏后期要维持血压的稳定，纠正酸碱平衡失调，防止脑水肿，彻底清创电灼伤面，给予破伤风抗毒素以及足够的抗生素。

4.撞击

当发现患者撞击时，应立即阻止患者，转移其注意力。对不听劝告、自己又无法控制的患者,应将其约束。迅速检查患者的伤情,观察患者的意识、瞳孔、呼吸、脉搏、血压及有无呕吐等。如有开放性伤口,立即进行清创、缝合。配合医生对患者进行各项检查和紧急处理。

5.坠楼

如果发现患者自高处坠落,应立即检查有无开放性伤口,患者意识是否清醒,有无头痛、呕吐、外耳道有无液体流出、肢体有无骨折等。对开放性伤口,应立即用布带结扎肢体近心端止血。如果发现患者骨折,应减少搬动,若要搬运时,应使用硬板,并观察有无内脏损伤。如果患者休克,应就地进行抢救,初步对患者进行处理后,送入医院进一步治疗。

6.自伤

对于由锐利器具引起的切割伤,应迅速止血,可用布带结扎近心端。观察患者的面色、口唇、尿量、血压、脉搏、神志,判断是否存在休克。

在对自杀患者实施急救之后,常需要进一步使用精神科药物进行治疗。对于自杀意念非常强烈者,采用电休克治疗常能取得较好疗效。此外,心理治疗或危机干预可帮助患者解决存在的问题和矛盾,改变原有的思维和行为方式,提高适应能力。

五、护理评价

对自杀患者的评价是一个持续的过程,需要不断地重新评价和判断目标是否达到。

(1)患者能自己诉说不会自杀,并能有效控制自己的行为。

(2)患者能表示人生是有意义的,人际关系有所改善。

(3)患者有自杀意念出现时,能够运用适当有益的应对方式。

(4)有良好的社会支持系统,并发挥其积极作用。

第三节　出走行为的防范与护理

出走行为是指没有准备或没有告诉亲属突然离家外出。对精神障碍患者而言,出走行为是指患者在住院期间,未经医生批准,擅自离开医院的行为。出走会令家属、院方感到意外和惊慌不安。由于精神障碍患者自我防护能力较差,出走可能会给患者或他人造成严重后果。所以,护理人员应掌握患者出走行为的防范和护理,严防出走行为的发生。

一、护理评估

(一)评估出走的原因及危险因素

1.精神障碍因素

(1)患者自知力丧失,否认有精神障碍,逃避就医而出走。

(2)患者出现妄想和幻觉,认为住院是对其迫害或受听幻觉支配而逃离医院。

(3)抑郁状态患者因医院防范严密,无法自杀成功而悄悄地到院外选一处"净土"实施自杀行为。

(4)有意识障碍的患者常因定向障碍出走后找不到回路,也可能受到错觉和幻觉的影响为躲避恐怖或迫害而出走。大多数患者出走时心不在焉,清醒后对出走的过程不能完全回忆。

(5)智能障碍,如严重精神发育迟滞和严重痴呆患者,出走后往往找不到回家的路,而且越走越远,甚至流落他乡。

2.社会心理因素

被强制住院的患者、对住院和治疗存在着恐惧心理的患者、思念亲人或急于完成某项工作的患者、产生不满情绪的患者,多有可能离开医院出走。

3.不适应医院环境

患者感到住院烦闷、不自由、受到限制,或住院时间较长而想念家庭和亲人,或对电休克等治疗方法怀有恐惧而离院出走。

4.医院管理松懈

医院在患者管理上松懈或工作人员疏忽大意,患者趁外出做检查、洗澡、进行工娱疗法或趁病房门窗破损未及时修补时离院出走。

(二)评估出走的征兆

(1)患者有出走的病史。

(2)患者对疾病缺乏认识,不愿住院或被强迫入院。

(3)患者对住院及治疗感到恐惧、害怕,不能适应医院环境。

(4)患者有明显的幻觉、妄想。

(5)患者有寻找出走机会的表现。

(6)患者强烈思念亲人,急于回家。

二、护理诊断

(1)患者有走失的危险　与幻觉、妄想、思念亲人、意识障碍等有关。

(2)患者有受伤的危险　与自我防御能力下降、意识障碍等有关。

三、护理目标

(1)患者住院期间没有发生出走行为。

(2)患者能对自身疾病和住院有正确的认识,表示能安心住院。

四、护理措施

(一)出走的预防

1.增进沟通

护士应关心体贴患者,加强与患者沟通,取得患者信任,帮助患者适应医院环境,配合医护人员开展工作。如加强入院指导、解释住院的必要性、介绍主要治疗方法及疗效、避免激惹患者等。

2.加强监护

对有出走企图或不安心住院的患者,应做到心中有数,重点监护,并给予安慰与解释,力求消除患者出走的想法。对于精神发育迟滞、痴呆者及处于谵妄状态的患者,应加强监护。

3.安全管理

严格保管各类危险品,经常检查患者身边有无危险品;对病室及活动室损坏的门窗应及时维修;工作人员要保管好钥匙,不可随意乱放或借给患者,如果丢失应立即寻找;患者外出活动应有专人陪同;对出走危险性较高的患者,应加强对患者的观察与巡视,适当限制其活动范围。

4.寻求社会支持

加强与患者家属或单位的联系,鼓励他们来医院探视患者。

5.丰富住院生活

经常开展室内的工娱活动,丰富患者的住院生活。如果有条件,可组织患者到户外活动。

(二)出走发生后的处理

当发现患者出走时,应镇定处置,立即报告病区领导并与患者家属联系,并由院方尽快组织力量寻找患者,必要时请公安部门或其他人员予以协助。找到后要做好患者的诊疗与护理工作,防止再次发生出走。

五、护理评价

(1)患者是否对自身疾病有正确的认识,并表示要安心住院。

(2)患者是否能适应医院的环境,对治疗护理有无焦虑、恐惧。

(3)患者有无出走的想法和计划。

(4)患者有无因出走而受到伤害或伤害他人。

第四节　噎食的防范与护理

噎食,又称急性食道阻塞,是指食物堵塞咽喉部或卡在食道的第一狭窄部,甚至误入气管,引起窒息。精神障碍患者发生噎食窒息者较多,如患者在进食中突然发生严重的呛咳、呼吸困难,出现面色苍白或青紫者,即可能是发生了噎食窒息。噎食窒息是一种十分紧急的情况,应立即处理。

一、护理评估

(一)评估噎食的原因及危险因素

(1)精神障碍患者因服用抗精神病药物出现锥体外系不良反应,出现吞咽肌肉运动不协调,而使食物误入气管。

(2)帕金森病或其他脑器质性精神障碍患者,因吞咽反射迟钝而发生噎食;癫痫患者进食时如抽搐发作也可能造成噎食。

(3)颅神经损害患者也可能由于吞咽反射迟钝或消失发生食物误入气管。

(4)电休克治疗(电抽搐治疗)后,患者在意识模糊状态下进食也可引起噎食窒息。

(二)噎食的表现

精神障碍患者噎食出现较突然,及时发现及抢救非常重要。噎食程度较轻者会出现呛咳、呼吸困难、面色青紫、双眼直瞪、双手乱抓、四肢抽搐;严重者则意识丧失、全身瘫痪、四肢发凉、大小便失禁、呼吸和心跳停止。

二、护理诊断

(1)有噎食的危险　与药物副反应、急骤进食有关。

（2）有窒息的危险　与噎食有关。

三、护理目标

（1）患者在住院期间不发生噎食。

（2）患者知道细嚼慢咽的重要性，能有效防止噎食。

四、护理措施

（一）预防噎食窒息的发生

（1）严密观察患者病情及抗精神病药物的副反应（如锥体外系不良反应），对有严重锥体外系不良反应的患者，按医嘱给予拮抗药物。

（2）加强饮食护理，对药物副反应较重、吞咽困难的患者，应给予流质或半流质饮食，必要时给予喂食或鼻饲。

（3）加强饮食的管理，对抢食及暴饮暴食者，应单独并限量分次进食，逐步改善患者不良的饮食习惯。

（二）噎食的急救处理

按窒息患者急救原则处理，包括就地抢救、分秒必争、畅通呼吸道、防止并发症、预防再次发生噎食窒息。

（1）就地抢救，分秒必争，立即清除口咽部食物，疏通呼吸道。如果患者牙关紧闭，可用筷子等撬开口腔取出食物。

（2）立即将患者俯卧位，猛压其腰腹部迫使膈肌猛然上移，使气流将进入气管的食团冲出。

（3）立即用大号针头在环甲软骨上沿正中部位插入气管，使呼吸道暂时通畅。

（4）进行紧急气管切开，插入气管套管。

（5）经上述处理后，呼吸困难可暂时缓解。对食物仍滞留在气管内部者，需请五官科医生会诊处理，决定是采用气管镜、气管插管，还是采用气管切开取出食物。

（6）对心跳停搏者，立即进行胸外心脏按压，同时给予对症抢救处理。专人监护直到患者神志清醒。

（7）预防并发症发生，当取出食物后应防止吸入性肺炎等。

（8）预防噎食窒息再次发生，酌情调整抗精神病药物剂量，应用药物拮抗精神病药物毒副作用等。

五、护理评价

（1）患者是否认识到缓慢进食、细嚼慢咽的重要性，能否对所摄食物进行选择。

（2）对噎食窒息患者，抢救是否及时有效，有无并发症发生。

（3）有无噎食的发生，预防措施是否有效，药物反应的观察及处置是否及时有效。

📚 本章小结

一、本章提要

通过本章学习，了解精神障碍患者常见危机状态的防范与护理的相关知识，重点掌握暴力行为、自杀行为的防范,掌握出走行为的防范。具体包括以下内容。

1.掌握暴力行为发生的征兆评估,并且能够有效地预防及处理暴力事件。

2.掌握自杀行为的征兆评估及预防措施。熟悉自杀后的紧急处理措施。

3.具备处理精神科常见的危机事件的能力。

二、本章重点及难点

1.暴力行为的护理评估及预防。

2.自杀行为的预防。

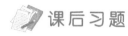 课后习题

一、选择题

1.护理有暴力倾向的患者时,下列措施不合理的是( )

A.鼓励其多与其他患者交往　　　　B.将其安排在较安静的地方

C.避免其伤人、自伤　　　　D.保证其饮食和睡眠

E.满足患者的合理要求

2.对准备拒食自杀的抑郁症患者,首要的是( )

A.饮食护理　　　　B.睡眠护理　　　　C.日常生活护理

D.安全护理　　　　E.心理护理

3.自杀的消极患者,最多见的是( )

A.受幻觉支配者　　　　B.严重情绪抑郁者　　　　C.部分康复期患者

D.被害妄想严重者　　　　E.严重药物反应者

4.噎食的预防护理中,错误的是( )

A.严密观察患者的病情和药物不良反应

B.对吞咽反射迟钝者,应给予软食,必要时给予半流质饮食

C.避免带骨、带刺的食物

D.对抢食及暴饮暴食的患者,应采取集体进食

E.对吞咽困难的患者,应由专人守护进食或喂食

5.当患者发生自伤、自杀行为时,当班者首先采取的措施是( )

A.立即通知医生　　　　B.立即通知护士长　　　　C.立即通知患者家属

D.及时准备抢救药物　　　　E.及时进行应急处理

6.在对出走的危险评估中,最重要的是( )

A.病史中是否有出走史　　　　B.患者是否对疾病缺乏认识,不愿住院

C.患者能否适应环境　　　　D.患者是否强烈思念亲人

E.是否有管理松懈或疏忽大意

二、简答题

1.简述对精神障碍患者出走行为的预防和处理。

2.如何对暴力行为发生的征兆进行评估?

3.试述对精神障碍患者自杀的预防措施。

4.试述对精神障碍患者暴力行为的预防和处理。

三、案例分析

有一位患者近几天来常独处一隅,明显表现出言语减少、愁眉苦脸、闷闷不乐、唉声叹气,有时说:"活在世上无意义,生不如死。"该患者食欲锐减,入睡困难。

问题:你将采取哪些护理措施?

（常　娜）

第五章 精神障碍患者治疗过程的护理

学习目标

1. 掌握抗精神病药物的不良反应及处理,治疗过程的护理;电休克治疗的适应证、禁忌证和治疗前、中、后期的护理;无抽搐电休克治疗前、后的护理;抗躁狂药物的适应证及不良反应。

2. 熟悉抗精神病药物的分类、代表药物;电休克治疗的不良反应和并发症;心理治疗的分类及常用方法。

3. 了解电休克和无抽搐电休克治疗的操作方法。

目前精神障碍的治疗以药物治疗为主,特别是在急性期的治疗中,药物治疗占据着十分重要的地位;而在慢性精神障碍患者恢复社会功能、重返家庭等方面,心理治疗和康复治疗则起着不可替代的作用。在精神障碍患者的整个治疗过程中,有效的护理不仅能保证各种治疗顺利进行,还能为患者提供全方位的、多层次的护理服务,促进患者早日康复。

第一节 精神药物治疗的护理

精神障碍患者的药物治疗,是通过应用精神药物来改善患者病态行为、思维或心境的一种治疗手段。药物治疗是改善精神障碍,尤其是改善严重精神障碍的主要措施。由于对大脑及精神障碍的了解有限,所以精神障碍的药物治疗可以说仍然处于对症性和经验性阶段。

一、精神药物的临床应用

精神药物(psychotropic drugs)主要指作用于中枢神经系统,使之兴奋或抑制,从而影响精神活动的药物,可分为两大类:一是使正常精神活动出现异常的称为拟精神病药物,也称为致幻药;二是使异常精神活动变为正常的称为抗精神异常药物,包括抗精神病药(antipsychotics)、抗抑郁药(antidepressants)、抗躁狂药(antimanics)和抗焦虑药(anxiolytics)等。本节主要介绍抗精神异常药物及其治疗过程的护理。

(一)抗精神病药

1. 分类

抗精神病药按药理作用可分为传统抗精神病药和新型抗精神病药。

(1)传统抗精神病药 又称典型抗精神病药或称多巴胺受体阻滞剂。其主要药理作用为阻断中枢多巴胺 D_2 受体,治疗中可产生锥体外系不良反应和催乳素水平升高。代表药为氯丙嗪、奋乃静、氟哌啶醇等。氯丙嗪镇静作用强,对心血管和肝脏毒性较大,锥体外系不良反应较小;氟哌啶醇抗幻觉妄想作用突出,镇静作用弱,对心血管和肝脏毒性小,锥体外系副作用较大。

（2）新型抗精神病药　又称非传统抗精神病药或非典型抗精神病药,较少产生锥体外系症状和催乳素水平升高现象。代表药为利培酮、齐拉西酮、氯氮平、奥氮平、喹硫平、阿立哌唑等。

2.临床应用

（1）适应证　主要用于治疗精神分裂症和预防精神分裂症的复发,还用于治疗其他精神病性症状;尤其适用于兴奋躁动、幻觉、妄想等阳性症状明显的患者。

（2）禁忌证　严重心、肝、肾等脏器疾病,严重感染,重症肌无力,闭角型青光眼,甲状腺功能减退及药物过敏者禁用。妊娠早期、哺乳期、年老体弱、白细胞减少症、青光眼、易发生低血压反应者慎用。

（3）选药　各种抗精神病药的治疗效果相仿。根据患者临床表现,参考药物对精神症状的作用选择药物,既往治疗效果与家庭中同病者的治疗效果均可作为选药的参考。

（4）用药方法　能够配合的患者以口服为主,采取递增法逐渐加大剂量至治疗量,以利培酮为例,一般多从每日口服利培酮 2mg 开始,以后每隔 2～3 天增加一次药量,一次增加 1～2mg/d。如无严重副作用,可在 1～2 周内加至 6～8mg/d,持续治疗数周,待病情稳定后再逐渐减少药量至维持治疗量(相当于治疗剂量的 1/3～1/2)。维持治疗时间要长一些,一般为 2 年。复发 2 次以上的患者可能须终生服药。

对于兴奋、冲动、敌对的患者,应尽快让患者安静下来。一般选用镇静作用较强的药物,开始剂量要高一些。如症状严重,不能配合的患者常给予肌肉注射氟哌啶醇 10～20mg/d,分 2～3 次注射。要特别注意锥体外系反应。

3.不良反应与处理

抗精神病药的不良反应常导致患者服药依从性差,致使治疗措施无法落实,有的还可能危及生命,故预防和处理药物的不良反应与治疗原发病同等重要。

（1）神经系统症状　以锥体外系症状最为突出。①急性肌张力障碍(acute dystonia):多在服药数日内发生,男性和儿童比女性更常见,表现为眼上翻、斜颈、颈后倾、面部怪相和扭曲、吐舌、张口困难、角弓反张和脊柱侧弯等。肌注东莨菪碱 0.3～0.5mg 后,症状可迅速缓解。②静坐不能(akathisia):发生率达 20%～30%,且多发生于用药的第 2～3 周,表现为烦躁不安,不能静坐或静卧,反复走动或原地踏步走,可伴有不自主运动。治疗用苯二氮䓬类药物和 β-受体阻滞剂(如普萘洛尔)等有效,而抗胆碱能药通常无效。③类帕金森综合征(parkinsonian sydrome):以女性和老年患者易发生,以动作缓慢或者运动不能、静止性震颤及肌张力增高为特征。治疗通常采用减少药物剂量或剂量不变加抗胆碱能药物(如苯海索)有效。④迟发性运动障碍(tardive dyskinesia,TD):系长期大剂量服用抗精神病药引起的特殊而持久的锥体外系反应,女性患者多于男性患者,表现为肢体的不自主摇摆、舞蹈指划样动作、四肢和躯干的扭转、咀嚼动作、伸舌头、眨眼等。尚无有效治疗药物,关键在于加强预防,早发现、早处理尤为重要。使用最低有效剂量或换用锥体外系反应低的药物(如氯氮平)。目前尚无针对 TD 的有效治疗措施。

（2）抗胆碱能和抗肾上腺素能作用引起的不良反应　前者表现口干、视力模糊、便秘和排尿困难等,严重时可有尿潴留、麻痹性肠梗阻及口腔感染。轻者无须处理,几天后适应即可消失,重者减药或停药,必要时用毒扁豆碱 0.5～1mg 肌注或静脉注射。后者表现为直立性低血压、反射性心动过速及射精抑制。直立性低血压在治疗前几天最为常见,嘱咐患者起床或站立时动作缓慢。有心血管疾病者,用药剂量应缓慢增加。一旦出现直立性低血压,让患者平卧位休息,严重时给予去甲肾上腺素或间羟胺等升压,禁用肾上腺素。

(3)皮肤症状 为过敏所致,常发生于治疗的第1~4周,一般表现为红色丘疹,开始于手与面等暴露部位,亦可扩大至躯干,丘疹呈对称性分布,严重者发生疱疹、剥脱性皮炎、皮肤糜烂等。此时应立即停药。

(4)体重增加、代谢及内分泌的不良反应 体重增加与食欲增加和活动减少有关,氯氮平、奥氮平影响体内的糖代谢亦使体重增加,患者应适当节制饮食。泌乳素分泌增加致妇女常出现泌乳、闭经和性快感受损。男性出现性欲丧失和勃起困难等。

(5)造血系统的不良反应 较少见,药物所致粒细胞减少症的发生率为0.1%~0.7%,以氯氮平所致的比率为高,属变态免疫反应。早期诊断、及时处理,预后多数良好,对于严重者若处理不当可造成死亡。

(6)精神方面不良反应 表现为过度镇静、疲乏、嗜睡、动作缓慢,严重者出现意识障碍。减药或停药后症状消失。

(7)恶性综合征 是一种严重的副作用,多为大量服药后出现,表现有高热、震颤、肌强直、吞咽困难等锥体外系症状,以及心动过速、出汗、排尿困难、血压不稳等症状,部分患者伴有意识障碍。病程急剧,处理不当可致死亡。处理原则是停用抗精神病药,可以使用肌肉松弛剂丹曲林和促进多巴胺功能的溴隐亭治疗,并根据患者的病情对症治疗,如降温、预防感染和支持性疗法等。

(8)过量中毒 精神分裂症患者常企图自杀,服用过量抗精神病药物,最早的征象是激越或意识浑浊,可见肌张力障碍、抽搐和癫痫发作,常有严重的低血压及心律失常、低体温。治疗原则基本是对症处理。

(二)抗抑郁药

1.分类

(1)三环类抗抑郁药(TCAs)或四环类抗抑郁药 属传统抗抑郁药,代表药有丙咪嗪、阿米替林、多塞平、马普替林、米安舍林等。

(2)单胺氧化酶抑制剂(MAOIs) 属传统抗抑郁药,代表药有吗氯贝胺,主要用于使用三环类或其他药物无效的抑郁症。

(3)选择性5-HT再摄取抑制剂(SSRI)及其他递质机制的抗抑郁药 代表药有氟西汀、帕罗西汀、舍曲林、氟伏沙明、西酞普兰、曲唑酮、米氮平等,为新型抗抑郁药,与传统抗抑郁药相比疗效相当,不良反应小,使用安全。

2.临床应用

(1)适应证 抗抑郁药可治疗各种以抑郁症状为主的精神障碍,对精神分裂症患者伴有的抑郁症状,治疗需谨慎,TCAs可使精神症状加重或明显化,还可用于治疗焦虑症、惊恐发作和恐惧症。氯米帕明则常用于治疗强迫症。

(2)禁忌证 严重的心、肝、肾疾病,闭角型青光眼,前列腺肥大,粒细胞减少,孕妇及哺乳期妇女禁用;癫痫患者、老人及甲状腺功能亢进者慎用。

(3)用药方法 从小剂量开始,根据药物副作用和临床疗效,在1~2周的时间内逐渐增加到最大有效剂量,治疗 6～8 周无效或疗效不明显时,可考虑换药。如治疗效果明显,抑郁症状已缓解,可以有效治疗量继续巩固治疗 4～6 个月,之后维持治疗。视病情及不良反应情况来确定维持剂量,一般维持治疗 6 个月或更长时间。最终逐步减药至停药。反复发作者应长期维持用药,预防疾病复发。

3.不良反应和处理

(1)抗胆碱能不良反应 是 TCAs 治疗中最常见的不良反应。通常在药物发挥抗抑郁效果之前出现此反应,表现为口干、便秘、视物模糊等。患者一般随着治疗的延续可以耐受,症状逐渐减轻。严重者出现尿潴留、肠麻痹。处理原则是减少抗抑郁药物剂量,必要时加用拟胆碱能药对抗副作用。

(2)中枢神经系统不良反应 多数 TCAs 有镇静作用,患者表现为嗜睡、乏力,还可出现震颤,诱发癫痫。患者出现震颤时可减少剂量或加用 β-受体阻滞剂(如普萘洛尔)治疗。

(3)心血管不良反应 是主要的不良反应。常见的有心动过速、直立性低血压(体位性低血压),心电图可见 P-R 间期延长、QT 和 QRS 时间延长,严重者可发生房室传导阻滞。临床应用中应监测心电图,有心脏传导阻滞者禁用此药。超量中毒者一般给予毒扁豆碱。

(4)其他不良反应 包括过敏性皮炎、超量中毒、肝损害、体重增加,偶见粒细胞减少症等。

(三)抗躁狂药

抗躁狂药又称心境稳定剂,是治疗躁狂、预防躁狂抑郁性精神障碍发作,且不会诱发躁狂或抑郁发作的药物,主要包括锂盐(碳酸锂)和某些抗癫痫药物(如丙戊酸盐、卡马西平等)。传统的抗精神病药物(如氯丙嗪、氟哌啶醇等)可用于躁狂发作的急性期治疗,但因为可能诱发抑郁,所以不能称为心境稳定剂。

1.碳酸锂

碳酸锂是锂盐的口服制剂,也有口服缓释剂型,为最常用的心境稳定剂。

(1)适应证 碳酸锂是目前治疗躁狂症和双相情感障碍的首选药,对躁狂症及双相情感障碍发作均有治疗和预防复发作用。对精神分裂症伴有情绪障碍和兴奋躁动者,碳酸锂可作为抗精神病药物治疗的增效药物。

(2)禁忌证 严重心血管疾病、肾功能不全、妊娠前 3 个月、哺乳期妇女以及低盐饮食者禁用。帕金森病、癫痫、糖尿病、甲状腺功能低下、老年性白内障患者慎用。

(3)用药方法 常饭后口服给药,逐渐增加剂量。一般至少 1 周才能起效,6～8 周症状可以完全缓解。此后应以有效治疗剂量继续巩固治疗 2～3 个月。停药时应逐渐缓慢停药。对于躁狂症和双相情感障碍反复发作的患者,可使用锂盐维持治疗,能减少发作的次数和减轻发作的严重程度。

(4)不良反应及处理 锂盐在肾脏与钠盐相互竞争重吸收,当缺钠或肾脏疾病时易导致体内锂盐蓄积中毒。常饮淡盐水可减少锂盐蓄积和副作用。同时用药期间需监测血锂浓度,根据血锂浓度调整剂量。根据不良反应出现的时间可分为早期不良反应、后期不良反应和锂中毒先兆。①早期不良反应:表现为厌食、上腹不适、恶心、呕吐、稀便、腹泻、口干、疲乏无力、嗜睡、多尿等。②后期不良反应:持续多尿、烦渴、黏液性水肿、甲状腺肿大、体重增加、手指细震颤。手指粗大震颤提示血锂浓度已接近中毒浓度。③锂中毒先兆:表现为频繁恶心呕吐,抽动、困倦、呆滞,后期为共济失调、言语不清和意识模糊,重者昏迷、死亡。一旦出现中毒反应立即停用锂盐,并给予大量生理盐水加速锂的排泄,严重者可进行人工血液透析。

2.卡马西平

(1)适应证 卡马西平是一种理想的锂盐替换药,对部分用锂盐治疗无效的双相情感障碍及不能耐受锂盐副作用的患者均有效;对慢性难治性并频繁发作的躁狂症病例效果更好;可作为快速循环型躁狂症的首选药物。

(2)禁忌证 孕妇及白细胞减少、肝功能异常者禁用;青光眼、糖尿病、酒精依赖者慎用。

(3)不良反应 ①眩晕、嗜睡、乏力等是常见的不良反应。高剂量卡马西平的不良反应有恶心、复视、眼球震颤和共济失调等,这些反应在缓慢加量时能减至最小。②最严重的不良反应是再生障碍性贫血,其发生率极低,不到1/5000。白细胞降低较常见,其发生率为10%左右。对于伴有感染者应立即停药,采取相应的医疗措施。③过敏性皮疹的病例也较常见。对于严重者应终止治疗。④房室传导阻滞见于少数病例,应做心电图监测。

3.丙戊酸盐

(1)适应证 常用的药物有丙戊酸钠和丙戊酸镁,二者对躁狂症的疗效与锂盐相当,对混合型躁狂、快速循环型双相障碍及锂盐治疗无效者疗效更好。

(2)禁忌证 孕妇禁用,肝病、胰腺疾病者慎用。

(3)不良反应 主要为胃肠道反应、过度镇静、共济失调、震颤等。

(四)抗焦虑药

1.苯二氮䓬类

苯二氮䓬类是治疗焦虑和失眠的常用药物,具有抗焦虑、抗痉挛、松弛肌肉的作用。世界上目前应用于临床的苯二氮䓬类药物有30种以上,常用的有阿普唑仑、氯硝西泮、地西泮等。

(1)适应证 用于治疗各型神经症、各种失眠、各种躯体疾病伴随出现的焦虑、紧张、失眠和自主神经功能紊乱等症状,也可用于精神障碍患者的焦虑和失眠及轻度抑郁的辅助治疗,还可用于癫痫治疗和酒精急性戒断症状的替代治疗。

(2)禁忌证 严重的心血管疾病、肾病、药物依赖、重症肌无力、药物过敏者,妊娠前3个月,以及中枢抑制剂使用者禁用。老人、儿童、分娩前及分娩中妇女慎用。

(3)不良反应及处理 常见的不良反应为嗜睡、过度镇静,运动的协调性降低,记忆力受损等。此不良反应多见于老年人或有肝脏功能不良者。偶见谵妄、意识模糊、抑郁、攻击行为等。

2.丁螺环酮和坦度螺酮

丁螺环酮和坦度螺酮是非苯二氮䓬类抗焦虑药物。

(1)适应证 主要用于各种神经症所致的焦虑状态和躯体疾病伴发的焦虑状态,还可增加抗抑郁的治疗效果。

(2)禁忌证 有严重的心、肝、肾功能障碍者及孕妇、儿童慎用。

(3)不良反应 不良反应较少,仅有口干、头晕、头痛、胃肠功能紊乱、失眠等。

二、护理

护理指临床护理人员应用护理程序对患者实施整体护理,并将优质护理应用到临床中去,其中给药护理是非常重要的一部分,它对患者的康复起重要的作用。

(一)护理评估

(1)病史 包括现病史、既往史、过敏史、家族史,尤其是现病史中的始发年龄、住院次数、治疗情况、药物应用情况,有无禁忌证,有无藏药及自伤、自杀意念及行为。

(2)用药前患者的精神症状 包括所患精神障碍的诊断、严重程度、自知力等。

(3)用药前患者的躯体状况 包括生命体征、体格检查结果、实验室检查结果、饮食、睡眠、大小便等。

(二)护理诊断

(1)急性肌张力障碍 与大量使用抗精神病药物引起的锥体外系反应有关。

(2)营养失调:低于机体需要量 与药物反应引起的吞咽困难有关。

(3)有受伤的危险 与药物反应引起的躯体活动受限和直立性低血压有关。

(4)尿潴留 与药物不良反应引起的抗胆碱能作用有关。

(5)自我照顾能力丧失 与药物不良反应引起的运动不能、静坐不能有关。

(6)不合作 与患者无自知力、依从性差有关。

(7)便秘、腹泻 与药物不良反应有关。

(三)护理目标

药物治疗的护理目标是患者在住院治疗期间能够预防上述护理问题的出现或在出现后能及时发现、及时治疗,使患者在住院或出院后都能遵医嘱巩固治疗,更好地回归家庭,回归社会。

(四)护理措施

1.药物治疗护理要点

药物治疗的护理是精神科临床护理工作中的一项重要内容。由于精神科药物使用的特殊性,护士必须掌握药物的使用方法、作用及毒副作用的临床表现,并具备应急处理能力。

(1)服药治疗中观察患者的进食、睡眠、日常活动情况、主诉和精神症状变化。定时测血压、脉搏和进行心电图检查,防止体位性低血压及排尿性晕厥。一旦发生上述症状应让患者平卧,必要时给予升压药物,但禁用肾上腺素。

(2)发药时严格执行"三查七对"制度,同时能够识别患者容貌。发药前做好拒药患者的说服工作,对劝服无效的患者不可强行灌药。严密检查患者的口腔、舌下、面颊、水杯,以免吐药、藏药,并防止储药自杀。保证治疗的顺利进行。

(3)抗精神病药物易引起锥体外系不良反应,应密切观察患者病情、及时报告主管医生,并及时处理,对吞咽困难者做好饮食护理。

(4)治疗过程中患者出现食欲下降、恶心、呕吐、皮肤黄疸、瘙痒和发热症状时,应考虑为药源性肝炎。若患者出现周身不适、咽部疼痛、高热,考虑有发生颗粒性白细胞降低的可能性,应检查白细胞计数,并定期复查肝功和血常规。

(5)抗精神病药物、抗抑郁药物具有中枢和周围抗胆碱能作用,患者可能出现食欲不振、恶心、呕吐、流涎、视物模糊、散瞳、心动过速、颜面潮红、发热、便秘、腹胀和排尿困难等症状,重者可致肠麻痹和尿潴留。若发生上述症状,应及时报告主管医生调整剂量或暂停用药,给予毒扁豆碱或其他处理。

(6)碳酸锂治疗期间患者可能发生各种不良反应,如疲乏无力、嗜睡、恶心、呕吐、厌食、夜尿增多、烦渴等。其治疗量与中毒量接近,容易出现中毒症状,表现为手震颤、共济失调、构音困难、体温升高、不同程度的意识障碍等。上述症状出现后,应及时停用碳酸锂,并静脉滴注生理盐水,同时增加食盐摄入量。

（7）采取剂量调节。①治疗剂量:从小剂量开始,逐步增加到能控制症状,但无明显副反应的最佳治疗量。②维持治疗量:患者自知力恢复且病情稳定后应采用维持治疗量,以防止病情复发,维持治疗量一般为治疗剂量的 $1/3\sim1/2$ 或视病情而定。③主张单一用药,个别病例治疗后效果不佳者,可考虑更换或采用联合用药治疗。④剂量个体化:因个体对药物的吸收、代谢及耐受性不同,故药物剂量应个体化。

2.心理护理

（1）首先应了解患者的病情、性格、心理状态及需求,护理人员在尊重、关心患者的基础上尽量满足患者的要求,减少患者对陌生环境的恐惧和被遗弃感,增强患者对护理人员的信任。

（2）建立良好的护患关系。精神障碍患者由于缺乏自知力,对服药一般持消极态度,所以治疗中应坚持服药制度,做好患者的心理护理,提高患者服药的依从性。

（3）多与患者沟通交流,认真倾听患者的倾诉,改善其恐惧焦虑情绪,使其树立战胜疾病的信心,积极配合医生治疗,使疾病能得到及时有效的控制。

（4）在患者住院期间,特别是恢复期,多为患者讲解疾病发生的相关因素,适时改善患者自身的性格缺陷,不但有助于疾病的恢复,还会预防疾病的复发。

3.健康教育

（1）在患者住院期间,特别是对于恢复期患者,护理人员应让其了解用药目的,并告知患者治疗成功的秘诀就是坚持服药。应主动介绍用药知识、服药方法、保管方法及药物一般不良反应的观察和处理。

（2）患者出院后应在医生的指导下服药,由家人替患者保管好药物,不可随意增减药量或停药;服药期间忌喝浓茶或兴奋性饮料,忌饮酒;保证规律的作息时间;保证营养,多吃新鲜蔬菜和水果;保持情绪稳定,免受精神刺激,以防病情复发。

（3）患者应长期坚持向医生咨询,定期复查,根据病情调整药量。如有病情变化或不良反应及时就诊。

（4）保持和谐的家庭关系和良好的家庭气氛,家庭成员应了解患者的病情及有关的服药知识,尊重、关心患者,有利于防止患者病情复发。

第二节　电休克治疗的护理

一、电休克治疗方法

电休克治疗,又称电抽搐治疗(ECT),是指以一定量电流通过患者头部,刺激大脑引起患者短暂的意识丧失和全身性抽搐发作,从而控制症状的一种方法。目前,有条件的地方已推广采用无抽搐电休克治疗。

（一）适应证和禁忌证

1.适应证

（1）严重兴奋躁动、冲动、伤人损物,需尽快控制精神症状的情况。

（2）严重抑郁,有强烈自责、自伤、自杀行为。

（3）拒食、违拗和紧张性木僵。

（4）精神药物治疗无效或对药物治疗不能耐受。

2.禁忌证

（1）颅内占位性病变、脑瘤、脑血管疾病、中枢神经系统炎症和外伤，其中脑肿瘤或脑动脉瘤尤其要引起注意，因为当抽搐发作时，颅内压会突然增加，容易引起脑出血、脑组织损伤或脑疝。

（2）心血管疾病，如严重的冠心病、心肌梗死、高血压、主动脉瘤等。

（3）严重的肝脏、肾脏疾病。

（4）骨关节疾病，如骨质疏松、新近或未愈的骨关节疾病。

（5）严重消化性溃疡、开放性结核，特别是最近有急性症状，如咯血等。

（6）青光眼、视网膜脱落。

（7）急性全身感染性疾病和未痊愈的化脓性疾病。

（8）12岁以下的儿童、60岁以上的老人及孕妇等。

（二）治疗方法

1.治疗前准备

（1）治疗前应详细进行体格检查和必要的实验室检查及辅助检查，包括心电图、血常规检查、血生化检查等。

（2）向家属交代治疗的必要性、疗效、可能存在的风险，获取家属知情同意，签署知情同意书。对有自知力的患者应征求患者的知情同意。

（3）治疗前禁饮禁食12小时，排空大小便，取出活动性义齿，解开皮带、领扣，取下发卡等。

（4）每次治疗前半小时应测量生命体征，如体温在37.5℃以上、脉搏在120次/分以上或低于50次/分、血压高于150/100mmHg或低于90/50mmHg，应暂停治疗。

（5）应在专门的治疗室进行治疗，并备齐各种急救药品与器械。治疗前15～30分钟注射阿托品0.5～1mg以减少呼吸道分泌物。

2.操作方法

（1）患者仰卧于治疗床上，四肢保持自然伸直姿势，在两肩胛间垫一沙枕，使脊柱前突。患者一侧上下臼齿之间放置牙垫，以防止咬伤。用手紧托患者下颌，防止下颌关节脱位。注意保护患者四肢，防止过度屈曲和外展使肌肉拉伤或骨折。

（2）将涂有导电糊或生理盐水的电极紧密置于患者头的顶部和非优势侧颞部或双侧颞部。非优势侧者副作用较小，双侧者效果较好。

（3）一般电流为90～110mA，通电时间为1～3秒。

（4）一般一个疗程为6～12次，急性期以1～2天/次的频率连续进行，以后可每周2次直至治疗完成。

（5）传统电休克治疗在通电后，可使患者出现类似癫痫强直-阵挛发作的现象，可分为4期，即潜伏期、强直期、阵挛期和恢复期。

3.不良反应及并发症

（1）呼吸停止　治疗中抽搐停止20～30秒后，未见自主呼吸恢复。应立即疏通气道，行人工呼吸。

（2）骨折和骨关节脱臼　以下颌关节脱臼较为多见，常因操作者保护不当所致。骨折以第4～8胸椎中上段压缩性骨折较易发生，多由硬枕摆放位置不当或患者卧位不当造成。

（3）记忆障碍　传统和改良的电休克治疗的患者都可出现短暂的记忆障碍，其严重程度因人而异，多数患者在治疗结束后6个月内恢复。记忆损害可能与颞叶的刺激和缺氧有关。

（4）其他　部分患者可能出现头痛、眩晕、恶心、肌肉疼痛、震颤及血压升高等，一般短期内能恢复。

（5）死亡　电休克治疗的死亡率很低，但后果严重，应引起警惕。

（三）护理

1.治疗前的护理

（1）治疗前应取得患者或家属的知情同意，告知治疗的目的、方法及安全系数，解除患者思想顾虑。

（2）治疗前应测量患者的生命体征，如为女患者，应询问是否为月经期，发现异常应及时向医生汇报。必要时延期治疗。

（3）术前停用抗精神药物一次，禁饮、禁食12小时，嘱排空大小便，取下活动义齿、发卡和金属饰品，解开领扣和皮带。

（4）准备好急救药品、物品，治疗室应安静整洁。

2.治疗中的护理

（1）将小枕置于头颈下，使头向后仰，以保持呼吸道通畅。

（2）用棉球擦拭头部两侧，去除油脂，以防电灼伤。

（3）电疗时，协助固定患者主要关节，如下颌、肩关节、手关节、髋关节和膝关节，防止脱臼或骨折。

（4）电击后，保持患者呼吸道通畅，去除口腔分泌物，必要时给予吸痰，监测患者血压、呼吸和脉搏。持续给氧至患者自主呼吸恢复。

3.治疗后的护理

（1）密切观察患者生命体征和意识恢复情况。在患者意识尚未恢复之前，护理人员应陪伴患者，对于躁动者应拉起床档，必要时约束患者，防止其坠床。

（2）协助患者将头偏向一侧或侧卧，防止分泌物吸入呼吸道引起窒息。

（3）在患者完全清醒后，先给予流质饮食，再给予普通饮食并服药。

（4）了解患者对治疗的感觉，观察其情绪状态。若患者有头痛、恶心、呕吐等不适，应报告医生给予相应的处理。若患者有记忆减退或丧失，应给予解释，记忆影响只是暂时的，6个月以内可恢复，以消除患者的不安和焦虑。

二、无抽搐电休克治疗方法

无抽搐电休克治疗（MECT），又称为改良电休克治疗，是在通电治疗前，先注射适量的肌肉松弛剂，然后利用一定量的电流刺激大脑，引起患者意识丧失，从而达到无抽搐发作而控制症状的一种方法。

(一)适应证与禁忌证

1.适应证

(1)严重兴奋躁动、冲动、伤人损物,需尽快控制精神症状的情况。

(2)有严重抑郁,有强烈自责、自罪、自伤、自杀行为。

(3)拒食、违拗和紧张性木僵。

(4)精神药物治疗无效或对药物治疗不能耐受。

(5)年老体弱、骨折、骨质疏松和伴有躯体疾病的患者均可酌情实施治疗。

2.禁忌证

(1)颅内占位性病变、脑瘤、脑血管疾病、中枢神经系统炎症和外伤,其中脑肿瘤或脑动脉瘤尤其要引起注意,因为当抽搐发作时,颅内压会突然增加,容易引起脑出血、脑组织损伤或脑疝。

(2)严重心血管疾病,如严重的冠心病、心肌梗死、高血压、主动脉瘤等。

(3)严重的肝脏、肾脏疾病。

(4)高血钾症。

(5)严重消化性溃疡、开放性结核,特别是最近有急性症状,如咯血等。

(6)青光眼、视网膜脱落。

(7)急性全身感染性疾病和未痊愈的化脓性疾病。

(8)12岁以下的儿童、孕妇等。

(二)治疗方法

(1)术前准备除同普通电休克治疗相同的准备外,还需工作人员至少3名。1名麻醉师负责麻醉;1名精神科医师负责活瓣气囊加压人工呼吸并操作电休克治疗机,观察药物用量及通电后情况;1名护士进行器械准备及负责静脉穿刺注射药物。

(2)让患者仰卧于治疗床上,检查其口腔,摘除其义齿,解开其衣带领扣。

(3)肌内注射阿托品0.5～1mg。

(4)静脉注射麻醉剂(目前常用依托咪酯),静脉注射时速度应快,至患者睫毛反射迟钝,对呼唤无反应,进入嗜睡状态时即可。

(5)将氯化琥珀酰胆碱经注射用水稀释后静脉注射,约1分钟即可见患者眼睑、口角至胸腹、四肢的肌束抽动。约3分钟全身肌张力下降,腱反射(膝、踝)消失,自主呼吸停止,此时为通电的最佳时机。氯化琥珀酰胆碱的一般用量根据患者体重而定。

(6)麻醉后将涂有导电糊的电极紧贴在患者头部两颞侧。电流为90～130mA,通电时间为2～3秒。患者出现面肌、口角、眼轮匝肌、手指和足趾轻微抽动,有的患者没有抽动,只是皮肤出现鸡皮疙瘩。同时进行脑电图监测,以证实其为有效发作。

(7)通电结束后,在患者眼睑、面部和四肢肢端抽搐停止时,用活瓣气囊供氧并行加压人工呼吸,5～10分钟,自主呼吸恢复后,拔除静脉针头。无抽搐电休克治疗的关键应掌握好肌肉松弛剂的剂量、麻醉药量和通电量。

(8)疗程一般为6～12次。急性患者可每日一次,连续做3～5次后改为隔日一次。

(三)不良反应及并发症

(1)呼吸停止:治疗中抽搐停止20～30秒后,未见自主呼吸恢复。应立即疏通气道,行人工呼吸。

（2）记忆障碍：改良的电休克治疗的患者也可出现短暂的记忆障碍，其严重程度因人而异，多数患者在治疗结束后6个月内恢复。记忆损害可能与颞叶的刺激和缺氧有关。

（3）部分患者可能出现头痛、眩晕、恶心及血压升高等，一般短期内能恢复。

（四）护理

1.治疗前的护理

（1）治疗前护士应向患者及家属耐心解释治疗的原理、目的、安全性及过程和疗效等。使患者及家属了解无抽搐电休克治疗的优点，让他们表达对电休克治疗的看法及感受，也可以让以前接受过此方法治疗的患者分享感受，以解除或减轻患者及家属的顾虑，消除紧张情绪和恐惧心理，增强信心，更好地配合治疗和护理。

（2）治疗前12小时患者应绝对禁食、禁水，治疗前换上宽松舒适的衣服，排空膀胱，去除义齿、眼镜、发夹和所佩戴的金属饰品，清除所有化妆品，除掉指甲油。应监测患者的生命体征。

2.治疗后的护理

（1）治疗结束后设专人护理，密切观察患者生命体征变化及反应，发现问题及时处理。

（2）治疗结束后将患者安置在安静的病室内，取仰卧位，头偏向一侧，给予保暖。

（3）若患者意识尚未清醒或伴躁动不安，应拉起床档予以保护，防止其坠床，或遵医嘱予以保护性约束，直到患者完全清醒后再解除。

（4）治疗结束后15分钟、30分钟、1小时、2小时应常规测量血压、脉搏和呼吸，以了解患者生命体征是否渐趋稳定。

（5）患者清醒2小时后，逐渐供应水和流质或半流质饮食，并注意观察其进食的量和速度，以防噎食。

（6）如患者有记性差、记忆力丧失等情况，可酌情给予提醒，告知患者这种情况只是暂时的、可逆的，嘱其不必害怕。如患者出现头痛、恶心、呕吐、焦虑、全身肌肉酸痛等现象，一般不需要处理，休息后可自行缓解；如症状较重应及时报告医生。

第三节 其他治疗过程的护理

一、心理治疗的护理

心理治疗，又称精神治疗，是治疗者在与患者建立治疗性关系的基础上，运用心理学理论，通过语言和非语言的沟通技巧，减轻患者情绪障碍，纠正不良的行为方式，促进患者形成健全人格。

（一）心理治疗的原则

心理治疗需与患者建立良好的治疗性关系才能进行，所以必须遵循以下原则。

1.接受性原则

对所有来求治的患者，不论其病情轻重、年龄大小、地位高低，都要一视同仁，热情接待，认真倾听并疏导，与患者产生共情，了解患者病情，听取患者意见和心理感受，让患者感到你是可以信赖的，并且起到宣泄效果，使其自愿接受治疗。相反如果治疗者对患者不耐烦会导致治疗失败。

2.支持性原则

治疗者与患者在建立良好治疗关系的基础上,充分了解患者心理问题的根源,与其进行语言或非语言的信息交流和情感交流,给予精神上的支持和鼓励,使之对治愈疾病充满信心。当然,与患者沟通时须有科学依据,语气坚定,充分发挥语言的感染力,使其感到一种强大的心理支持力量,促使患者主动接受治疗。

3.保密性原则

治疗者对患者的谈话内容和隐私有给予保护的义务,这是对患者人格的最大尊重,也是治疗者最基本的职业道德。没有获得患者的许可,治疗者绝对不可泄露患者任何信息。保密性原则也是心理治疗所必须遵守的,在治疗的一开始就向患者说明,这样可取得其信任,促进良好治疗关系的建立,为获得有关病情的可靠信息打好基础。

4.整体性原则

治疗者应有整体观念,对于患者的心理问题要做到全面考察、系统分析,既要重视心理活动各要素的内在联系,又要考虑心理、生理及社会因素的相互制约和影响,使心理治疗工作实施准确有效,防止或克服治疗工作中的片面性而延误患者治疗。

(二)心理治疗的形式

目前心理治疗的种类繁多,根据心理学派理论分为支持性心理治疗、精神分析法、行为疗法、认知疗法、来访者中心疗法、人际性心理治疗等;根据治疗手段可分为语言治疗、情景治疗和改变行为的治疗;根据与患者的沟通方式可分为个别心理治疗和集体心理治疗;而根据患者意识范围的大小则分为觉醒治疗、半觉醒治疗和催眠治疗。下面介绍几种住院患者常用的心理治疗。

1.个体心理治疗

治疗者与具有具体问题的患者进行个别谈话形式的心理治疗。治疗者与患者谈话的目的是了解疾病发生的诱因与经过,帮助患者对自身疾病有正确的认识,消除其紧张、恐惧的情绪,使患者接受治疗者提出的治疗措施、积极配合治疗、争取早日康复。个别心理治疗是一种普遍应用的心理治疗方式,着重解决患者的具体问题。

2.团体心理治疗

治疗者把有同类问题的患者组织起来进行心理治疗。一般把患者分成几个小组,每个小组由数个或十几个患者组成。团体心理治疗的主要方法是讲课、组织活动与讨论。治疗者根据患者普遍存在的心理问题和认知障碍,详细认真地讲解有关的症状表现、发病诱因、治疗关键等。让患者了解问题发生发展的规律、消除顾虑、树立信心。首先让患者根据自身实际情况进行活动,然后进行共同讨论和自我分析。治疗者可邀请治疗效果较好的患者进行治疗的经验介绍,起到示范作用。团体心理治疗着重解决同类患者的共同问题。

3.家庭心理治疗

治疗者根据患者与家庭成员之间的关系,采取家庭会谈的方式,建立良好的家庭气氛。治疗中家庭成员要共同努力让患者适应家庭生活。在进行家庭心理治疗时,必要的家庭成员都要参加。

4.支持性心理治疗

这是一种简单且行之有效的治疗方法,包括倾听、关心与同情、安慰与开导、解释和指导,以及积极暗示性语言等,是广大医务工作者都可以应用的基本心理治疗方法,其核心就是向患者提供支持和力所能及的帮助,以提高护理效果。

5.行为疗法

患者认知障碍会影响其情感和行为,所以认知疗法着重研究患者的不良认知和思维方式,而行为疗法是采取适当措施帮助患者强化适应现实的行为、改变病态或不适应行为的一种心理治疗方法。行为疗法的理论基础是认为人的行为乃至思维模式是通过后天的学习以及接受环境中的各种信息反复刺激的结果,因此给予奖励或惩罚,可以"强化"或"弱化"某一种行为。

6.暗示治疗

暗示治疗是一种古老的治疗方法,是指治疗者通过对患者思维的积极影响来消除或减轻疾病症状的一种方法。暗示治疗常用的方法有言语暗示、动作暗示、药物暗示、环境暗示、自我暗示等。

(三)心理治疗的护理

1.治疗前的准备

(1)评估患者是否适合接受心理治疗　接受心理治疗的患者的病情不能太重,并有治疗的愿望,有较强的领悟能力,个性富有弹性。急性精神障碍、严重的内源性抑郁症、轻度躁狂症、器质性精神障碍、严重的反社会型人格障碍者等不适合进行心理治疗。

(2)环境准备　要有一个安静、舒适、整洁、温度适宜、无干扰的治疗环境。

(3)患者预备　让预约患者提前30分钟到治疗室,初步了解患者的情况,做好必要的记录,根据患者的情况做好相应的健康指导。

2.治疗初期

(1)建立治疗关系　对患者既要热情,又要以同情、关怀的态度接纳患者,使患者产生信任感。

(2)收集资料　包括患者求治的主要心理问题、个性特点、职业、生活习惯和对治疗的期望等。

3.治疗中期

(1)帮助患者认识自己存在的问题　鼓励患者回顾自己的行为,体验自己的认知和情绪等,引导患者将自己的认知、情绪和行为与正常人的进行比较和分析,来了解自己,并发现自身存在的问题。

(2)提供学习和应用恰当行为的机会　给患者提供主见训练、角色扮演等机会,指导患者掌握社交技巧,学习如何与人交往和建立良好的人际关系。

(3)鼓励患者面对自身问题　通过对相关知识的学习,使患者认识自身问题和焦虑情绪,学会处理困扰情绪的方法,增强对疾病的认识,提升自尊心和自信心。

(4)帮助患者培养独立性与责任感　当患者认识了自身问题,并积极改善了不良认知和不良行为,这对患者是极大的鼓励,也是一种正面影响。这样患者才愿意对自己的问题负起责任。所以护士要不断强化患者的积极体验,引导、鼓励和支持患者改善自身存在的问题。

4.治疗后期

(1)效果评价　回顾整个治疗过程,对患者的努力和进步提出表扬。

(2)巩固疗效　心理行为问题很容易反复发生,所以对取得较好疗效患者的后续巩固治疗是心理治疗过程中重要的环节。鼓励患者继续将所学的适应性行为应用到日常生活中去。

（3）结束治疗　在心理治疗过程中，护士与患者之间建立起了良好的治疗关系，这种关系随着治疗的结束而结束。但患者从心理上可能对护士产生一种依赖性，所以护士要协助患者独立完成治疗项目，增强其独立性，让患者对自己的健康负责。

二、工娱治疗的护理

凡以工作劳动为手段的治疗方式，称为工作治疗，简称工疗；凡以文娱及体育活动为手段的治疗方式，称为娱乐治疗，简称娱疗；由于两者常相互结合进行，故又称工娱治疗。如今临床常以娱乐治疗为主。工娱治疗可使患者的生活丰富多彩，改善患者思念家人的情绪，使其安心住院，并培养其生产和社会适应能力，预防出院后病情复发，同时增强患者体质，提高对疾病的防御能力，促进患者的康复。

（一）工娱治疗的适应证与禁忌证

1.适应证

工娱治疗适用于各种急、慢性精神障碍的间歇期或恢复期。

2.禁忌证

意识障碍、极度兴奋躁动、高热或严重的躯体疾病，严重逃跑、自杀、自伤、伤人等冲动性行为。

（二）操作方法

（1）组织患者上午、下午做保健操，其余时间可进行下棋、打牌、唱歌、听音乐等娱乐活动，丰富患者的住院生活；观察患者活动，防止意外事件的发生；对于病情有变化的患者，应及时报告医生。

（2）在患者外出活动时，联系各部门做好联防工作；在外活动期间，观察患者活动，防止打架、斗殴、外逃等意外事件的发生。多人外出时应清点人数，人数无误后方可外出或回归病区。

（3）在进行音乐治疗时，可调节音乐的节奏、旋律、音调，来达到抑制兴奋、调节身心、镇痛、降低血压的作用。

（4）阅读书刊画报、欣赏电影可使者身心轻松、活跃情绪、丰富知识，减轻患者对外界社会现实的陌生感。

（三）护理

（1）工娱治疗是治疗精神障碍的一种方法，通过工作、劳动、娱乐和文体活动，转移患者注意力，减少幻觉、妄想等精神症状的影响，减轻病态体验，帮助患者克服焦虑、抑郁或恐惧等恶劣情绪，增强患者集体观念，减轻住院的孤独、苦闷感，激发患者对生活、工作的兴趣，为患者回归社会打好基础。

（2）对于不能配合治疗的患者，遵医嘱采取相应的措施，以保证治疗的顺利进行。

（3）严密观察患者行为，如有冲动先兆应及时通知医生，采取防护措施，保证患者安全，做好心理护理。

（4）天气变化时督促、协助患者加减衣物。定时发放食品、水果、烟类等。

本章小结

一、本章提要

通过本章的学习,了解精神障碍患者的治疗主要包括药物治疗、电休克治疗、心理治疗和工娱治疗等,并且会运用护理程序对精神障碍患者实施整体护理。重点掌握精神科常用药物的不良反应和用药过程中的护理;熟悉抗精神异常药物的分类、代表药物,电休克治疗的不良反应、并发症及其护理等。具体包括以下内容。

1.掌握抗精神病药、抗抑郁药、抗躁狂药、抗焦虑药的不良反应及用药过程中的护理,能够对各种药物不良反应给予相应的处理措施。

2.熟悉各类精神障碍的临床常用药物及心理治疗的常用方法,并且能够根据不同的患者给予不同的心理治疗方法。

3.通过对电休克治疗的学习,掌握电休克的禁忌证、适应证及护理措施,了解其治疗过程,能正确判断该患者是否适宜做电休克治疗,能及时发现患者在治疗过程中出现的并发症并采取相应处理措施。

二、本章重点及难点

1.抗精神病药物不良反应的表现及处理。

2.精神障碍患者药物治疗的护理措施。

3.无抽搐电休克治疗的过程及治疗前、后的护理。

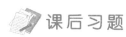 课后习题

一、名词解释

1.无抽搐电休克治疗　　2.心理治疗

二、填空题

1.抗精神病药物不良反应的锥体外系反应的四种表现为_____、_____、_____和_____。

2.心理治疗的原则为_____、_____、_____和_____。

3.抗精神异常药物包括_____、_____、_____和_____等。

三、简答题

1.简述抗精神病药物治疗的常见不良反应的表现及处理措施。

2.试述无抽搐电休克治疗的过程及手术前、后的护理。

（蒋芝杰）

第六章　器质性精神障碍患者的护理

器质性精神障碍是指由脑病、躯体疾病或中毒导致的精神障碍。器质性精神障碍与功能性精神障碍是相对而言的,随着科学技术的发展,研究发现原来认为的功能性精神障碍也有神经系统的病理变化。

第一节　概　述

一、概念

器质性精神障碍(organic psychosis)指由脑部疾病、躯体疾病或中毒等引起的脑功能损害所致的精神障碍,主要表现为认知、情感、行为、意识、智能及人格等方面的障碍。器质性精神障碍包括脑器质性精神障碍、躯体疾病所致精神障碍和精神活性物质所致的精神障碍(精神活性物质所致的精神障碍将在本书另外章节专门论述)。

二、病因与发病机制

(一)脑部疾病与躯体疾病

颅内肿瘤、脑血管病、脑部急慢性感染、癫痫等脑器质性疾病发生时伴发的精神障碍,是由脑器质性病变直接引起的,称脑器质性精神障碍。脑供血不足导致神经细胞发生营养障碍、脑内多种神经递质代谢紊乱。其精神症状通常与病变部位、疾病进展快慢、损害范围及严重程度有关。

感染性代谢性疾病,心、肺、肝、肾等疾病常伴发的精神障碍称躯体疾病所致精神障碍,是躯体疾病临床表现的一部分,故又称症状性精神障碍。其发生不仅与各种躯体疾病有直接关系,也与体内各系统的改变有关,如高热、毒性中间代谢产物蓄积、脱水、电解质代谢异常、脑缺氧、酸碱平衡失调、脑微循环改变等,都可引起大脑功能失调而出现精神症状。

(二)中毒

药物中毒、食物中毒、酒精中毒、致幻剂及麻黄碱等成瘾物质滥用亦可引发精神障碍。

(三)年龄因素

同一病因的器质性疾病,发病年龄不同,临床表现也不同。儿童与少年易发生谵妄综合征,壮年以后易发生健忘综合征或痴呆。

(四)遗传

流行病学显示,80岁以上患阿尔茨海默病的人群中部分患者有明显阳性家族史。有研究发现早年语言能力低下可能是晚年期患阿尔茨海默病及认知功能差的一个危险因素。

(五)个性特征

精神因素和病前人格缺陷在脑器质性精神障碍的发病过程中都起一定作用。在器质性精神障碍患者中,当人格素质倾向的抑制被解除而释放时,患者临床表现可呈现出类精神分裂症、类偏执性精神障碍等精神状态。

(六)其他病因

社会心理因素及文化背景对症状发展及严重程度可产生一定影响。

三、临床表现

(一)谵妄综合征

谵妄综合征是一组表现为急性、一过性、广泛性的认知障碍,尤以意识障碍为主要特征的综合征;因起病急、病程短暂、病情发展迅速,故又称急性脑病综合征。

谵妄综合征的病因为①原发于脑部的疾病:感染、肿瘤、外伤、癫痫等;②作用于脑部的系统性疾病,如代谢与内分泌系统疾病,全身性感染及心血管疾病;③外源性物质中毒,即药物、食物、植物或动物来源的中毒;④滥用成瘾物品而产生的戒断症状。

谵妄常起病急,有时可见某些前驱症状,如坐立不安、焦虑、恐惧、激越行为、失眠、噩梦等。临床上谵妄以意识障碍、显著的兴奋躁动、感觉和知觉障碍三联征为典型表现。其中关键症状是意识障碍,而兴奋躁动与感知觉障碍则可有可无。

1.意识障碍

意识障碍主要是意识清晰水平的下降,表现为清醒程度下降,对外界的感觉与注意力减退。轻者神志恍惚,反应迟钝,谈话离题,心不在焉。意识障碍有明显的昼夜节律变化,表现为昼轻夜重,以黄昏时为剧,又称落日效应。有些患者的谵妄仅于夜间出现,白天交谈时可对答如流,晚上却出现意识混浊。

2.感知觉障碍

(1)知觉障碍 包括错觉、幻觉、定向障碍。错觉以错视最常见,其次为错听;幻觉以幻视最多见;定向障碍根据谵妄的严重程度从轻到重一般依次为时间障碍、地点障碍、人物障碍、自我定向障碍。

(2)思维障碍 患者的注意力显得松散、凌乱,推理与解决问题的能力受损;患者常有继发于幻觉或错觉的妄想,可因错觉和幻觉产生继发性的片段妄想、冲动行为。

(3)记忆障碍 以近事记忆障碍最为明显,患者对病中经过大多不能回忆。

(4)感觉障碍 较常见,包括感觉过敏,患者尤其对声、光特别敏感。

3.情绪障碍

发病早期患者多呈轻度抑郁、焦虑、易怒;病情加重时,情绪变得淡漠;如伴有精神运动性兴奋,情绪则表现为恐惧或激越。

4.行为反应

患者的精神运动性行为可以减少、可以增多,患者可从少动安睡状态突然转入兴奋骚动状态。活动过少型患者可能表现为嗜睡、呆滞、少语、动作减少,甚至呈亚木僵状态,出现幻觉和错觉的情况不突出;活动过多型患者多数呈现躁动不安、高声乱语,出现错觉和幻觉。

5.睡眠节律紊乱

睡眠节律紊乱典型表现为患者白天嗜睡,夜晚活跃。

谵妄状态一般可持续 10～12 天,可完全恢复。如病情继续发展,未予控制,则可出现昏迷、死亡。

(二)痴呆综合征

痴呆综合征是指较严重、持久的认知障碍,临床上以缓慢出现全面的智能障碍为主要特征,伴有不同程度的人格改变,但没有意识障碍。痴呆综合征是病因未明的原发性退行性脑变性疾病,多起病于老年前期或老年期,潜隐起病,缓慢进展且不可逆,以智能损害为主;因多见于起病缓慢、病程较长的慢性脑部病变,故又称为慢性脑病综合征。

痴呆综合征的临床表现如下。

1.认知障碍

(1)记忆障碍　早期患者出现近事记忆障碍,工作能力下降,常出差错;随着病情的进一步发展,远事记忆也受损,可有错构或虚构记忆;记忆障碍严重时,定向能力也丧失,严重者甚至找不到回家的路。

(2)智能损害　患者思维和推理能力损害,表现为思维迟钝、领悟困难、理解和判断障碍;少数患者可有短暂、荒谬的妄想,如被窃或被害妄想等;晚期患者思维贫乏,兴趣减少,可有言语零乱、持续言语或失语。

2.情绪改变

早期患者情绪表现焦虑、抑郁、易激惹或情绪不稳;逐步变得迟钝、淡漠;有时可出现“灾难反应”,即当患者对问题不能做出响应和对工作不能完成时,可突然出现放声大哭或愤怒的反应;也可在无明显外界诱因时,突然暴怒。

3.定向力障碍

患者可出现时间、地点和人物定向障碍。

4.人格与行为改变

患者的人格特征和行为模式发生明显改变,通常表现为兴趣减少、主动性差、情感淡漠、生活懒散、不修边幅、自我控制能力减弱、情绪易激惹,可出现偷窃、攻击性冲动行为。

5.社会功能受损

患者对自己熟悉的工作不能完成,晚期生活不能自理,洗澡、穿衣、进食、大小便等均需他人协助进行。

(三)健忘综合征

健忘综合征又称科尔萨科夫综合征,由脑器质性病理改变导致的一种选择性或局灶性认知功能障碍,表现为近事记忆障碍突出,远事记忆相对保存,无意识障碍,伴有虚构。虚构是本病的一个显著特点,但并非一定存在,患者常以虚构填充遗忘的时间、地点、人物等情节。患者的知觉及其他认知功能,包括智能往往保持完整。预后取决于病变的性质。

(四)脑衰弱综合征

脑衰弱综合征为一组脑功能失调的临床综合征,可以是多种脑部疾病的前驱表现,也可以作为一种疾病而长期存在。其临床特征是患者有各种各样的自觉症状,但体格检查几乎无明显异常,主要表现为自主神经功能紊乱的征象,如疲乏、无力、失眠、多梦、头昏、头痛、注意力不集中、记忆力下降、情绪不稳、焦虑及各种内感性不适等。

(五)其他症状

器质性精神障碍有与功能性精神障碍相类似的表现,如幻觉妄想、抑郁焦虑、懒散、冲动、动作或行为幼稚、睡眠障碍、人格改变等。部分患者在意识清醒及智力完好的情况下出现精神障碍症状,如恐惧症、强迫症、疑病症等神经症样临床征象。部分患者还可出现类精神分裂症和类躁狂样精神症状。痴呆患者早期有一定的自知力,可出现消极意念,后期表现为情感淡漠、幼稚、愚蠢性欣快、哭笑无常等,痴呆患者的人格改变出现较早,表现为暴躁易怒、情绪不稳、自私多疑、攻击性行为。发生器质性精神障碍时的脑损害可为弥漫性损害,也有局限性损害,因而患者可出现局灶性脑损害精神症状,如行为紊乱、乱语、性行为不检点、认知障碍、智力障碍、人格障碍和精神分裂症样精神病性症状。

四、诊断、治疗与预后

(一)诊断

凡发现有脑器质性病变症状和体征或有躯体疾病,足以引起脑功能障碍,均提示有器质性精神障碍的可能。所以器质性精神障碍在对原发病诊断明确的情况下,不论表现为何种精神障碍,一般都能做出诊断。

有些器质性精神障碍患者,尤其是脑部疾病的患者,首发症状有时为精神异常,此时通过专科检查,如发现有以下表现,则可考虑诊断为器质性精神障碍。

(1)定向障碍　对时间、地点和周围事物的认识能力障碍。

(2)记忆减退　尤其是近事记忆能力丧失。

(3)计算能力减退　运算100以内的加减法存在困难、错误。

(4)理解和判断力困难　对问题的理解和判断明显存在困难,抽象思维能力明显减退。

(5)情感障碍　情感反应为肤浅、淡漠、不稳或欣快。

(二)治疗

1.病因治疗

积极治疗原发疾病。

2.对症治疗

应用抗精神病药物控制精神症状。

3.支持疗法

维持水、电解质及酸碱平衡。

4. 护理

良好的护理可防止压疮及其他并发症或意外事故的发生。

（三）预后

病因、脑组织是否受损及受损程度可决定预后。若原发疾病可逆，则精神症状可随之逐渐好转；若原发疾病呈进展性，则精神症状持续且逐步加重。急性或缓慢起病的健忘综合征及痴呆，由于脑组织发生了不可逆损害，病程长，多遗留智能障碍及人格改变。老年患者预后较差，病死率高。

第二节 常见器质性精神障碍

临床上常见的器质性精神障碍主要有阿尔茨海默病、血管性痴呆、颅脑外伤所致精神障碍、癫痫所致精神障碍、躯体感染所致精神障碍及内分泌障碍所致精神障碍。

一、阿尔茨海默病

阿尔茨海默病（Alzheimer disease，AD）是一组病因未明的进行性发展的退行性疾病，多为老年期发病，起病潜隐，病程缓慢且不可逆，临床上以智能损害为主。65 岁以前发病者，称为早老性痴呆。

AD 在多种因素（如生物、心理、社会等因素）的作用下发病，该病的发病因素包括：年龄、家族史、性别、头部外伤、低教育水平、甲状腺病、孕母年龄过高或过低、抑郁症史、病毒感染等。其发病与年龄呈正相关，女性多于男性。

（一）临床表现

AD 起病缓慢或隐匿，为持续性、进行性病程，无缓解。一般患者历经 8～10 年左右，少数患者病程可持续 15 年以上，最终发展为严重痴呆。患者常因衰竭或继发褥疮、肺炎、营养不良等并发症而死亡。AD 多见于 70 岁以上（男性平均 73 岁，女性平均 75 岁）老人，少数患者在躯体疾病、骨折或精神受到刺激后症状迅速明朗化。女性患者较男性患者多（男女比例约为1∶3）。AD 的主要表现为认知功能下降、精神症状和行为障碍、日常生活能力逐渐下降。根据疾病的发展和认知功能缺损的程度 AD 分轻度、中度和重度。

1. 轻度

近记忆障碍常为首发症状，患者对近事遗忘突出、明显，如经常丢失物品、忘记重要的事件，学习新事物后不能回忆等；患者判断能力下降，难以处理复杂的问题；不能独立进行购物，社交困难；对新事物表现出茫然不解，情感淡漠，偶尔激惹，常多疑；出现时间定向障碍；患者仍能做些熟悉的日常工作，个人生活基本能自理。

2. 中度

患者表现为远、近记忆严重受损，如用过的物品很快就忘记，忘记自己的家庭住址及亲友的姓名，有时因记忆减退可出现错构和虚构。远记忆受损表现为不能回忆自己的工作经历，甚至不知道自己的出生年月；患者出现时间、地点定向障碍，经常迷路走失；患者言语功能障碍明显，表现为讲话无序，内容空洞，随着病情的加重，对常见物品亦不能命名；失认表现为不认识自己的亲人和朋友，甚至不认识镜子中的自己；失用表现为不能料理日常生活，如穿衣、洗漱等个人卫生方面需要帮助;患者不能计算;患者情感由淡漠变为急躁不安,常走动不停;行为紊乱,常捡拾破烂,乱拿他人物品;少数患者可表现本能活动亢进,赤身裸体;亦有患者怀疑配偶不贞而出现攻击行为。此阶段患者生活不能自理。

3.重度

患者呈全面痴呆,记忆力严重丧失,仅存片段的记忆;日常生活完全依赖他人,大小便失禁,呈现缄默、肢体僵直,查体可见锥体束征阳性,有握拳、摸索和吸吮等原始反射。患者最终昏迷,一般死于器官衰竭或感染等并发症。

(二)诊断与治疗

1.诊断

AD病因未明,目前诊断仍然依靠排除法,即先根据认知功能损害情况,判断是否有痴呆,然后对病史、病程、体检和辅助检查的资料进行综合分析,排除各种特殊原因引起的痴呆后,才能得出AD的临床诊断,确诊AD还有赖于脑组织病理学检查。诊断痴呆和AD要严格按照诊断标准,目前常用的诊断标准有 CCMD—3、ICD—11、DSM—V。国内应用比较多的是CCMD—3。

因老年痴呆中有25%~30%的患者可能出现抑郁,而抑郁的患者可因注意力不集中、情绪低落而表现为表情冷漠,对周围环境缺少兴趣、反应迟钝、缺少动力、记忆力下降等,类似于痴呆的表现。所以应特别注意老年痴呆与老年抑郁的鉴别,以免因忽视抑郁的存在延误治疗而发生患者自杀等不良后果。

2.治疗

AD治疗包括药物治疗与非药物治疗。药物治疗包括精神症状的药物治疗及改善认知功能的药物治疗。

精神症状药物治疗的目的是控制伴发的精神病性症状,如焦虑、激越、失眠,可考虑用苯二氮䓬类药,如阿普唑仑、劳拉西泮、氯硝西泮等抗焦虑药物,上述药物可有警惕、过度镇静、嗜睡、言语不清、步态不稳等副作用。增加白天活动有时比服安眠药更有效。应及时处理其他可诱发或加剧患者焦虑和失眠的躯体疾病,如感染、外伤、便秘等。

AD患者中20%~50%有抑郁症状。抑郁症状较轻且历时短暂者,先予以劝导,进行心理治疗、社会支持、环境改善即可缓解。必要时可加用抗抑郁药,如5-羟色胺再摄取抑制剂(SSRI):帕罗西汀、氟西汀、舍曲林等。这类药的抗胆碱能和心血管不良反应一般都比三环类抗抑郁药轻。但氟西汀半衰期长,老年人应慎用。

行为紊乱、激越、攻击性、幻觉与妄想的患者,服用抗精神病药有助于控制症状,但应小剂量使用,并及时停药,以免发生毒副反应,可口服小剂量奋乃静。一些非典型抗精神病药(如利培酮、奥氮平等)疗效较好。其心血管及锥体外系反应较少,适合老年患者。

应用益智药或改善认知功能药的目的在于改善认知功能,延缓疾病进展。益智药按药理作用可分为作用于神经递质的药物、脑血管扩张剂、促脑代谢药等,各类药物之间的作用相互交叉。

由于AD发病涉及多方面因素,所以绝不能单纯依靠药物治疗,耐心、细致的科学护理对矫正患者的行为、恢复患者的记忆起着至关重要的作用。对长期卧床者,要保持床褥清洁、干燥,定时翻身擦背,防止压疮发生。对兴奋不安者,应有家属陪护,以免发生意外。应保证患者的营养,对不能进食或进食困难者给予协助或鼻饲。还应加强对患者的生活能力及记忆力的训练。

二、血管性痴呆

血管性痴呆(vascular dementia,VD)又称动脉硬化性痴呆,是在脑血管病变的基础上,出现脑出血或缺血,导致精神障碍,因最终常发展为痴呆,故称为血管性痴呆。VD 是由脑血管病变广泛累及与认知功能有关的结构而导致的痴呆综合征,在老年痴呆中排第二位,其病程呈明显的阶梯性、波动性,平均病程为 4~5 年。

出血性卒中、缺血性卒中和脑缺血缺氧等原因均可导致脑血管性痴呆,而高龄、吸烟、有痴呆家族史、有复发性卒中史和患低血压者等易患血管性痴呆。

(一)临床表现

根据病因、累及的血管、病变脑组织的部位、神经影像学和病理学特征可将 VD 分为多种类型,以下简述几种主要类型。

1.急性血管性痴呆

(1)多梗死性痴呆 多发性脑梗死多为在高血压病、脑动脉硬化基础上反复多次发生脑梗死的结果。多梗死性痴呆为多发性脑梗死累及大脑皮层或皮质下区域所引起的痴呆综合征,是 VD 的最常见类型。其临床特征为呈阶梯式发展的进行性痴呆、反复多次梗死所致的局灶性神经体征及全身性动脉硬化三方面表现。

(2)关键部位梗死性痴呆 是由单个脑梗死灶累及与认知功能密切相关的皮质、皮质下功能部位所导致的痴呆综合征。大脑后动脉梗死累及颞叶的下内侧、丘脑等,表现为遗忘、视觉障碍,左侧病变有失语,右侧病变有空间定向障碍;大脑前动脉影响了额叶内侧部,表现为淡漠和执行功能障碍;大脑前、中、后动脉深穿支病变可引起痴呆,表现为注意力、执行功能和记忆受损,构音障碍和轻偏瘫。内囊膝部受累,表现为认知功能突然改变,精神错乱、意志力丧失、执行功能障碍等。

(3)出血性痴呆 是脑实质内及蛛网膜下腔出血后引起的痴呆;常见于老年人,部分患者可缓慢出现认知障碍。

(4)分水岭梗死性痴呆 属于低灌注性血管性痴呆,表现为经皮质性失语,记忆减退,失用和空间功能障碍等。

2.亚急性或慢性血管性痴呆

(1)皮质下动脉硬化性脑病 呈进行性、隐匿性病程,患者常有明显的假性延髓性麻痹、步态不稳、尿失禁和失语、失用、失认等。

(2)伴有皮质下梗死和白质脑病的常染色体显性遗传性脑动脉病 是一种遗传性血管病,晚期发展为血管性痴呆,表现为记忆减退、情感不稳、失语、失认、自知力缺乏等。

(二)诊断与治疗

1.诊断

常用简易精神状态量表、长谷川痴呆量表、Blessed 痴呆量表、日常生活功能量表、临床痴呆评定量表等可诊断痴呆及其程度;Hachinski 缺血量表 7 分可支持 VD 判断。

脑 CT(电子计算机断层扫描)显示脑皮质和脑白质内多发的大小不等的低密度梗死灶。

脑 MRI(磁共振成像)可见脑萎缩。

VD 的诊断标准很多,要点为:①符合脑血管病所致精神障碍的诊断标准。②神经心理学检查证实的认知功能明显减退,日常生活和社会功能明显受损。③病史、临床表现或辅助检查有与痴呆发病有关的脑血管病变依据。④痴呆发生在脑血管病后 3～6 个月以内,痴呆症状可突然发生或缓慢进展,病程呈波动性或阶梯样加重。⑤排除其他类型痴呆,如阿尔茨海默病(AD)。

2.治疗

目前无法根治脑血管病所致的精神障碍,一般采取原发病治疗、认知症状治疗、精神症状治疗及康复治疗等。如高血压治疗,一般认为收缩压控制在 135～150mmHg 可改善认知功能;根据病情正确应用药物治疗,如溶栓治疗、抗凝治疗、改善脑代谢等,以预防脑梗死,促进脑代谢,缓解症状,阻止病情恶化。

认知症状的治疗一般采用维生素 E、维生素 C 和银杏叶制剂等可能有一定辅助治疗作用的药物;胆碱酯酶抑制剂多奈哌齐对 VD 可能有效;脑代谢赋活剂(如吡拉西坦、尼麦角林等)有助于症状改善。

应用抗精神病药物控制患者的精神症状、各种不良的行为,应用镇静催眠药物改善患者的睡眠。患者的康复治疗也很重要,关系到其生活质量。

VD 的预后与引起血管损害的基础疾病和颅内血管病灶的部位有关。预防本病主要是预防脑血管病的发生,患者应养成良好的饮食习惯,适当运动。为每位患者制订适合的个性化治疗方案是非常重要的。

三、颅脑外伤所致精神障碍

颅脑外伤所致精神障碍指颅脑受直接或间接外伤后,在脑组织损伤的基础上出现的各种精神障碍。精神障碍可在受伤后立即出现,也可在伤后相当长一段时间后出现。

(一)临床表现

1.急性精神障碍

(1)脑震荡综合征　患者可出现短暂意识丧失,持续数秒或数十分钟不等。患者清醒后对受伤时的情景和受伤前的片刻不能回忆,可有头痛、呕吐、眩晕、易怒、情绪不稳定、缺乏自信、注意力集中困难,以及自主神经紊乱症状,如心慌、气急、皮肤苍白、血压下降等表现。

(2)外伤性昏迷　昏迷患者对刺激的反应丧失。患者昏迷苏醒后可出现一段时间的不安、意识模糊和智能下降等表现。上述表现有两种转归,或完全恢复,或外伤性谵妄。

(3)外伤性谵妄　部分昏迷患者,病情进一步加重,则出现谵妄,表现为意识模糊、梦样状态、不安、定向障碍、愤怒、恐惧等。严重的患者可处于混乱性兴奋状态,企图出走,有强烈的冲动暴力行为。谵妄的持续时间有助于判断脑损伤的严重程度,如持续时间超过 1 个月则意味着有严重的脑组织损伤。

(4)外伤性遗忘-虚构综合征　此综合征最显著的表现是虚构,同时也存在记忆障碍。顺行性及逆行性遗忘时间愈长,脑损伤便愈严重。虚构可以是真事和杜撰的混合,也可完全是虚构。许多患者通常的表现是宁静、轻度欣快或滑稽,然而在被提问时往往变得易激惹。

2.慢性精神障碍

(1)智能障碍　严重的脑外伤可引起智力受损,患者出现健忘综合征,甚至痴呆。脑外伤所致痴呆可以是全面痴呆,也可因脑外伤部位而出现局限性认知损害。严重程度与脑外伤后遗忘的时间长短有关,对于闭合脑外伤的患者,如脑外伤后遗忘时间在 24h 以内,智力多能完全恢复;若脑外伤后遗忘时间超过 24h,情况便不容乐观。年长者和优势半球受伤者发生智能障碍的机会较大。

(2)人格改变 患者的人格改变一般表现为情绪不稳、焦虑、抑郁、易激惹,少数患者还会出现暴怒,患者也可变得孤僻、冷淡、以自我为中心、丧失进取心等。人格改变多伴有智能障碍,如患者仅额叶受损,可出现行为放纵等症状,但智力正常。人格改变也可以是患者对脑外伤及其后果的心理反应的表现。

(3)脑外伤后精神病性症状 部分头部外伤的患者经过一段时间后会出现精神病性症状,如精神分裂症样症状和情感症状等。脑外伤可直接导致精神症状,也可以是一个诱发因素。另外,脑外伤及其后遗症会对患者造成社会、心理的影响,对精神病性症状的发生、发展也起一定的作用。

(4)脑震荡后综合征 按照症状出现的频率,表现依次为头痛、头晕、疲乏、焦虑、失眠、对声光敏感、注意力不集中、易激惹、抑郁、记忆力减退等,这是各种脑外伤后最普遍的慢性后遗症。前四种症状最为多见,但都是主观感受到的,而非观察者能够直接测量的。该综合征更类似于"神经衰弱症状群"或神经症样表现。该综合征的发生与患者的社会心理因素有很大的关系,如伤后索赔或其他因素。

(二)诊断与治疗

1.诊断

颅脑外伤所致精神障碍的诊断,应依据病史、精神检查、辅助检查及是否存在器质性病理综合征来确定,同时还需与脑外伤后可能出现的各种功能性精神障碍(缺乏器质性病理依据)进行鉴别。急性颅脑外伤所致精神障碍是紧接外伤后出现的,经历一段时间后逐渐改善。无论颅脑外伤的严重程度如何,均可发生脑震荡后综合征,这是由急性期症状未获得缓解迁移所致。这些症状在外伤后 2 周明显改善,到第 4 周末显著减轻,如无社会心理因素介入,一般在 3 个月后消失。如果存在精神和处境因素,则头痛、头晕、疲劳和焦虑等症状可长期存在,这就为继发性神经症症状的附加创造条件,从而延长病程。

2.治疗

颅脑外伤急性阶段的治疗主要是针对原发病的治疗,由神经外科处理。危险期过后,应积极治疗精神症状。处理外伤性谵妄的原则与处理其他谵妄的原则相同。对于幻觉、妄想、精神运动性兴奋等精神病性症状,可根据情况给予抗精神病药物治疗。对于智能障碍,应根据具体情况制订康复训练计划。对人格改变的患者可尝试行为治疗,并帮助患者家属及同事正确认识和接纳患者的行为,尝试让他们参与治疗计划。如症状迁延不愈,应弄清患者是否存在社会心理因素,如工作问题或诉讼赔偿问题等。

四、颅内感染所致精神障碍

颅内感染所致精神障碍的颅内感染部位可分别位于蛛网膜下腔(脑膜炎)、脑实质(脑炎)或局限于某一部位。病原体可为病毒、细菌、螺旋体或寄生虫。颅内感染所致精神障碍一般起病急,以意识障碍为主要临床特征。如急性病毒性脑炎、脑脓肿、结核性或化脓性脑膜炎等。

病毒性脑炎系由病毒直接感染所致,急性起病者常有高热、头痛,可伴有脑膜刺激征,部分病例可有轻度或中度发热。精神症状可以是首发,也可是后发,也是主要的临床表现。患者可表现为精神运动性抑制,如言语减少、语速慢、情感淡漠、反应迟钝,重者不饮不食;也可表现为精神运动性兴奋,如话多、躁动不安、易激惹、毁物、言行紊乱、欣快、无故哭泣、痴笑等。患者可有幻听、幻视、嫉妒、被害等各种妄想,可因妄想而出现伤人毁物行为。记忆、计算、理解力减退较常见,重者减退明显或丧失。患者在早期出现意识障碍,表现为嗜睡、定向障碍、精神萎靡、神志恍惚、大小便失禁,重者可昏迷。癫痫发作较常见。

实验室检查可见血白细胞总数增高,脑脊液检查可见压力增高,脑电图检查大多呈弥漫性改变或在弥漫性改变的基础上出现局灶性改变,且随临床症状好转而恢复正常,对诊断本病有重要价值。CT检查可排除脑脓肿和颅内肿瘤。本组疾病一般预后较好,重型病例死亡率为22.4%～60%,部分存活者遗留轻重不等的神经损害体征或高级神经活动障碍。

治疗可有:①抗病毒治疗;②支持治疗,如补充液体;③对症治疗,如降温、抗癫痫、抗精神药物治疗等。

五、脑肿瘤所致精神障碍

20%～40%的脑肿瘤患者可出现精神症状,可能与以下因素有关。

(1)精神障碍由脑肿瘤本身直接或间接引起。

(2)肿瘤所致癫痫表现为精神病性发作。

(3)患者对肿瘤的心理反应。

(4)肿瘤对易感者诱发了精神障碍。

临床表现以精神症状较常见,与肿瘤的性质、部位、生长速度、有无颅内高压及患者的个性特征等因素有关。颅内肿瘤所致的精神症状中,智能障碍最常见。肿瘤部位的不同,患者可出现不同的幻觉(如幻听、幻视、幻嗅、幻味、幻触等)和其他精神病性症状(如焦虑、抑郁、躁狂、分裂样精神病性症状等)。特定的局限性症状有助于肿瘤的定位诊断。如大部分额叶肿瘤患者会出现精神症状;约一半颞叶肿瘤患者会出现颞叶癫痫。

躯体及神经系统检查、脑脊液检查、脑电图、超声、CT及脑血管造影等辅助检查,可有助于明确诊断。患者一经确诊,应及时转入神经外科进行手术治疗。不宜手术者,可通过放射治疗或化学治疗抑制肿瘤的生长和扩散。若出现精神症状可给予抗精神病药物治疗。颅内压升高者应及时控制颅内压。

六、癫痫所致精神障碍

癫痫所致精神障碍是指由于脑细胞异常过度放电而引起的一过性、反复发作的脑功能障碍临床综合征。在发作前、发作中、发作后、发作间歇期均可发生。虽然大部分癫痫患者没有或只有轻微精神症状,但处理癫痫伴发的精神障碍却较困难。

(一)临床表现

1.发作前精神障碍

发作前精神障碍表现为先兆和前驱症状。先兆症状在癫痫发作前出现,通常只有数秒钟。前驱症状发生在癫痫发作前数小时至数天不等,表现为失眠、紧张、易激惹、坐立不安、抑郁,症状一般随着癫痫发作而终止。

2.发作时的精神障碍

发作时的精神障碍主要有感知障碍、记忆障碍、思维障碍、情感障碍、自主神经功能障碍、自动症等。

（1）自动症　指癫痫发作时或发作刚结束时出现的意识混浊状态，此时患者仍可持续一定的姿势和肌张力，在无意识中完成简单或复杂的动作和行为。80%患者的自动症持续时间少于5min，少数可长达1h。事后患者对这段时间发生的事情完全遗忘。

（2）朦胧状态　突然发作，通常持续1至数小时，有时可长达1周以上。患者表现为意识障碍，伴有情感和感知觉障碍，如恐怖、愤怒等，也可表现为情感淡漠、思维及动作迟缓等。

（3）神游症　患者意识障碍程度较轻，对周围环境有一定感知能力，亦能做出相应的反应；表现为无目的外出漫游，患者可出远门，亦能进行协调的活动，如购物、进行简单交谈。发作后对发作时的行为遗忘或回忆困难。

（4）睡行症或梦游症　多在夜间发作，患者从睡眠中突然起床活动，呼之不应，不能唤醒。发作常持续数分钟，然后其可自行入睡，醒后对发作时的情况完全不能回忆。

3.发作后精神障碍

患者发作后常表现为意识模糊、定向障碍、反应迟钝，精神症状常有短暂的幻觉、偏执等，或出现情感爆发，如惊恐、易怒、躁动等症状。一般持续数分钟至数小时不等。

4.发作间精神症状

患者一般无意识障碍，但病程具有迁延性，可出现持续数月至数年之久的精神障碍，即癫痫性精神障碍，包括慢性精神分裂症样精神病、癫痫性人格改变、智能缺陷及性功能障碍等。其中人格改变较为常见，以左颞叶病灶和大发作的患者较多见，患者表现为人际关系紧张、敏感多疑、思维黏滞等。值得注意的是，癫痫患者的自杀率是正常人的4～5倍，因此应注意预防患者自杀。

（二）诊断和治疗

1.诊断

根据病史、躯体和神经系统状况，以及脑电图检查可进行诊断，必要时可做脑部CT、MRI等检查。

2.治疗

治疗癫痫的一般原则是尽可能单一用药，鼓励患者遵医嘱服药，定期进行血药浓度检测。依据癫痫的类型选择药物，同时应考虑到药物的副作用。癫痫性精神障碍的治疗，应在治疗癫痫的基础上根据精神症状选用药物，注意选择致癫痫作用较弱的药物。

七、躯体感染所致精神障碍

躯体感染所致精神障碍是指由病毒、细菌、螺旋体、真菌或其他病原体引起的身体感染所致的精神障碍，而感染的病原体没有直接感染颅内。多数躯体感染患者出现的精神症状较轻微且短暂，如注意力集中困难、轻度意识障碍、焦虑、抑郁、易激惹、失眠、嗜睡和精神易疲劳等。少数患者可出现较严重的精神障碍。躯体感染所致精神障碍在急性感染过程中，常表现为意识障碍和谵妄等综合征；在慢性感染中，主要表现为健忘综合征或痴呆。以下介绍几种常见躯体感染所致的精神障碍。

1.肺炎所致精神障碍

最常见的精神症状是高热时出现的精神错乱和谵妄状态。病毒性支气管炎患者出现精神错乱或谵妄较少见，可表现为焦虑、烦躁或嗜睡及短暂的定向障碍。

2.疟疾所致精神障碍

恶性疟原虫所致疟疾伴发的精神障碍最常见且较严重，以脑型疟疾最为突出。精神症状可骤起，甚至可早于发热。继而病情很快恶化，患者可突然陷入昏迷状态，并有癫痫发作、谵妄或意识混浊和行为紊乱。部分患者可有前驱症状，如头痛、肌肉酸痛、烦躁等，然后出现精神错乱或谵妄。此外，患者亦可出现焦虑、激越行为及其他的精神症状。

3.人类免疫缺陷病毒(HIV)感染伴发精神障碍

HIV 感染是一种慢性传染病和致死性疾病。HIV 感染者易出现各种不同的精神障碍，可分为原发性与继发性。原发性精神障碍是由于 HIV 直接侵犯中枢神经系统或 HIV 破坏免疫系统所致；继发性精神障碍是由机会感染、肿瘤、HIV 感染导致的脑血管疾病和药物治疗的副作用等引起。患者的社会心理因素亦可影响精神症状的发生、发展。主要表现有以下几点。

(1)轻度认知功能障碍 患者表现为难以集中注意力、反应迟缓和轻度认知功能缺陷，但日常生活功能并无严重损害。

(2)HIV 感染性痴呆 通常出现于疾病晚期，特别是当患者的免疫系统功能受到严重抑制时。10%～20%的患者可出现此类症状，通常是预后差的标志；50%～75%的患者在伴发痴呆 6 个月内死亡。

(3)谵妄。

(4)其他 患者可表现为焦虑、抑郁，严重者可出现自杀行为，亦可出现躁狂样和类精神分裂样症状。

八、内分泌障碍所致精神障碍

(一)甲状腺功能亢进症

甲状腺功能亢进症是由甲状腺激素分泌过多所致。女性患者多于男性患者。躯体症状和体征包括心悸、心动过速、房颤、多汗、细微震颤、食欲亢进、体重减轻、怕热、排便次数增多、月经紊乱、肌无力、腱反射亢进等。精神症状主要表现为精神运动性兴奋，如兴奋、话多、易激惹、失眠、烦躁以及疲劳等，严重者可有幻听、幻视和被害妄想。甲亢所致精神障碍患者因精神运动水平明显提高，与躁狂发作的表现有类似之处，诊断时易误诊，故应注意鉴别诊断。治疗时应注意恢复甲状腺的功能，当甲状腺功能正常时，抑郁和焦虑症状常不需要治疗即可消失。对于精神症状则应给予抗精神病药物治疗。

(二)嗜铬细胞瘤

嗜铬细胞瘤能产生过量的肾上腺素和去甲肾上腺素。根据儿茶酚胺释放的间断性或持续性，症状可分为发作性症状和隐匿性症状。患者可出现自主神经功能亢进症状，表现为心悸、出汗、脸红、手震颤、头晕、恶心、呕吐等，患者可有焦虑、濒死感，偶可出现意识混浊。躯体症状常有高血压，并由此导致头痛、脑血管意外、癫痫发作或心肌梗死。诊断时应与功能性精神障碍如广泛性焦虑、惊恐障碍等相鉴别。

第三节　器质性精神障碍患者的护理程序

一、护理评估

对器质性精神障碍患者的护理评估应采用交谈、观察、身体检查,以及查阅病历记录、诊断报告等方式,收集有关急、慢性患者及危重患者目前健康状况的主、客观资料等。

(一)主观资料

评估患者的各种主观感觉:评估患者有无注意力不集中,记忆、分析、判断及计算能力是否降低,有无错觉、幻觉等;评估患者的精神状态,如对突发性失语、偏瘫感到自卑、恐惧;评估家庭和社会支持系统,患者对前途的信心以及对疾病的态度等。

(二)客观资料

评估神经系统体征及患者的自理能力:评估患者有无意识障碍、感觉障碍、失语、失用、失认等;有无饮食、睡眠障碍,排泄异常;有无反射性呕吐,呼吸、脉搏、血压等生命体征变化,皮肤颜色、弹性等;患者注意力是否集中,记忆力有无减退,减退的程度如何;有无感知觉障碍及情绪障碍,有哪些不安全因素,如患者是否有出走、神游症、躁动不安、情感淡漠或焦虑;有无自我保护能力等;在人格方面需要评估患者有无人格改变的表现。

(三)相关因素

评估躯体疾病或躯体残疾;评估影响本病进展的疾病;评估治疗因素及社会功能受损程度等。

二、护理诊断

(1)记忆功能障碍。
(2)定向力障碍。
(3)自理能力缺陷。
(4)睡眠形态紊乱。
(5)营养失调。
(6)语言功能障碍。
(7)有皮肤完整性受损的危险。
(8)思维过程改变。

三、护理目标

根据患者病情设立不同的护理目标,如减少患者躯体受伤的危险;在患者住院期间保持身体清洁无异味,在他人协助下能够自理,减少压疮、营养不良等并发症;使患者维持最佳的功能状态等。但应注意,护理目标最优先考虑的是帮助患者恢复原有的最佳功能状态,或重建患者以前的生活经验,而不是教导患者学习新的技能。

四、护理措施

(一)谵妄的护理措施

1.改善睡眠,保证患者休息

为患者创造安静、舒适的睡眠环境。睡前护理人员可利用温水泡脚、背部按摩、家人陪伴或给患者饮用温牛奶等方法帮助患者轻松入睡,并做好患者睡眠记录。

2.保证患者营养供给

谵妄患者可因极度兴奋、体力和能量消耗过大,营养供给无法满足生理需要。因此,应给予高营养、高热量、高维生素、易消化饮食,以维持水、电解质的平衡。

3.二便护理

对于大小便失禁者,应及时为其擦洗干净,更换衣裤,保持床单元清洁、干燥。对于便秘者,可帮助患者按摩腹部,或遵医嘱应用缓泻剂,必要时行灌肠术;对于尿潴留者,可帮助患者按摩下腹部、热敷、听流水声,必要时行导尿术。同时做好患者的心理护理。

4.提供保护性措施

对伴有幻觉的定向力障碍患者,应专人看护,限制其单独活动,床边加用床栏,病房内陈设应简单,禁止摆放各种锐器等危险物品。必要时给予患者保护性约束。

5.加强卫生护理

保证患者皮肤、口腔、会阴部的清洁。定时为其翻身,防止压疮发生。

6.注意与患者的沟通

患者思维紊乱,需要别人给予清楚的信息及指导。因此,沟通方式必须简单、直接。

7.争取家属的支持

家属对患者的关心及出院后的护理是保证患者长期康复的重要支持,护理人员应调动家属对患者关心和照顾的积极性。

8.做好疾病健康教育

在恢复期,护理人员应向患者说明疾病的相关知识,继续治疗的必要性,以及如何采用预防性的措施防止复发等。

(二)痴呆的护理措施

1.日常生活护理

大多数痴呆患者生活自理困难,应根据痴呆程度进行护理,必要时由专人护理。痴呆患者由于年龄大,消化功能减退或因其他疾病易发生营养不良,还可因记忆障碍或不知饥饱而抢食致超量进食,故应加强饮食护理,并调节患者的饮食行为。进餐环境应安静、卫生。对过量进食者要安排单独进餐。对拒食者应劝导或喂食。尽量帮助患者学会自己进食,并保持其进食能力。应特别注意患者的液体摄入量,以保持水电解质平衡。

痴呆患者可因各种原因导致睡眠障碍,应根据实际情况做好睡眠护理。如患者因精神症状或躯体不适而出现失眠,应对症处理,帮助患者保持良好睡眠。

痴呆患者早期有近记忆障碍,常常遗忘物品放置地点,护理人员应耐心帮助患者将身边常用物品整理后固定放置,保持病房整洁,地面应防滑,床铺平整、干燥,不轻易改变病房布置,以防患者辨认困难。加强患者个人卫生的护理,根据气温变化相应增减衣物,设法帮助患者恢复穿衣等自理能力。对肢体或其他部位有功能障碍者,给予相应的护理,以解决生活自理困难问题。

2.安全护理

(1)提供较为固定的生活环境　尽可能避免搬家,当患者要到一个新地方时,最好能有他人陪伴,直至患者熟悉了新的环境和路线。

(2)佩戴标志　患者外出时最好有人陪同或佩戴写有联系人姓名和电话的腕带,以便于迷路时被人送回。

(3)防意外发生　老年期痴呆患者常可发生跌倒、烫伤、烧伤、误服、自伤或伤人等意外。应将患者的日常生活用品放在其看得见、找得着的地方,减少室内物品位置的变动,地面应防滑,以防跌伤骨折。患者喝水时注意水温不能太高,热水瓶应放在不易碰撞之处,以防烫伤。不要让患者单独承担家务,以免发生煤气中毒,或因缺乏应急能力而导致烧伤、火灾等意外。应将有毒、有害物品放入加锁的柜中,以免误服中毒。尽量减少患者的单独行动,应将锐器、利器放在隐蔽处,以防痴呆老人因不愿给家人增加负担或在抑郁、幻觉、妄想的情况下发生自我伤害或伤人。

(4)正确处理患者的兴奋躁动情绪　当患者不愿配合治疗和护理时,不要强迫患者,可稍待片刻,等患者情绪稳定后再进行。当患者出现暴力行为时,不要以暴还暴,应保持镇定,尝试转移患者的注意力,找出导致暴力发生的原因,针对原因采取措施,防止类似事件再次发生。如果暴力行为变频繁,可与医生商量,给予药物控制。

3.观察用药反应

护理人员应了解各类药物(如常用的促进脑细胞新陈代谢的药物、抗精神病药物、抗抑郁药物等)的药理作用,认真观察患者服药后有无不良反应,并及时做好护理记录。

4.定向力训练

定向力障碍是痴呆患者很常见的问题,护理时应重点关注。护理人员可在病房内设置醒目标记,放置患者熟悉的物品,也可利用时钟、日期、新闻等内容训练患者的定向力。为防止患者走失,应限制其独自外出。为防止意外,可在其衣服上缝上编有患者姓名、地址及电话号码的标志。

5.心理护理

(1)关心患者　鼓励家人多陪伴患者,给予患者各方面必要的帮助,多陪患者外出散步,或参加一些力所能及的社会、家庭活动,使之消除孤独、寂寞感,感到家庭的温馨和生活的快乐。

(2)开导患者　多安慰、支持、鼓励患者,当遇到患者情绪悲观时,应耐心询问原因,予以解释,播放一些轻松愉快的音乐以活跃其情绪。

(3)沟通　注意尊重患者的人格,多与患者沟通,对患者要有耐心,语速要缓慢,宜使用简单、直接、形象的语言,并利用脸上的表情、身体的姿态、动作来加强与患者的沟通;对患者在自理和适应方面所做出的任何努力要给予肯定,多使用鼓励、赞扬的语言,切忌使用刺激性语言,如呆傻、愚笨等。

(4)不嫌弃患者　要有足够的耐心,态度温和、周到体贴、不厌其烦、积极主动地去关心照顾患者,以实际行动关爱患者。

6.健康教育

痴呆患者最终将回归家庭,故应对患者家属做好疾病相关知识的健康教育,充分发挥家庭的支持作用。

五、护理评价

根据患者的病情制订切实可行的护理目标。目标过高则难以实现;目标过低则达不到预期效果。在执行护理计划的过程中,也应根据病情变化,不断修改护理计划,使之更适合于患者。护理评价的项目如下。

(1)患者的营养、水分是否满足身体需要;患者失眠或睡眠倒置是否得到改善;身体、衣服有无异味,床褥是否清洁;二便是否正常等。

(2)有无外伤及其他合并症发生。

(3)患者能否适应环境。

(4)护患是否关系良好。

(5)对未能落实的护理内容是否做出新的护理计划,并付诸实施。

本章小结

一、本章提要

通过本章学习,了解器质性精神障碍的诊断、治疗、护理、预后的相关知识;熟悉器质性精神障碍的相关护理诊断;重点掌握器质性精神障碍、谵妄综合征和痴呆综合征的概念,掌握器质性精神障碍患者的临床特点和护理措施。具体包括以下内容。

1.掌握基本概念,如器质性精神障碍、谵妄综合征、痴呆综合征等。

2.掌握器质性精神障碍的临床特点和护理措施,如阿尔茨海默病、血管性痴呆等。

3.了解器质性精神障碍的诊断、治疗、预后等。

二、本章重点及难点

1.器质性精神障碍、谵妄综合征、痴呆综合征的概念。

2.阿尔茨海默病的临床特点。

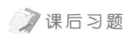 课后习题

一、名词解释

1.谵妄综合征　　2.痴呆综合征　　3.健忘综合征

二、填空题

1.临床上谵妄以意识障碍、_____、_____三联征为典型表现。其中关键症状是_____。

2.痴呆综合征可出现_____、_____和_____定向障碍。

三、选择题

1. 下列关于阿尔茨海默病的说法不对的是(　　)
   A. 近记忆障碍常为首发症状
   B. 疾病后期主要为智能的全面减退
   C. 病理特征为老年斑和神经元纤维缠结
   D. 往往在疾病后期出现人格改变
   E. 常起病隐袭,为持续性、进行性病程

2. 怀疑患者患有痴呆,评估时问患者中午饭吃了什么,是为了检查患者(　　)
   A. 远期记忆　　　　　　　B. 近期记忆　　　　　　　C. 感觉
   D. 评估喜欢的食物　　　　E. 语言

3. 护士把一物体放在阿尔茨海默病患者手里并让其说出物体的名字,有(　　)的患者不能说出物体的名字
   A. 失语症　　　　　　　　B. 失用症　　　　　　　　C. 失认症
   D. 记忆丧失　　　　　　　E. 癫痫

四、简答题

1. 简述阿尔茨海默病的临床特点。
2. 简述痴呆患者的护理。

（刘希杰）

第七章 精神活性物质所致精神障碍患者的护理

学习目标

1.掌握护理评估主要内容和主要护理措施。

2.熟悉精神活性物质、依赖、滥用、耐受性、戒断状态的概念;精神活性物质所致精神障碍的常见类型、临床特点。

《2021世界毒品报告》指出,2020年全世界约有2.75亿人使用毒品,而我国各地也不同程度地存在着与毒品有关的违法犯罪活动,与使用非法药品相伴随的是一系列医疗和社会问题。本章将介绍常见的具有成瘾性的精神活性药物,以及如何护理精神活性药物所致精神障碍的患者。

第一节 概 述

一、概念

(一)精神活性物质

精神活性物质(psychoactive substances)又称成瘾物质,是指来自体外,能影响人的情绪、行为,改变人的意识状态,有致依赖作用的一类化学物质。常见的精神活性物质有酒精、阿片类、镇静催眠剂、大麻、兴奋剂、致幻剂、烟草等。人在使用这些物质后,会出现各种心理、生理症状,导致行为或反应方式的改变,使精神活动能力或社会功能明显下降。

毒品是社会学概念,指具有很强成瘾性并且法律法规禁止使用的化学物质,主要有阿片类物质、可卡因、大麻、兴奋剂等。

(二)依赖

依赖(dependence)是指一组由于反复使用精神活性物质引起的行为、认知和生理症状群,包括强烈的、对精神活性物质的渴求,尽管患者明知对自身有害,但仍难以控制,持续使用,使用者耐受性增加,出现戒断症状和强制性觅药行为。一般又将依赖分为精神依赖和躯体依赖。精神依赖又称心理依赖,是指患者对精神活性物质的强烈渴求,以期获得服用后的特殊快感,驱使使用者为寻求这种感觉而反复使用药物,表现为所谓的渴求状态。容易引起精神依赖的物质有吗啡、海洛因、可待因、哌替啶、巴比妥类、酒精、苯丙胺、大麻等。躯体依赖又称生理依赖,是指由于反复使用精神活性物质,机体产生了病理性适应改变,以致需要精神活性物质在体内持续存在,否则机体不能正常工作,表现为耐受性增加和戒断症状。容易引起躯体依赖的物质有吗啡类、巴比妥类和酒精。

(三)滥用

滥用(abuse)又称有害使用,指一种不恰当使用精神活性物质的方式。使用者反复使用药物导致明显不良后果,如不能完成工作、学业、损害躯体、心理健康,甚至导致法律问题等。滥用强调的是不良后果,滥用者无明显耐受性增加或戒断症状的产生,反之就是依赖状态。

(四)耐受性

耐受性(tolerance)是指药物使用者必须增加使用剂量方能获得所需的效果,或使用原来的剂量则达不到使用者所追求的效果。

(五)戒断反应

戒断反应(withdrawal reaction)是指因减少或停用精神活性物质或使用拮抗剂所致的特殊心理、生理症状群,一般表现为与所使用物质的药理作用相反的症状。

二、精神活性物质的分类

根据药理特性,目前精神活性物质分为七大类。

(1)中枢神经系统抑制剂(depressants)　能抑制中枢神经系统,如巴比妥类、酒精、苯二氮䓬类等。

(2)中枢神经兴奋剂(stimulants)　能兴奋中枢神经系统,如咖啡因、苯丙胺、可卡因等。

(3)大麻(cannabis,mariguana)　是世界上最古老的致幻剂,适量吸入或食用可使人欣快,增加剂量可致幻。

(4)致幻剂(hallucinogen)　能改变意识状态或感知觉,如麦角二乙酰胺、仙人掌毒素等。

(5)阿片类(opiates)　包括天然、人工合成或半合成的阿片类物质,如海洛因、吗啡、哌替啶、美沙酮、阿片等。

(6)挥发性溶剂(solvents)　如丙酮、甲苯、汽油等。

(7)烟草(tobacco)。

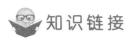知识链接

三类主要毒品滥用情况

国家禁毒委员会办公室发布的《2019年中国毒品形势报告》指出,截至2019年底,中国现有吸毒人员214.8万名,占全国人口总数的0.16％。其中滥用冰毒人员118.6万名,占55.2％,冰毒仍然是我国滥用人数最多的毒品;滥用海洛因人员80.7万名,占37.5％;滥用氯胺酮人员4.9万名,占2.3％;滥用大麻人员2.4万名。海洛因、冰毒和氯胺酮三类主要滥用品种的滥用人数均出现下降。

三、病因

精神活性物质依赖的原因不能用单一的模式解释,一般认为,社会文化因素、心理因素、遗传因素、生物学因素等共同参与了精神活性物质使用的整个过程。

(一)社会文化因素

社会环境、社会文化背景与社会生活状况对精神活性物质的使用有很重要的影响,常决定了物质的可获得性和可接受性。由于种族文化背景的不同,各地区所滥用的物质也有所不同。生活节奏加快及由此产生的应激反应,也会诱发人们滥用抗焦虑药物或兴奋剂,家庭矛盾、单亲家庭、家庭成员沟通不良、父母的管教失当或期望值过高、升学压力过大、医疗上的使用不当等都是精神活性物质使用的危险因素。

(二)心理因素

因个体的易感性不同,吸毒者有明显的个性问题,如社会适应性不良、反社会性、过度敏感、情绪控制力较差、易冲动性、耐受性差、缺乏有效的防御机制、追求即刻的满足等。嗜酒者病前人格特征常为被动、依赖、以自我为中心、易生闷气、缺乏自尊心、对人疏远、有反社会倾向等。研究还发现,有神经质倾向的个体吸烟率较高。此外,青少年除生理发育变化较大外,心理也处于不稳定期,易受同伴的影响,一旦交友不慎,加之好奇心驱使,以及寻求刺激的心理,致使他们容易落入物质滥用或物质依赖的陷阱中。另外,亦有人在遭受打击后为逃避挫折而开始使用精神活性物质。

(三)遗传因素

遗传因素在物质依赖中也起着重要的作用。例如,家系研究发现,酒精中毒具有明显的家族聚集性,酒精中毒发生率在一级亲属中比一般人群明显升高,而寄养子与寄养父母嗜酒关系则不密切。

四、常见临床类型

(一)酒精所致精神障碍

1.酒精的作用及机制

酒精(乙醇)是世界上应用最广泛的成瘾物质。酒精中毒已成为严重的医学问题和社会问题,引起全世界的普遍关注。个体对酒的反应差异很大,敏感性也不一样,个体对酒滥用的敏感性60%与遗传有关。一般来说,饮酒量或血液内酒精浓度的不同,其抑制的程度及范围也不同。酒精首先抑制大脑皮层。血液中的酒精浓度若达0.05%时,会抑制思考与判断能力,人会出现话多,音量较大,活动过度;若达0.1%时,人会出现言语不清、运动失调;若达0.2%时,人会出现步态不稳、难以站立、口齿不清;若达0.3%时,人会出现意识不清;一旦浓度高达0.4%~0.5%时,则人可能出现昏迷、呼吸心跳抑制;0.5%以上则易导致死亡。

酒精进入体内后经肝脏代谢,在代谢过程中产生丙酮酸、氢离子、嘌呤类物质,若大量饮酒,可导致高尿酸血症(即痛风)和高乳酸血症,如长期大量饮酒,容易使体内的脂肪氧化受阻,大量的脂肪酸堆积在肝脏内,形成脂肪肝、高脂血症及动脉硬化等,亦能损害肝细胞,导致酒精性肝炎、酒精性肝硬化等。

2.饮酒与精神障碍

(1)急性酒精中毒又称急性醉酒或单纯性醉酒,生活中最为多见,为一次大量饮酒后引起,出现反常行为表现。临床症状的严重程度与患者血液酒精含量及酒精代谢速度有关。绝大多数醉酒者首先进入兴奋期,自我的控制能力降低,出现欣快、话多、构音不清、言语轻佻、共济失调,并伴有心率加快、面色潮红、呼吸急促、呕吐、皮肤血管扩张及各种反射亢进。如其继续饮酒则进入麻痹期,思维进一步受到抑制,兴奋明显加重,吵闹、易激惹、情绪不稳、借题发挥,动作的准确性降低。若醉酒进一步发展,人则出现意识障碍。过量饮酒可致呼吸、心跳抑制引起死亡。多数醉酒者经数小时或睡眠后可恢复正常。

(2)酒精依赖俗称"酒瘾",是由于长期、反复饮酒所致对酒渴求的一种特殊的心理状态。这种渴求导致的饮酒行为已显著优先于其他重要活动,酒精依赖者将饮酒看成是生活中最重要的或非常重要的事。酒精依赖者的特征有:①对饮酒的渴求无法控制。②有固定的饮酒模式,定时饮酒,不顾场合。③视饮酒高于一切活动,不顾事业、家庭和社交活动。④对酒精耐受性逐渐增加,饮酒量增加,酒依赖后期耐受性会下降,饮酒量减少,但饮酒次数会增多。⑤反复出现戒断症状,当减少或突然停止饮酒或延长饮酒间隔时,血液中酒精浓度明显下降,依赖者就会出现手、足、四肢震颤,恶心、呕吐、出汗、焦虑、失眠等戒断症状,少数患者可有短暂的视、触、听幻觉或错觉。若及时饮酒,此戒断症状可消失。出现戒断症状是酒精依赖的标志。⑥反复戒酒后又重新饮酒,并会在较短的时间内再现原来的依赖状态。95％以上的戒断反应为轻度或中度。震颤谵妄为一组严重的戒断症状,常因机体抵抗力低下,如感染或外伤后促发,大约在停饮48小时后出现。经典的三联征包括伴有生动的幻觉或谵妄、全身肌肉震颤和行为紊乱或冲动行为,常伴有自主神经功能亢进症状,发作具有昼轻夜重的规律。部分患者因高热、感染、器官衰竭、外伤而死亡。震颤谵妄发作时间不等,一般为3～5天。

(3)酒精中毒常见的并发症有以下几种。①酒精中毒性幻觉症:长期饮酒引起的幻觉状态,以幻听、幻视常见,夜间加重。幻听多为评论性和命令性幻听,内容对患者不利;幻视内容多为原始性或各种小动物,不伴有意识障碍。②酒精性妄想症:慢性酒精依赖患者在意识清晰的情况下出现嫉妒妄想,坚信配偶对自己不贞,有时内容十分荒谬,如怀疑老妻与青年男子有染或与少年儿童关系不正常。③科尔萨科夫综合征(Korsakoff syndrome):以严重的近记忆力障碍、顺行性或逆行性遗忘、错构、虚构及定向力障碍为主要临床表现,还表现为欣快、幼稚,但患者对自己的缺陷并不苦恼。④酒精中毒性痴呆:有近10％的酒精依赖型患者最终出现痴呆,其原因不但有酒精的直接毒性作用,也与B族维生素缺乏有关,CT可显示患者的额叶明显萎缩。⑤韦尼克(Wernicke)脑病:是慢性酒中毒最常见的一种代谢性脑病,为维生素 B_1 缺乏所致,临床上表现为突然发作的神经系统功能障碍,如眼球麻痹、眼球不能外展和明显的意识障碍、定向力障碍、记忆力障碍、震颤谵妄等。如能及时诊断和治疗(大量补充维生素 B_1),有些患者可以完全恢复,一部分患者可转为科尔萨科夫综合征或痴呆。

3.治疗

(1)过量中毒时无特异性拮抗药物,应对症处理。

(2)脱毒治疗(单纯性酒戒断症状的治疗)常规用药是苯二氮䓬类药物,因这类药物与酒精有交叉耐受性,故可明显缓解戒断症状。

(3)酒精所致精神障碍的治疗可选用抗精神病药物,起始剂量要小,根据病情逐渐加量,症状控制后减量。

(4)戒酒首先要保证切断酒的来源,曾经有人使用过厌恶疗法,如依米丁、阿扑吗啡等与酒合用,也有人用戒酒硫进行巩固治疗。近年来常用长效阿片类受体拮抗剂纳曲酮治疗慢性酒精中毒,降低嗜酒者对饮酒的渴求,减少其酒精摄入量。此外,抗抑郁药物(如选择性5-羟色胺再摄取抑制剂)不仅能治疗酒精依赖伴发的抑郁及焦虑障碍,也能降低嗜酒者对饮酒的渴求。

(二)阿片类物质所致的精神障碍

阿片类物质是指天然或合成的、对人体产生类似吗啡效应的一类物质,主要包括阿片、吗啡、可待因、二醋吗啡(海洛因)及人工合成的哌替啶(杜冷丁)、美沙酮、芬太尼等。这些药物通常也是主要的吸毒药品,阿片类物质的主要药理作用包括镇痛、镇静、抑制呼吸中枢、抑制咳嗽中枢、抑制胃肠蠕动、兴奋呕吐中枢、欣快等。

1.阿片类物质的作用

用药的方式不同,产生的效果不同。如海洛因可加热后吸入、皮下注射、静脉注射,静脉注射后快感强烈,需用药量小。初尝阿片类物质时,许多人会有恶心呕吐、头昏乏力、焦虑等感觉,随着重复用药,不适感逐渐减轻或消失,而快感逐渐显露,并成为强化效应而很快导致依赖等一系列症状的产生。长期用药导致体质日渐虚弱、食欲不振、便秘、性欲消失。在毒品一时得不到的情况下,吸毒者会使用安定、止痛片等临时"救急",所以阿片类依赖者又常常是多种药物依赖者。

2.戒断反应

阿片类物质造成依赖后,只要减量或停用,便会出现戒断综合征,其轻重与用药种类、剂量、用药次数等有关。症状一般在停药后8~12小时出现,患者表现为哈欠、流泪流涕、寒战、出汗等,随后陆续出现各种戒断症状,如厌食、恶心呕吐、腹痛腹泻、情绪恶劣、嗜睡但睡不安稳,继之出现瞳孔扩大、寒战畏冷、血压上升、呼吸急促、顽固性失眠、全身疼痛、烦躁不安、意识模糊、谵妄等。症状一般在断药后24~36小时较为突出,7~10天逐渐消失。

3.治疗

(1)阿片类的脱毒治疗一般在封闭的环境中进行。常用的替代药物有美沙酮和丁丙诺啡等,使用的剂量视患者的情况而定,原则上使用递减法,先快后慢,限时减完,一般在2~3周内完成整个治疗。脱瘾治疗的主要目的是控制戒断症状。

(2)维持治疗:阿片受体拮抗剂纳曲酮可作为阿片类物质依赖者脱毒后预防复吸的一种药物。

(3)多数研究表明社会心理干预能针对某些问题,如复发等,起到良好的治疗作用。社会心理治疗包括:认知行为治疗、集体心理治疗、家庭治疗、复吸预防等。

(三)药物所致的精神障碍

1.镇静、催眠、抗焦虑药物

(1)镇静、催眠、抗焦虑药物的作用　可引起依赖的镇静、催眠药物主要为巴比妥类药物。短效的巴比妥类药物,如司可巴比妥(速可眠),起效快,连续使用易产生耐受性,久用可产生依赖性,患者为达到药效任意增加药量,故极有可能中毒致死。抗焦虑药物,特别是苯二氮草类药物在临床上应用广泛,一旦使用不当易产生依赖现象。苯二氮草类药物的主要药理作用是抗焦虑、松弛肌肉、催眠、抗癫痫等。由于这类药物安全性好,使用过量时也不至于有生命危险,目前应用范围已远远超过巴比妥类药物。

（2）临床表现　长期大量使用巴比妥类药物或苯二氮䓬类药物均可引起依赖,患者出现人格改变,表现为易激惹、意志薄弱、说谎、欺骗、偷窃、缺乏责任感等。苯二氮䓬类药物过量服用可造成急性中毒,但较易救治。形成依赖后一旦停用,患者会出现戒断症状,通常有焦虑、失眠、头痛、耳鸣、全身无力、震颤、出汗、注意力不集中等,严重者出现一过性幻觉、欣快、癫痫大发作甚至谵妄。有些戒断症状（如入睡困难、感觉过敏、耳鸣等）可持续数周至数月。

（3）治疗　①戒药治疗:采取逐渐减少剂量的方法,可根据需要使用一些辅助药,如卡马西平、抗抑郁剂、β-受体阻滞剂等。国外常用替代疗法,如用长效的巴比妥类药物代替短效药物,或苯二氮䓬类药物的长效制剂代替短效、中效制剂,并逐渐减少替代药物剂量。②康复与预防:应严格控制对镇静催眠药物和抗焦虑药物的管理及临床使用,减少个体对药物产生依赖的机会,同时应充分认识到滥用药物的危害性,提高对镇静催眠药和抗焦虑药形成依赖的警惕性。

2.中枢神经系统兴奋剂

中枢神经系统兴奋剂或称精神兴奋剂,包括咖啡或茶中所含的咖啡因,但引起关注的主要是可卡因及苯丙胺类药物。苯丙胺类药物在我国的滥用程度有增强的趋势。

苯丙胺类兴奋剂(amphetamine-type stimulants,ATS)指苯丙胺及其同类化合物,是对所有由苯丙胺转换而来的中枢神经系统兴奋剂的统称,属于精神药品,会对人体的精神、脏器造成巨大的危害。苯丙胺类兴奋剂包括苯丙胺（安非他明,amphetamine）、麻黄碱(ephedrine)、芬氟拉明(fenfluramine)、哌甲酯（利他林,methylphenidate）、匹莫林(pemoline)、伪麻黄碱(pseudoephedrine)和苯丙胺类衍生物,如甲基苯丙胺(methamphetamine,冰毒)、3,4-亚甲二氧基甲基安非他明(MDMA,ecstasy,摇头丸)。

目前,苯丙胺类兴奋剂在医疗上主要用于减肥（如芬氟拉明）、儿童多动症（如利他林、匹莫林、苯丙胺等）、发作性睡病（如苯丙胺）及中枢抑制剂中毒的抢救。非法兴奋剂（如甲基苯丙胺、MDMA等）则被滥用者出于各自不同的目的使用,导致了一系列不良的社会影响。

（1）苯丙胺类药物的作用　丙胺类兴奋剂具有强烈的中枢兴奋作用和致欣快作用。少量应用可以使使用者自信心和自我意识增强,精力旺盛,注意力集中,饥饿感疲劳感减轻,行为活动增加,易激惹;中等剂量应用可致舒适、警觉增加、话多、注意力集中、运动能力增加等,也可致焦虑、情感不协调、思维松散、偏执、言语不清、刻板动作等。具体表现因个体的情况（耐受性、药物剂量等）而有所不同;大剂量应用可致中毒、惊厥、昏迷,甚至死亡。一般认为,苯丙胺类兴奋剂并没有确定的生理依赖性,而更容易使人产生精神依赖。

（2）临床表现　苯丙胺类兴奋剂的急性中毒临床表现为中枢神经系统和交感神经系统的兴奋症状。轻度中毒表现为瞳孔扩大、血压升高、脉搏加快、出汗、口渴、呼吸困难、震颤、反射亢进、兴奋躁动等症状;中度中毒者出现精神错乱、谵妄、幻听、幻视、被害妄想等精神症状,并在这些精神症状的影响下出现暴力行为;重度中毒时患者出现心律失常、痉挛、循环衰竭、出血或凝血、高热、胸痛、昏迷,甚至死亡。

长期滥用苯丙胺类兴奋剂可导致慢性精神障碍,又称为苯丙胺性精神病。滥用者还可出现明显的暴力伤害和杀人犯罪倾向。研究表明,82%的苯丙胺滥用者即使停止滥用达8～12年,仍然有一些精神病的症状。

（3）治疗　①精神症状的治疗:苯丙胺类兴奋剂滥用可以产生精神依赖,戒断时患者可出现急性精神障碍,表现为意识障碍、幻觉、妄想、伤人行为等症状。对于症状严重者,一般选用氟哌啶醇治疗,理由是氟哌啶醇为 D2 受体阻断剂能特异性阻断苯丙胺类兴奋剂的中枢神经系统作用,大量的临床报告证实效果良好。地西泮等苯二氮䓬类药物也能起到良好的镇静作用。②对症治疗:急性中毒患者常出现高热、代谢性酸中毒和肌痉挛症状,应给予降温、畅通呼吸道、给氧,必要时行气管插管、使用地西泮控制痉挛发作等对症处理。③心理治疗:应采用心理治疗措施,矫正个体的行为及态度,鼓励其参加康复性治疗组织,建立一套监督扶持系统,对曾经的吸毒人员提供心理或专业辅导,并提供其他方面的支持和互助,使之能够重返社会,变成被社会所接纳的人。

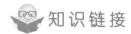 知识链接

6 月 26 日"国际禁毒日"

1987 年 6 月 12 日至 26 日,联合国在奥地利首都维也纳举行了联合国麻醉品滥用和非法贩运问题部长级会议。会议提出了"爱生命,不吸毒"的口号,与会 138 个国家的 3000 多名代表一致同意将每年的 6 月 26 日定为"国际禁毒日",以引起世界各国对毒品问题的重视。同年 12 月,第 42 届联合国大会通过决议,决定把每年的 6 月 26 日定为"禁止药物滥用和非法贩运国际日"简称"国际禁毒日"。从 1992 年起,每年的国际禁毒日都确定一个口号,以达到国际社会关注和共同参与的效果。如 2015 年国际禁毒日主题是"抵制毒品,参与禁毒"。

第二节　精神活性物质所致精神障碍患者的护理程序

一、护理评估

(一)主观资料

1.一般情况

患者有无意识障碍及意识障碍的程度;有无定向力障碍;与周围环境的接触能力;合作情况;营养和体重,如有无营养不良、极度消瘦等;日常生活情况,如饮食、睡眠、大小便、月经情况以及自理能力等。

2.认知活动

患者是否出现错觉、幻觉等知觉的改变;有无思维内容障碍及思维过程方面的改变,如酒精中毒性嫉妒妄想;有无注意力和记忆力损害;有无智能的减退;将患者发病前后的人格加以比较,有无人格改变;评估患者对自己的精神症状的认识程度。

3.情感活动

通过交谈启发了解患者的内心体验,观察患者有无焦虑、抑郁、紧张、恐惧不安等恶劣情绪;观察患者对周围环境的反应能力,有无兴奋、吵闹、易激惹等;有无对以往的行为感到自责、悲伤或羞愧等。

4.意志行为活动

患者是否有好奇心重、追求快感、生活苦闷、想从药物中逃避等用药动机;是否改变了原有的生活方式,基本需求能否满足;是否有利用说谎、偷窃、收集、藏匿、攻击等行为不惜一切手段持续用药等。

(二)客观资料

1.躯体状况

了解患者的生命体征、意识状态、营养状况、饮食状况、排泄状况、生活自理状况;评估用药史;评估患者有无打哈欠、流涕、发热、肌肉酸痛、腹痛、腹泻、恶心呕吐、震颤、共济失调等戒断症状;评估患者有无并发症及受累程度。

2.精神症状

评估患者有无抑郁、自杀、自伤、自知力障碍,以及损害程度。

3.社会心理状况

评估患者的工作、学习效率是否降低,人际交往能力、生活自理能力有无减弱;与同事及家人能否正常相处;评估患者和家庭环境、其他各环境之间的关系,患者在家中的地位,以及社会支持系统状况。

4.既往健康状况

评估患者的患病史、家族史、饮酒情况、吸烟史、毒物接触史及药物过敏史等。

5.以往治疗情况

评估患者既往精神活性物质的使用史、既往戒毒史、戒酒或戒烟史、治疗用药情况及药物的不良反应等。

6.实验室及其他辅助检查

评估患者的血常规、尿常规、大便常规、血生化、心电图、脑电图检查结果。

二、护理诊断

(1)意识障碍　与酒精或药物过量中毒、戒断反应有关。

(2)营养失调:低于机体需要量　与消化系统障碍,缺乏食欲,以及用酒、药取代食物有关。

(3)感知改变　与酒精或药物过量中毒、戒断反应有关。

(4)有暴力行为的危险(针对自己或针对他人)　与酒精或药物中毒、戒断反应或个人应对无效有关。

(5)焦虑　与戒断反应、需要未得到满足或个人应对无效有关。

(6)睡眠形态紊乱　与物质依赖所致的欣快或戒断症状等有关。

(7)自我概念紊乱　与家庭关系不良、社会支持系统缺乏有关。

(8)潜在并发症:有感染的风险　与重复使用或共用注射器、机体抵抗力低下等有关。

(9)个人应对无效　与认知异常、社会支持系统缺乏有关。

(10)社交障碍　与患者的人格改变、行为退缩、用药行为不被社会接受等有关。

三、护理目标

(1)急性中毒患者能保持生命体征平稳,避免并发症。

（2）改善患者的营养状况。

（3）患者能按计划戒烟、戒酒、戒药。

（4）患者的戒断症状得到控制，睡眠形态、感知过程等逐渐恢复正常。

（5）患者能纠正自己的不正确认知。

（6）患者能建立积极的应对机制。

（7）患者能有效处理和控制情绪和行为，未发生暴力行为。

（8）患者能建立正确的行为模式和有效的人际交往关系，自尊心及自信心增强。

四、护理措施

（一）基础护理

（1）创造舒适的治疗、休养环境。

（2）建立良好的护患关系，关心、尊重患者，保持有效沟通交流。

（3）在饮食方面，观察患者每餐进食情况，给予易消化、营养丰富的饮食，可采用少量多餐的形式。鼓励患者多饮水，保障患者的机体需要。若患者出现吞咽困难，可给予流质饮食或软饭，必要时行鼻饲或静脉营养支持，以维持水、电解质平衡，同时要劝导患者克服和纠正不良的饮食习惯。

（4）在睡眠方面，精神活性物质依赖者在戒断后往往存在失眠、睡眠质量差或昼夜节律颠倒的现象。在药物调整的基础上，应采取措施协助患者改善睡眠情况，如白天鼓励患者参加各种工娱活动，尽量减少卧床时间；晚餐避免太饿或太饱，晚间听一些轻柔的音乐，睡前避免剧烈运动等。详细记录睡眠时间，及时调整，保证有效睡眠。

（5）在个人卫生方面，精神活性物质依赖患者往往个人生活自理能力差，不注意卫生，护士应督促或协助其料理个人卫生，保持床单位干燥、整洁、舒适，做好口腔护理、皮肤护理、二便护理。戒毒患者对疼痛异常敏感，因此，操作时尽量动作轻柔，尽可能少接触患者的皮肤，减少患者的痛苦。

（二）安全护理

1. 预防意外发生

（1）观察和了解患者有无暴力行为，以及暴力行为出现的频率和强度，尽量减少危险因素和去除危险因素。

（2）观察和了解患者有无自杀念头以及自杀念头出现的频率和强度，对于抑郁的患者，应将其安置于易观察的病室，病室内陈设简单，避免患者独处，观察其情绪变化，及时做好防范，鼓励患者参与工娱活动。

（3）观察患者有无意识障碍并评估其程度，若有则应将其安置于重病室，必要时由专人监护，防止其跌倒、坠床。必要时可给予约束。

（4）观察患者有无癫痫大发作，患者痉挛时要有专人护理，上下齿之间放牙垫，防止舌咬伤。保证患者呼吸道通畅，必要时给予吸氧、吸痰。

（5）对于出现错觉、幻觉的患者，应耐心倾听，观察其幻觉与妄想的种类与内容，了解其心理动态，不与患者争辩，建立良好的护患关系。

（6）及时观察异常情况，防止发生意外。

2.严格执行病区安全管理制度

与患者接触时应注意方式,避免直接冲突。应加强巡视,减少不良刺激和环境对患者的潜在危险因素,必要时设专人护理,给予隔离或保护性约束。

3.戒断反应的护理

患者入院 3～5 天后,大多戒断反应严重,往往难以克制生理上的痛苦和心理上的依赖。护理时需严密观察注意下列情况:①观察患者生命体征的变化及意识状态、皮肤黏膜情况等。②观察患者的言谈举止,以掌握患者的心理动态,保证患者安全。③观察和识别患者的中毒症状,及早采取处理措施。④若发现异常情况应立即报告医生,做好抢救准备。⑤戒断反应期间,患者应卧床休息,避免剧烈运动,站立时要缓慢,不应突然站立,防跌倒。

(三)心理护理

1.建立良好的护患关系

尊重患者,耐心倾听患者所述的各种不适感受,鼓励他们表达想法和需要,并针对具体情况,向他们提供有关精神活性物质依赖的知识,给予其心理支持,帮助其树立战胜疾病的信心,运用良好的应对方式来对待和处理问题。

2.纠正不良行为

在物质戒断期间,护理人员不应迁就患者的不良行为,严格检查物品,防范患者的觅酒、觅药行为,严禁其将毒品和酒等带入病房。鼓励患者参加有益的活动,如看电视、下棋、听音乐、做运动等工娱治疗,以转移患者对物质的渴求心理。请已戒除成瘾物质的患者现身说法,进行集体心理治疗。

3.建立正性的自我概念

由于患者在物质依赖期间人际关系不良,家庭关系不睦,自尊心受挫,所以护理人员应帮助患者重新认识自己,肯定其良好的行为,鼓励患者以积极的态度看待自己,改变对自己的负面评价,提升自尊心。鼓励其与社会接触,最大程度地保持和恢复其社会功能。

4.帮助患者认识复吸的高危因素

帮助患者采取适合的处理方式,如回避与以往有关的人员、事物、地点等。

(四)并发症的护理

(1)对出现手指颤抖、步态蹒跚、共济失调等表现的神经系统损害的患者,应注意生活护理,防止跌倒、坠床、摔伤等意外的发生。

(2)对伴有不同类型的躯体疾病患者,在做好基础护理的基础上,还应做好对症护理,如对心血管系统疾病的患者,应密切观察血压、脉搏;对消化系统疾病的患者,要注意饮食,减少刺激性食物对消化系统的损害;对传染病患者要防止交叉感染等。

(五)健康教育

1.患者

对患者进行精神活性物质相关知识的宣教,提高患者对此类物质的警惕性,使其认识到滥用后可能对自身、家庭和社会带来的严重后果及复吸的高危因素,使其知道应采取的处理措施和解决的方法。指导患者树立新的价值观念,使患者学会用正确的方式舒缓压力、建立良好的社交关系和家庭关系。指导患者培养良好的兴趣和爱好,从而替代成瘾物质,建立健康的生活方式和行为习惯。

2.家属

对家属进行相关知识的宣教,使家属认识到自己在教养方式、家庭关系处理方面的偏差,强化家庭功能,减少生活事件和家庭及环境导致的滥用。鼓励家属树立信心,帮助患者共同克服生理与心理依赖的难关,纠正其不良行为。

五、护理评价

(1)患者是否已戒除酒精或药物依赖。

(2)患者的戒断症状是否得到控制。

(3)患者是否能控制不良情绪,纠正不正确的认知,按计划戒毒。

(4)患者是否主动参与各种建设性活动。

(5)患者的睡眠、营养状况是否得到改善。

(6)患者的自尊心与自信心是否增强。

(7)患者是否能正常工作、正常与人交往。

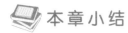 本章小结

一、本章提要

通过本章学习,了解常见的精神活性药物,以及滥用这些药物的危害。熟悉相关概念。掌握常见精神活性物质所致精神障碍的护理措施。具体包括以下内容。

1.掌握酒精所致精神障碍的临床特点。熟悉阿片类物质、药物所致精神障碍的临床特点。

2.掌握精神活性物质、依赖、滥用、耐受性、戒断状态的概念。

3.掌握各类型精神活性物质所致精神障碍的评估要点及护理措施。

二、本章重点及难点

1.精神活性物质、依赖、滥用、耐受性、戒断状态等概念及区别。

2.精神活性物质所致精神障碍的评估方法和护理措施。

课后习题

一、名词解释

1.精神活性物质   2.依赖   3.精神依赖   4.生理依赖   5.耐受性   6.戒断反应

二、选择题

1.关于戒断症状错误的是(   )

A.情绪改变   B.幻觉或错觉   C.判断力增强

D.人格改变   E.失眠

2.下列哪项不是慢性酒精中毒的并发症(   )

A.Wernicke 脑病   B.酒精中毒性幻觉症   C.病理性醉酒

D.酒精中毒性妄想症　　　　 E.酒精中毒性痴呆

3.精神活性物质所致精神障碍的睡眠护理措施包括(　　)

A.白天多卧床休息　　　 B.白天多参加工娱活动　　　 C.晚餐不宜太饿或太饱

D.晚间听一些轻柔的音乐　 E.睡前可用温水泡脚

4.韦尼克(Wernicke)脑病,在临床上表现为突然发作的神经系统功能障碍,如眼球麻痹、眼球不能外展,明显的意识障碍、定向力障碍、记忆力障碍、震颤谵妄等,为(　　)缺乏所致。

A.维生素 A　　　　　　 B.维生素 C　　　　　　　 C.维生素 E

D.维生素 B_1　　　　　　 E.维生素 B_2

5.某女,66 岁,因睡眠不好服用地西泮 1 个月,服药后睡眠情况有所改善,可一旦停药,又出现入睡困难、多梦等问题,患者不得已再次服用该药物。此时,对此患者最好的处理是(　　)

A.加大药物剂量　　　　 B.加用其他巴比妥类药物　 C.继续服用,无须处理

D.马上停止服药　　　　 E.缓慢减量或应用长效的镇静催眠药替代

三、简答题

1.如何护理有戒断反应的患者?

2.酒精依赖的特征有哪些?

3.简述阿片类物质所致戒断反应的表现。

（谢根坦）

第八章 精神分裂症患者的护理

学习目标

1.掌握精神分裂症的概念、临床表现及常见的临床类型;精神分裂症患者的护理。
2.熟悉病因与发病机制,巩固症状学知识,培养护理评估能力及确定护理诊断、制订护理计划的能力。
3.了解精神分裂症患者的康复措施与社区管理。

　　精神分裂症是临床上最常见的重度精神障碍,占各精神卫生机构住院患者的 70% 以上。但是由于人们对其认识不足,先兆症状没有被及时发现,导致其治疗、康复、回归社会等都不够理想。本章主要介绍精神分裂的概念、病因及发病机制、临床表现及常见的临床类型、诊断、治疗及护理等内容。

第一节 概 述

一、概念

　　精神分裂症(schizophrenia)是症状表现、病程及预后的变异性都很大的一组疾病。患者常有认知、情感、意志行为等多方面的异常表现以及不同程度的整体精神功能损害。初次发病年龄多在 15~35 岁,慢性、隐匿起病者多见,也有急性起病并伴有严重行为紊乱者。通常患者意识清晰,可有认知功能损害,但基本智能尚好(可合并精神发育迟滞)。

二、病因与发病机制

　　精神分裂症可见于各种社会文化和各个社会阶层中,精神分裂症的病因目前还不十分清楚,可能与遗传、社会心理等多种因素有关。

(一)遗传

　　本病在近亲中的患病率比一般人群高数倍,且血缘关系越近,发病率越高。双生子研究发现:同卵双胞胎的发病率是异卵双胞胎的 4~6 倍。

(二)神经生化病理的研究

　　多巴胺(DA)功能亢进假说认为,吩噻嗪类抗精神病药能有效治疗精神分裂症,其机制与其阻断中枢 DA 受体的功能有关。近年来,大量研究还表明,精神分裂症的发生还与 5-羟色胺(5-HT)的功能异常有关;其他还包括谷氨酸生化假说、多巴胺和谷氨酸功能不平衡假说等。

（三）躯体因素

研究显示极度产前营养不良、妊娠早期的流感、弓形虫病和铅可能增加精神分裂症的患病风险。

（四）大脑病理和脑结构研究

CT、MRI 及组织病理学研究显示，精神分裂症患者中有 30％～40％存在脑室扩大或其他脑结构异常。最新研究还发现，脑室扩大以前额角最为明显，胼胝体有显著的发育异常。

（五）社会心理因素

临床上大部分患者病前性格多表现为内向、孤僻、敏感多疑，很多患者病前 6 个月可追溯到相应的生活事件。

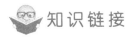 知识链接

精神分裂症的由来

19 世纪，现代精神病学的奠基人克雷丕林（E. Kraepelin，1856—1926 年），对名称各异的症状群进行了分析，认为是同一疾病过程的不同临床表现。尽管有的表现出幻觉妄想、兴奋躁动，有的情感淡漠、行为退缩，但最后结局均趋向于痴呆（事实上不完全是这样），因而他提出了"早发型痴呆（dementia praecox）"这一疾病名称，第一次对精神疾病进行了分类。瑞士医生布洛伊勒（E. Bleuler）从心理学角度分析了精神分裂症的病理现象，他认为这一疾患的本质是由病态思维过程所导致的人格分裂，首次将"精神分裂症"这一术语引入精神病学。

三、临床表现及常见的临床类型

精神分裂症临床症状多样复杂，几乎包含了精神科的全部症状和症状群，但没有任何一个病例能表现出精神分裂症的所有症状。

（一）临床表现

1. 前驱症状

（1）性格冷淡、懒散，不遵守劳动纪律，性格反常、孤僻、无故发脾气、执拗、难于接近。

（2）类神经症状：焦虑、抑郁、失眠、头痛、易疲劳、注意力不集中、工作能力下降等症状。

（3）言行古怪。

（4）多疑、敌对及困惑感。

2. 感知觉障碍

精神分裂症最突出的感知觉障碍是幻觉，最常见的形式是听幻觉。听幻觉的内容可以是人说话的声音也可以是周围其他普通的声音，但主要是言语性幻听，如评论性、争论性、议论性幻听。患者的言行和情绪都受幻听的影响和支配，如表现为侧耳倾听、自言自语、自笑，对着空气破口大骂，伤人、自伤、自杀等行为。精神分裂症感知觉障碍还包括视幻觉、嗅幻觉、味幻觉和触幻觉等。

3.思维联想障碍

思维障碍是精神分裂症的核心症状,表现为思维内容、思维形式和思维过程方面的异常。思维内容障碍最主要的表现是妄想,妄想也是精神分裂症患者出现频率最高的精神症状之一。妄想的表现形式多种多样,各种妄想在精神分裂症中出现的频率以及对疾病的诊断价值也各有不同,临床上以被害妄想、关系妄想、夸大妄想、嫉妒妄想、钟情妄想等多见。一般来讲,在意识清晰的基础上出现的原发性妄想,如妄想心境、妄想知觉、妄想回忆以及某些离奇古怪的妄想,常提示患者患有精神分裂症。

精神分裂症患者的思维形式与思维过程障碍上可表现出以下多种形式:思维散漫离题、思维破裂、思维不连贯、语词新作、思维中断(插入)、思维云集、逻辑倒错性思维、病理性象征性思维等。有的精神分裂症患者会出现精神与躯体活动自主性方面的问题,患者丧失了自我支配感,感到自己的躯体运动、思维活动、情感活动、冲动都是受人控制的,有一种被强加的体验。

4.情感障碍

情感淡漠或情感倒错(情感不协调)是精神分裂症的重要症状。最早涉及的是较细致的情感,如对同事的关怀、同情,对亲人的体贴和对周围事物的情感反应变得平淡迟钝。随着病情进展,患者的情感体验日益贫乏,对一切事物可无动于衷,医生与其交谈时很难唤起其情感上的共鸣,或出现痴笑等情感倒错表现。

5.意志行为障碍

患者出现意志减退,如在坚持工作、完成学业、料理家务及个人卫生方面都有很大困难,对未来无打算,或虽有计划,却从不施行。患者可以几个月不出门,不洗澡,多躺在床上,表现为孤僻、喜欢独处,不愿与人交往等。有些患者也可出现意向倒错。患者还可表现为紧张综合征,包括紧张性木僵和紧张性兴奋两种状态,二者可交替出现。

(二)精神分裂症的临床分型

1.偏执型

偏执型又称妄想型,最常见,约占精神分裂症患者的 50% 以上。偏执型精神分裂症起病缓慢,多在青壮年或中年时期发病,以妄想和幻觉为主要症状。起病初期患者表现为敏感多疑,逐渐发展成妄想和幻觉。妄想内容以被害妄想、关系妄想、钟情妄想及被洞悉感为多见;幻觉以幻听为多见,内容多对自己不利。行为和情感受妄想和幻听影响多表现为冲动、自伤、自杀以及紧张、恐惧等。此型患者的人格、智力和行为的退化较轻,治疗效果较好。

2.青春型

此型多在青年期发病,起病较急,病情进展快,临床以思维、情感、行为障碍为突出表现。患者思维内容离奇,语言内容松散、不连贯,思维破裂;情感肤浅、不协调,喜怒无常、难以捉摸;行为幼稚、愚蠢,扮鬼脸;忽视个人外表修饰,社会功能明显受损。此型易反复发作,预后较偏执型稍差。

3.紧张型

此型常于青壮年发病,起病较急,病程呈发作性。突出的症状是紧张性兴奋和紧张性木僵交替出现,或以紧张性木僵为主要表现,如木僵状态、蜡样屈曲、紧张性兴奋等。偶有紧张性兴奋出现。此型可自动缓解,治疗效果较其他类型好。

4.单纯型

此型较少见,青少年期起病,起病缓慢,持续发展。早期患者出现似"神经衰弱"症状,如易疲劳、失眠、工作效率下降等,逐渐出现日益加重的孤僻、被动、生活懒散、情感淡漠、社交活动贫乏、生活毫无目的,妄想和幻觉不明显。此型早期时症状常不易引起重视,较严重时才被发现,治疗效果较差。

5.未定型

有相当数量的患者同时存在一种以上的精神症状,无法被归入以上四型的任一类型,临床上将其归入到"未定型"中,可为偏执型、青春型或紧张型的混合形式。

四、诊断

精神分裂症是一种具有漫长病程和临床恶化进程的疾病。尚没有可靠的实验室检查可以诊断本病。诊断本病时一直依赖全面评估患者的病史和精神状态检查。CCMD—3是国内现行使用的诊断标准,规定符合症状标准和严重标准至少已持续一个月,单纯型病程至少2年,并且有明显的工作、学习和社会功能缺陷才能考虑诊断本病。在发病初期,来自家人、朋友、同事等的关于患者的情况介绍对诊断非常重要。

五、治疗原则

目前对精神分裂症尚无根治办法。不论是首次发作或复发的精神分裂症患者,抗精神病药物治疗应作为首选的治疗措施。电抽搐治疗、健康教育、工娱治疗、病案管理和积极社区治疗、认知行为治疗、基于社会技能的治疗、家庭治疗、个体心理治疗等措施对改善患者的心境,提高患者的社会适应能力和预防衰退也有重要作用,应与药物治疗结合进行。对部分药物治疗效果不佳和(或)有木僵、违拗、频繁自杀、攻击冲动的患者,急性治疗期可以单用或合用电抽搐治疗。精神分裂症的治疗是以降低复发率、最大限度地改善患者的社会功能和提高生活质量为目的。

(一)药物治疗

抗精神病药物的化学结构虽然不同,但都有较好的对抗精神病性症状的作用,差异在于剂量大小、作用强弱和不良反应的轻重。

1.药物治疗原则

药物治疗应系统而规范,强调早期、足量、足疗程、一般单一用药、个体化用药的原则。治疗应从小剂量开始逐渐加到有效推荐剂量,维持剂量可酌情减少,通常为巩固治疗期间剂量的1/3～1/2(要个体化)。高剂量时应密切评估药物的治疗反应和不良反应,并进行合理调整。一般情况下不能突然停药。

2.药物治疗程序与时间

治疗程序包括急性治疗期(至少8～10周)、巩固治疗期(3～6个月)和维持治疗期。一般认为第一次发病,应药物维持治疗2年。既往有1次或多次发作的患者,应长期维持治疗,除非有不可耐受的副作用及某些禁忌证的出现。

3.安全原则

抗精神病药物一般来讲是安全的,但用药之前均应常规检查血象、肝、肾、心功能和血糖,获得抗精神病药物治疗前患者这些指标的基础值,并在服药期间定期复查对比,发现问题及时分析处理。

4.关于换药

合适剂量抗精神病药物的疗效观察时间最短需要 2～3 周,如无效可改用不同类别的抗精神病药。实践表明,对于治疗前 2～3 周无效或几乎无效者,可以考虑增量或换药。

5.药物不良反应及其处理

对某些轻度副作用可不予处理,在用药过程中通常患者会逐渐耐受,故不影响治疗的进行。对某些中度或重度不良反应,则需减量、停药或换药,并进行对症处理。

(二)电抽搐治疗

患者应用 ECT 治疗的指征如下。

(1)病期不足 1 年。

(2)尽管病期超过 1 年,但患者处于急性发作早期。

(3)有明显的情感症状和紧张症状。分裂症患者接受 ECT 治疗一般不应超过 12 次。

(三)心理与社会干预

1.行为治疗(社会技能训练)

基于学习理论,运用各种方式训练患者的各种技能,如行为动作、人际关系、竞争能力、生活技能等,将某些复杂的问题进行分类,然后再训练各种技巧来完成这一行为或解决这一问题。行为治疗包括有特殊技能训练、解决问题方法训练、概括及表达能力训练等多种形式。

2.家庭干预

(1)心理教育目的在于提高患者和监护人对疾病的理解,使患者和亲属能意识到精神分裂症的各种表现是一种疾病的过程。心理教育的内容包括:向家庭成员讲解疾病的性质特征、药物治疗的基本知识、如何以正确的态度对待患者、如何为患者提供有效支持(如督促服药),帮助家庭成员分析当前矛盾、存在的冲突、家庭环境的紧张因素等。心理教育建议每周做 1～2 次,每次45～60 分钟,次数就具体患者而定。

(2)家庭危机干预目的是指导患者及其家庭成员掌握处理或应对应激的方法和途径,减轻患者的压力,教会他们通过交谈和互相谅解来解决家庭之间的冲突。要求家庭做到:能接受患者精神症状的存在;确认可能诱发精神病的应激源;预防可能导致下次急性发作的应激。同时,应向家庭成员提供能避免或降低疾病发作的对策,包括复发先兆症状的识别等。

(3)以家庭为基础的行为治疗计划包括:行为训练;指导家庭成员如何同患者相处,解决日常生活中所遇到的问题;及时发现和识别问题,分析评估后找出最恰当的解决办法,对患者的改进及时给予鼓励和强化,使其得以保持;鼓励患者从事某些技巧性活动,并给予指导和强化。

3.社区服务

社区服务模式包括多种形式,而其中以主动性社区治疗和职业康复较为常用。

(1)主动性社区治疗 该模式是立足于社区,采用多种训练途径,为患者提供全面的治疗、康复及其他服务的一种方法。其特征包括:主动和患者约定;在患者的生活环境中采取服务措施;多种训练途径的协调整合及工作人员的持续负责。工作团队由医生、护士等至少 2 人以上组成。团队管理的患者较多(平均每个工作人员管理约 10 个以上患者),每次接触患者的时间不长但频率高,而治疗的焦点是为患者决定治疗的选择。此外主动性社区治疗还包括帮助患者处理日常应激、调解冲突、增强服药依从性等。

(2)职业康复 职业康复训练措施能促使患者接触社会、提高自信自尊、改善生活质量,因而被许多国家所应用。过去 20 余年,职业康复已发展了各种不同的方法,包括:以医院为基础的就业,保护性就业,个别处理,职业培训与过渡就业,支持性就业,咨询、教育及生活训练等。

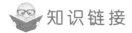 **知识链接**

关于抗精神病药物长期治疗的观点

1. 抗精神病药物不能"根治"精神分裂症,其治疗性质类似于降糖药物治疗糖尿病。

2. 对具体维持服药的时间无统一规定,但有严重攻击、自杀行为和残留症状者,可能需要终生服药。

3. 预防复发需要长期的药物治疗,维持治疗剂量应采取个体化的方式。

4. 家庭干预及认知行为治疗有利于全面预后。

5. 不同药物适用于不同个体,要与患者讨论其感受到的不良反应,找到最适合的药物。

6. 服用抗精神病药物时,不能突然停药。

第二节　精神分裂症患者的护理程序

精神分裂症患者临床症状复杂多变,自知力有不同程度的损害,甚至可能对自己或周围人造成伤害,影响社会秩序等。所以做好精神分裂症患者的护理工作十分重要。

一、护理评估

精神分裂症的护理评估重点包括:健康史、一般情况、精神检查、心理社会方面。护士可通过询问患者和家属、同事、朋友、护送人,观察患者的语言、表情、行为、动作,或者从患者的书信、日记、绘画作品中来获得信息。但是,不管通过哪种途径,在评估时需注意以下几点。

(1)注意评估患者的感受及需求,如患者说有幻听,则要评估具体是什么幻听,幻听内容有无指使患者做什么,患者对幻听的感受,有了上述感受后有什么反应等。

(2)由于精神分裂症患者对自身疾病缺乏自知力,很难正确表述病史,所以要通过家属、朋友、同事或护送人收集资料,也可以借助于一些心理、社会功能评估表来测定。

(一)健康史

1.现病史

现病史包括:此次发病有无明显诱因、发病的时间、就诊原因(主诉)、具体表现、对学习工作的影响程度、就医经过、现在的身体状况、已服药物等。

2.既往史

评估患者既往健康情况如何,包括既往精神疾病情况、既往躯体疾病等。

3.个人史

评估患者生长发育过程如何,包括母孕期健康状况、成长及智力情况、学习成绩、就业情况、民族、婚姻状况、教育程度、常用语言、宗教信仰、不良生活事件、有无烟酒毒品等嗜好。对于女性患者还应评估月经史和生育史。

4.家族史

家族两系三代有无精神障碍患者。

5.过敏史

患者有无药物、食物过敏史。

(二)一般情况

评估患者的意识、生命体征、营养状况、饮食状况、食欲、四肢活动、肌肉、骨骼、自理能力、皮肤黏膜、语言表达、视力、听力、睡眠、排便、排尿、入院方式等情况。评估跌倒、压疮、噎食窒息风险级别。

(三)精神检查

评估患者的精神状况,沟通接触是主动或被动;意志是增强或是减退;情感是否低落、高涨、焦虑、恐惧、易激惹、平淡、倒错;思维是否有被害妄想、思维不连贯、被害妄想、关系妄想、钟情妄想等;行为动作是否有冲动、自语、不语不动、懒散、木僵、自杀意念/行为、毁物、出走、闹事、不合作等;感知觉是否有幻觉、错觉;记忆是否有增强、减退、遗忘;自知力是存在、部分存在还是缺乏;是否有自伤、自杀、伤人、出走既往史,评估自伤自杀、肇事肇祸、擅自离院风险级别。

(四)心理社会

评估个性特征(如内向、外向、乐观、悲观、孤僻、固执、敏感、狭隘、癔症型人格等);评估社交能力(如正常、困难、障碍等);评估工作学习能力(正常、下降、不能);评估应对能力(正常、障碍);评估人际个性、家庭关系(一般、融洽、紧张);评估经济情况(富裕、中等、贫困)。

二、护理诊断

(1)有对他人实施暴力的危险 与幻觉、妄想、精神运动性兴奋、意向倒错、自知力缺乏等因素有关。

(2)有自杀的危险 与命令性幻听、自罪妄想、意向倒错及焦虑抑郁状态而产生的羞耻感有关。

(3)不依从行为 与幻觉妄想状态、自知力缺乏、木僵、违拗、担心药物耐受性及新环境的不适应有关。

(4)营养失调:低于机体需要的营养量 与幻觉、妄想、极度兴奋、躁动、消耗量明显增加,紧张性木僵而致摄入不足及违拗不合作有关。

(5)睡眠形态紊乱 与幻觉、妄想、精神运动性兴奋、环境不适应、警惕性高及睡眠规律紊乱有关。

(6)感知觉紊乱 与患者注意力不集中、感知觉改变有关。

(7)沐浴/卫生自理缺陷 与精神症状、紧张性木僵状态、极度焦虑紧张状态、由于自伤或他伤导致的行动不便及精神衰退有关。

(8)应对无效 与无法应对妄想内容、对现实问题无奈、难以耐受药物不良反应有关。

(9)便秘 与木僵、蜡样屈曲、意志行为衰退及用抗精神病药物所致的副作用有关。

(10)社会交往障碍 与妄想、情感障碍、思维过程改变有关。

三、护理目标

(1)患者在住院期间不发生冲动伤人、自伤及毁物行为,能合理控制情绪。

(2)患者在病情不稳定时,应 24 小时由护士看护,不得离开工作人员视线范围,不发生自杀行为。

(3)患者能尽快地熟悉环境,愿意配合治疗及护理,主动服药,并可以说出自身服药后的反应。

(4)患者能够自行进食,保证身体需要的营养量;对不能自行进食者,应协助其进食,必要时给予补液治疗或者鼻饲。

(5)患者睡眠得到改善,能按时入睡,保证睡眠时间为 7～8 小时/天,并学会一些应对失眠的方法。

(6)患者的症状得到最大程度的减轻,日常生活尽可能不被精神症状困扰。

(7)患者衣物能保持整洁,无异味,在一定程度上可生活自理或在协助下自理。

(8)患者能够区分现实与症状的差距,并能适应现实,耐受药物不良反应。

(9)患者能够了解及叙述所患疾病,以及所用药物对治疗的重要作用。

(10)患者能掌握预防便秘的方法,能定时如厕排便。

(11)患者能表达内心感受,并愿意参加社交活动,能主动与医务人员交谈。

四、护理措施

(一)安全护理

由于精神分裂症患者认知、情感、行为意志等精神活动具有明显障碍,患者的思维常常脱离现实,不能正确理解和处理客观事物,从而出现冲动、伤人、自杀、出走、毁物等异常行为。这些行为的发生,严重影响了患者及周围人的正常生活,带来了严重的后果。因此,安全护理是精神科护理中最重要的组成部分,是精神科护理开展的必要基础。

1.病房的安全管理

应做好安全检查工作,保证患者安全,禁止将危险物品带入病房,以防意外发生。对于危险物品应在患者入院、外出活动返回、探视返回时进行检查,并在此前向家属做好宣教工作;在每日晨间护理时,再次检查床头柜、床垫下、床下、衣物内有无危险物品;严格执行安全检查制度,如病房门窗、锁、桌椅、防护网、天花板等物品损坏时,应及时维修;病区环境保持整洁、地面干燥,洗手间、浴室有防烫防滑标志,使用热水器应有操作指引,患者洗澡时有专人看守;对于医护办公室、患者活动室、配餐室、治疗室等地,人走时应锁门,并保管好工作钥匙,防止医疗器械成为危险物品;对于消毒药品、约束带等各类危险物品应严格保管,定位放置、加锁,做好交接班;治疗护理用品(如注射器、试管等)使用后切勿遗留在病房。

2.严密观察,掌握病情

在日常生活中,护理人员要对每位患者的病情、诊断、护理要点做到心中有数,对于高护理风险的患者做到合理到位的评估。动态评估患者安全危险因素,向患者、家属、陪伴人员做好安全教育工作。对于高风险患者应有警示标志,并严格遵守分级护理制度,每 15～30 分钟巡视病房一次,重点患者应 24 小时不离工作人员视线。护理过程中应加强重点患者、关键环节、特殊时间段的护理,做好特护及危重、兴奋等高意外风险患者的安全评估及护理;同时在护理过程中注重探视、急救、医嘱执行及高危药品管理等关键环节;加强晨起及晚间护理、午间及夜间护士较少时间段的巡视,做好定位管理和身份识别,鼓励家属参与病房安全管理,确保患者安全;注意保护患者隐私,进行暴露患者身体的操作时应进行遮挡。防止外来人员在病房内拍照、录音、录像等。对涉及患者隐私的病情应避免在病房谈论;做好各种告知书、知情同意书等的签署及保管;出现意外事件应及时逐级汇报,组织讨论,分析发生原因,制订相应安全防范措施和持续质量改进措施。

(二)生活护理

精神分裂症患者常常沉浸于自己的症状的世界里,不知料理生活,个人卫生差,进食不规律,有的患者还存在睡眠障碍,致机体抵抗力下降,常易感染多种疾病,故精神科患者的基础护理尤为重要。要做好"六洁"(面部、头发、手足、皮肤、会阴、床单位清洁)、"四无"(无压疮、无烫伤、无摔伤、无院内交叉感染)。

1. 个人卫生

(1)口腔卫生 对于轻症患者应培养早、晚刷牙的习惯;对于懒散的患者应督促其自己刷牙;对于生活不能自理的患者应协助其清理口腔;对于重危患者、木僵或高热患者应每日清理口腔两次。

(2)皮肤与头发护理 入院患者应有一定的卫生处置,如洗澡、理发(流浪或长期住院患者)、修剪指甲等,并检查患者身体有无损伤或皮肤病、体表寄生虫等。指导患者饭前便后洗手,对于生活不能自理的患者护士应帮助其完成。对于月经来潮不知料理的女患者应协助其定期更换卫生巾、清洗会阴、及时更换污染的衣裤与床单等。

(3)衣着卫生 住院患者一律穿住院衣服,并定期给予更换,保持整洁。督促患者随气温变化随时增减衣物。对生活不能自理、过度兴奋、常脱衣露体的患者,尤应注意。

2. 饮食护理

(1)开饭前督促卧床患者起床,餐前洗手,对需要特别护理的患者及特殊饮食的患者应事先安排好,如有家属探视,应在10~15分钟前停止会见,并请家属暂离病区。

(2)一般患者为普通饮食,集体用餐。对特别情况或有宗教信仰者,应按医嘱给流质、半流质、软饭、清真饮食等。

(3)餐具应以简单、不易损坏并易于消毒为原则。每餐饭后餐具应清洗及消毒,需要隔离的应分开洗涤与消毒。饭前饭后应清点餐具一次,以防被患者收藏作为自杀或伤人的工具。

(4)患者开饭前,除必要的工作外,全部工作人员应投入开饭工作,应对全体患者进行巡视、观察及安排,以免遗漏患者进餐。

(5)对兴奋躁动患者尽量避免环境上的刺激。应将其与其他患者分开,并有专人护理。必要时喂食。注意患者进食情况,要定时进餐,防止暴饮暴食或狼吞虎咽,对儿童及年老体弱者应给予去骨剔刺的食物,尤其是鸡蛋馒头等易噎食的食物,要分成小块,或泡在汤水内,防止噎食。

(6)食欲亢进或不能自控的患者进食馒头时,大口吞咽可引起窒息,应加以防范。对因药物反应引起吞咽不能或吞咽反射迟钝的患者,可给予半流质饮食,防止噎食。

(7)对不主动进食者应寻找原因并对症处理。如果患者因便秘而腹胀不敢进食,应给予通便处理;对于偏食的患者,尽量满足其需要;对担心饭菜有毒的患者,可以让患者自行选取食物,或由家属试吃;对于因药物副反应严重而不能进食的患者应给予软饭,并协助或喂食,劝其缓慢进餐,不可催促,防止因吞咽困难而发生噎食。

(8)对拒食患者应分析其原因,仔细检查有无躯体不适,如发热、疼痛、腹泻、便秘等,及时报告医生进行处理。要耐心说服解释,尽量诱导劝说其进食。喂食过程中要注意安全,防止患者将饭菜打翻或夺餐具冲动伤人。

(9)对顽固拒食者,给予鼻饲或输液以保证营养摄入量。进行鼻饲时,速度不宜过快,防止发生意外。

3.睡眠护理

精神分裂症患者多伴有睡眠障碍,如失眠、早醒、入睡困难、多梦、睡眠过多等。对于精神分裂症患者,睡眠质量的高低常预示病情的好坏,严重的睡眠障碍会使患者焦虑、紧张、愁苦、郁闷,可引发意外,良好的睡眠可促进病情早日康复。

(1)患者睡眠时应加强巡视、观察,了解不眠的原因后及时处理。如由于精神症状造成入睡困难,可按医嘱给予适当的镇静剂及安眠药,并多加安慰,消除恐惧心理,减轻疼痛等躯体不适。

(2)消除环境上的不良影响,保持环境安静,及时处理吵闹患者。重症患者与一般患者应分室居住,防止干扰其他患者睡眠。避免光线过强,午间可拉窗帘,夜间治疗结束后适当关闭大灯,并尽量在患者睡前完成各项治疗。

(3)安排有规律的日常生活,以建立良好的睡眠习惯。白天可参加适当的文体活动及体力劳动,减少日间卧床时间。

(4)入睡前应避免过度的兴奋,如紧张的游戏,无休止的聊天,观看恐怖、紧张的电视节目。

(5)加强健康教育,教给患者促进睡眠的方法,如睡前用热水泡脚,喝一杯温牛奶,避免服用咖啡、可乐、茶等兴奋类饮料。

(三)特殊护理

(1)及时发现自杀、自伤、冲动或出走行为的先兆;对不合作或冲动等过激言行不进行辩论,但也不轻易迁就。在日常沟通、治疗护理等需与患者发生躯体接触时,应谨慎,必要时应有他人陪同。

(2)密切观察并防止患者因幻觉、妄想引发自杀、伤人或走失等意外行为。避免在患者看不到却听得到的地方说话、发笑或说悄悄话。对患者的怪异言行不辩论、不训斥,但不轻易迁就。注意规范患者的行为,由于幻觉、妄想、冲动或怪异行为等易导致与他人的冲突,应注意保护患者的人身安全。

(3)加强巡视,掌握住院患者自杀、自伤、不合作、冲动、出走行为等发生的规律。对有明显危险的患者应严加防范,其活动应控制在工作人员视线范围内,并认真交接。对特殊患者必要时设专人护理,禁止其单独活动与外出,禁止其在危险场所逗留,其外出时应严格执行陪伴制度。

(4)对于冲动伤人患者,应避免激惹患者,接触患者时与其保持1~2个臂长的身体距离,态度和蔼,语调平静,解释耐心,满足其合理需求。不与具有操纵或怀疑行为的患者争论。患者冲动时,可酌情隔离或保护约束患者,执行保护约束护理常规。鼓励患者尽量用语言表达愤怒,或通过体力活动等方式发泄、转移不良情绪,并告知患者在冲动不能自我控制时要及时报告医生护士寻求帮助。

(5)对于出走患者,要立即报告医生组织力量及时寻找并通知家属。对出走回归的患者要做好回归后心理护理,并了解其出走经过,以便进一步制订防范措施,并严禁其单独外出。

(6)对木僵患者应加强生活护理。维持水、电解质、能量代谢平衡,必要时给予鼻饲;预防并发症,如保持呼吸道通畅,做好口腔护理,取头偏向一侧卧位,做好二便护理,预防褥疮;必要时遵医嘱配合医生给患者做 ECT,注意观察治疗作用与不良反应。

(7)对意志减退、退缩、淡漠的患者,应教会患者日常生活的基本技巧,开展针对性行为治疗,有的患者在受到挑衅或攻击时不能采取有效措施维护自己,应注意保护;帮助患者制订和实施自理生活能力的训练计划,循序渐进,鼓励患者参与工娱治疗和体育锻炼。

(四)心理护理

精神分裂症患者通常意识清楚,患者常常不暴露思维内容,戒备心强,只有与患者建立了良好的护患关系,取得了患者信任,才能深入了解病情,更好地护理患者。因此建立良好的治疗性护患关系是顺利开展护理工作的基础。

1.尊重患者的人格,同情、关心和爱护患者

不论患者的症状表现如何,都应像对待正常人一样,礼貌相待,按其不同年龄、性别、习惯等给予恰当的称呼,不可轻视或戏弄患者,或故意给患者起绰号。对患者的态度应温和、亲切、耐心、严肃。对患者的不正常行为,不可嘲笑或愚弄。对患者提出的问题要注意倾听。对患者的合理要求,应尽量满足,不可哄骗患者或轻易答应一些办不到的事情。对患者的不合理要求要耐心解释说明。关心患者的疾苦,处处体贴照顾患者,与患者建立良好的工作关系以取得患者的信任和合作。

2.要熟悉病情

护理人员不但要认识每个患者,同时要阅读、熟悉每个患者的病史,了解患者发病有关因素、发病过程、症状、诊断、治疗、特殊注意事项等。以便使自己更有把握地接触患者及恰当地处理患者的提问和要求。接触患者时,可以以患者的兴趣、爱好以及生活、工作等作为话题,进行交谈,启发患者叙述要了解的内容。当患者叙述病情时,应耐心倾听,不要随便打断患者的谈话或贸然对其所谈的内容进行批评,以便掌握病情,做好护理工作。

3.与患者保持正常的护患关系

护理人员接触患者要普遍,避免只接触少数患者,而忽视了大多数患者,除非是病情特别严重要特别护理的患者。在接触异性患者时,要特别注意,一定要有第三者在场,接触时态度要自然、谨慎,有的患者由于病态的思想感情,可能会对医务人员产生不正常的情感反映,应加以注意。与患者接触时不应该谈有关工作人员的私事,所有工作人员的名字、履历和住所及其他患者的病情等均应加以保密。

4.语言要谨慎,避免与患者争论

患者所发表的一些见解,往往是荒谬的,其对问题的看法和理解,也常常会发生错误。有些患者纠缠护理人员、滔滔不绝地重复说一个问题时,护理人员不应表露出不耐烦的情绪。有些患者因病情关系,对护理人员有不正确的反应、攻击、辱骂等行为,护理人员不应计较,更不可去找患者辩论、争吵或采取其他手断进行报复。

5.要以身作则,做患者表率

护理人员应注意自己的仪态,工作服、帽要穿戴整齐,工作时要精神饱满,给患者以愉快振作的印象。工作人员之间要团结、步调一致,互相配合,以提高患者对医护人员的信任感。勿在患者面前讨论其他医护人员的工作能力。

6.加强工作责任心

护理人员工作时要严格遵守规章制度,细致严密,认真负责,使患者放心接受治疗。否则会使患者对工作人员产生严重的信任危机,担心护理人员给其服错药、打错针,甚至产生不必要的妄想,形成医源性精神障碍,从而增加患者痛苦,造成治疗与管理上的困难。

7.对新患者入院要热情接待

护理人员应热情接待患者及家属,要耐心解答家属提出的问题。对出院患者要热情欢送,并告知出院后注意事项,预防复发。

(五)抗精神病药物治疗护理

(1)开始用药第一周或增加药量的第一日,服药后应观察患者的服药反应。有血压降低倾向者(如面色苍白、无力、头晕、嗜睡等),应为其测量血压,观察变化,指导患者起床动作要慢,防止体位性低血压的发生,必要时嘱其卧床休息。

(2)注意观察患者有无严重的药物副反应,如出现黄疸、食欲下降、肝区疼痛、皮肤瘙痒、皮疹、发热、无力、咽部肿痛、腹胀、胸闷、心悸等情况,应及时汇报医师,给予检查处理。

(3)经常注意患者精神状态的变化,如有忧郁情绪应采取防范措施,并报告医生处理。

(4)患者出现严重锥体外系反应时(如动眼危象、扭转性痉挛、吞咽障碍等),可肌肉注射东莨菪碱0.3mg,予以解除。

(5)患者服药期间勿在阳光下暴晒,以免引起光照性皮炎或其他皮肤反应。

(6)患者体温在38.5℃以上,或发现有可疑并发症时,可按医嘱暂停用药。

(7)服用抗精神病药物易引起便秘和排尿困难。应鼓励患者多活动,多饮水,多食蔬菜水果。观察患者排便情况,对于三日无大便者,应采取通便措施,必要时行灌肠。注意观察患者有无排尿困难,对于尿潴留者,可诱导其排尿,无效时应汇报医生,应用药物或给予导尿。

(8)如发现患者藏药,特别是较长时间未按医嘱服用有效高剂量药物时,在强制服药时应密切注意观察服药后的反应,必要时减少剂量,以免引起不良反应的发生。

(9)对过度兴奋、用较大剂量药物的患者,应保证足够饮食及水分的摄入,无论昼夜均应加强巡视,注意观察脉搏、呼吸、面色、意识的变化,发现异常应及时处理,预防猝死的发生。

(10)静脉或肌肉注射药物时,注射前应排空大小便,注射后应卧床休息(第一、二次用药尤应注意),或待患者安静入睡后护理人员方可离开,并采取一定安全措施,防止坠床。

(11)口服药物后应检查口腔(尤其是重点患者),查看舌下、两颊及齿缝有无藏药,确保药物咽下,以免患者弃药或积蓄大量药物服下而中毒。

(六)预防及健康指导

精神分裂症的复发率很高,且复发次数越多,疾病所造成的精神缺损也越严重,给患者、家庭、社会造成的负担也就越大。因此,在精神分裂症患者的护理中,预防疾病复发是非常重要的。

1. 出院前的心理指导

精神分裂症患者在经住院治疗后,大部分精神症状可消失,自知力可部分恢复。出院前应教会患者一些防治疾病复发的方法,做好出院指导。患者坚持按医嘱服药,不要自行增、减药量,药品最好由专人管理,定期复查,定期检查。另外对患者家属应进行健康教育,使患者得到医疗性监护及心理上的支持。

2. 建立定期门诊随访制度

应做好出院后的随访。病区护士负责出院患者电话随访,在出院时征得患者及家属同意,登记随访电话,随访时收集患者的主要病情变化及治疗依从性、对医院的反馈意见等,每次随访应在病区的病例随访工作登记表中做好相应记录,并可预约下一次复诊时间。门诊随访情况在门诊病历中记录。

3. 提高全社会的心理卫生知识水平

可以从社区开始进行精神卫生知识的宣教工作,在有条件的社区建立日间工疗站,为精神分裂症患者营造良好的社会环境,帮助他们重返社会。

五、护理评价

(1)患者有无意外事件和并发症的发生。

(2)患者是否学会控制情绪的方法,在住院期间有无意外发生。

(3)患者是否学会简单的疾病知识,配合护理工作。

(4)患者最基本的生理需求是否可以得到满足。

(5)患者是否学会促进睡眠的方法,做到可有效保证睡眠的正常需求。

(6)患者精神症状是否得到最大缓解,自知力的恢复情况如何。

(7)患者的基本生活情况(饮食、睡眠、卫生)是否可以得到恢复。

(8)患者是否了解所患疾病及所用药物的相关知识。

(9)患者的生活技能和社会交往技巧的恢复情况。

本章小结

一、本章提要

通过本章学习,同学们应了解精神分裂症的相关知识,重点掌握精神分裂症的护理措施,掌握精神分裂症的临床表现及常见类型。具体包括以下内容。

1. 掌握精神分裂症的护理措施,如安全护理、生活护理、特殊症状的护理等。

2. 掌握精神分裂症的临床表现及常见类型,并且具有评估临床表现、判断精神症状的能力。

3. 熟悉精神分裂症的概念、诊断、治疗原则等。

4. 学会制订精神分裂症的护理计划。

二、本章重点及难点

1. 精神分裂症的护理评估、诊断、护理措施。

2.临床表现及常见临床分型。

课后习题

一、名词解释

精神分裂症

二、填空题

精神分裂症临床分型包括_____、_____、_____、_____和_____
____。

三、选择题

1.精神分裂症思维及联想障碍表现为（　　　）

 A.意志减退　　　　　　　B.被害妄想　　　　　　C.自知力缺失

 D.睡眠障碍　　　　　　　E.失忆

2.精神分裂症感知觉障碍最突出的症状是（　　　）

 A.幻觉　　　　　　　　　B.妄想　　　　　　　　C.意志减退

 D.自知力缺失　　　　　　E.行为紊乱

3.紧张综合征可出现蜡样屈曲,典型表现为（　　　）

 A.多睡　　　　　　　　　B.身体弯曲　　　　　　C.不动

 D.空气枕头　　　　　　　E.行为紊乱

4.关于抗精神病药物长期治疗的观点认为,预防复发的重点是（　　　）

 A.需要长期的药物治疗　　B.家人的关怀　　　　　C.休息好

 D.保证饮食　　　　　　　E.环境安静

5.某精神分裂症患者经常有藏药或拒服药行为,护理人员应该（　　　）

 A.把患者保护性约束起来　　B.服药前仔细检查患者口腔、舌下等

 C.服药后注意观察患者是否吐药　　D.告知医生

 E.以上都对

6.精神分裂症最主要的临床表现为（　　　）

 A.思维障碍　　　　　　　B.记忆障碍　　　　　　C.意志障碍

 D.行为障碍　　　　　　　E.意识障碍

7.对诊断精神分裂症最有意义的症状是（　　　）

 A.思维迟缓,情感低落,企图自杀

 B.意识朦胧,伴有错觉幻觉

 C.意识清晰,联想过程缺乏连贯性和逻辑性

 D.反复出现强迫观念及动作

 E.以上都不对

8.精神分裂症患者的幻觉主要是（　　　）

 A.假性幻觉　　　　　　　B.言语性幻觉　　　　　C.幻视

D. 内脏性幻觉　　　　　　　　E. 病理性赘述

四、简答题

简述精神分裂症偏执型的主要特点。

（李　红）

第九章 心境障碍患者的护理

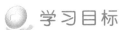 学习目标

1. 掌握心境障碍患者的临床表现;心境障碍患者的护理诊断及护理措施。
2. 熟悉心境障碍的概念及分类。
3. 了解心境障碍患者的发病原因及发病机制。

第一节 概 述

一、心境障碍的定义

心境障碍,又称情感性精神障碍,是以情感或心境显著而持久的异常改变为主要临床特征的一组精神障碍,临床上主要表现为情感异常高涨或低落,并伴有相应的思维、认知和行为改变。心境障碍有反复发作的倾向,发作间期精神状态基本正常,不留人格缺陷,预后一般较好。

心境障碍包括躁狂发作、抑郁发作、双相情感障碍、持续性心境障碍等类型。双相情感障碍具有躁狂和抑郁交替发作的特点,本章主要叙述躁狂发作和抑郁发作。

二、病因与发病机制

心境障碍目前病因未明,现有的大量研究资料显示其与遗传因素、神经生化、神经内分泌因素及社会心理因素等方面有关。

(一)遗传因素

流行病学调查结果显示遗传因素是发病的重要因素之一。家族中同病率为一般人口的8～18 倍,血缘关系越近,发病率越高。同卵双生子的同病率 33%～90%,显著高于异卵双生子的同病率 5.0%～25%。患者的子女患同病的风险率达 44%,即使在出生后不久即寄养于正常人家中,日后患病率仍很高。

(二)生物化学研究

大量科研资料显示,生物胺水平或生物胺神经通路的功能乃至结构异常与心境障碍的发生有着密切的关系,这其中关系最密切的是去甲肾上腺素(NE)和 5 -羟色胺(5 - HT)。

有关资料显示儿茶酚胺与心境障碍的发生也有关,儿茶酚胺过多可引起躁狂,儿茶酚胺不足,特别是去甲肾上腺素在脑部重要区域的绝对不足或相对缺乏可引起抑郁症。

(三)神经内分泌紊乱

研究发现,心境障碍患者的某些特定的神经内分泌功能改变,如下丘脑-垂体-肾上腺轴、

下丘脑-垂体-甲状腺轴、下丘脑-垂体-生长素轴的功能异常,抑郁症患者的血浆皮质醇增加。

(四)社会心理因素

社会心理因素常作为一种促发因素起作用,且与抑郁症关系密切。自然灾害、亲人逝世、遭受重大经济损失等严重负性生活事件往往是抑郁症的致病因素,其他一般负性生活事件,如躯体慢性疾病、人际纠纷、失业等,若持续存在也能诱发抑郁症。

生物学因素构成了发病的素质或倾向,心理社会因素是诱因,起到了推动作用,二者在心境障碍的发生发展中均起着重要作用,两者不能截然分开,它们相互作用,相互影响,共同影响人的行为。

三、临床表现

心境障碍的临床表现可有情感高涨、低落,以及与此相关的其他精神症状的反复发作、交替发作,或混合发作。因而其临床症状可按不同的发作方式分别叙述。

(一)躁狂发作

症状持续一周以上才有诊断意义,临床上起病大多急骤。躁狂发作有典型的"三高症状",即情感高涨、思维奔逸、活动增多。

1.情感高涨

患者整天得意扬扬,心情愉悦,乐呵呵的,主观体验特别愉快,自我感觉良好,觉得周围一切事物都非常美好,感到无比的幸福和愉快。患者这种高涨的心境具有一定的感染力,常引起周围人的共鸣。但情绪变幻莫测、不稳定,做事不顾后果,易激惹,可为一点小事暴跳如雷,很快又转怒为喜。往往伴有自我评价过高,自命不凡,认为自己是最伟大的、能力最强的、最富有的人等,甚至可达到夸大妄想,有时也可出现关系妄想和被害妄想。

2.思维奔逸

患者表现为思维联想快,思维敏捷,浮想联翩,联想内容丰富,头脑中不断涌现出新概念,自觉语言赶不上思维的速度,有时感到自己的舌头和思想在赛跑。患者常表现为言语增多、语调增高、语速增快、滔滔不绝,即使口干舌燥、声音嘶哑,仍要讲个不停。但讲话的内容较肤浅,且不切实际,常给人以信口开河之感。由于患者注意力容易转移,讲话的内容常从一个主题突然转到另一个主题,即表现为意念飘忽化,有的患者可出现音联和意联。

3.活动增多

患者表现为动作快速敏捷,活动明显增多,精力旺盛,兴趣广泛,整日忙忙碌碌,爱管闲事,喜欢与人交往。但做事缺乏计划性,虎头蛇尾,随心所欲,不顾后果,对自己的行为缺乏正确的判断。注重打扮装饰,但并不得体,吸引周围人的注意力,甚至当众表演,乱开玩笑。社交活动中常随便请客,经常去娱乐场所,行为轻浮,且好接近异性。自觉精力充沛,不知疲倦,睡眠明显减少。病情严重时,自我控制能力下降,举止粗鲁,甚至有冲动毁物行为。

4.躯体症状

体格检查可发现瞳孔轻度扩大、心率加快、体重减轻等躯体症状。患者常表现为面色红润,两眼有神,且有交感神经亢进的症状。因患者极度兴奋,体力过度消耗,容易引起体重降低。患者食欲增强,性欲亢进,睡眠减少。

5.其他症状

躁狂发作时患者的主动和被动注意力均有增强,可出现意识障碍,有错觉、幻觉及思维不连贯等症状,称为谵妄性躁狂。多数患者在疾病早期即丧失自知力。

(二)抑郁发作

抑郁发作时患者通常有典型的情感低落、思维迟缓、意志活动减退的"三低症状"。焦虑、认知功能损害和躯体症状为主要临床表现,个别可存在精神病性症状。

1.情感低落

情绪低落、兴趣和愉快感丧失是抑郁症最突出、最典型的症状。患者终日忧心忡忡、抑郁悲观、愁眉苦脸、长吁短叹。程度较轻者感到闷闷不乐,心里有压抑感,凡事缺乏兴趣,平时非常爱好的活动也觉乏味;程度重的可痛不欲生,悲观绝望,感觉生不如死,患者常诉说"活着没有意思""心里难受"等。典型的病例其抑郁心境具有晨重夜轻的特点,即情绪低落在早晨较为严重,而傍晚时可有所减轻,如出现则有助于诊断。

2.思维迟缓

患者思维联想速度缓慢,反应迟钝,思路闭塞,自觉"脑子好像是生了锈的机器""脑子像进了水";临床表现为主动言语减少,语速明显减慢,声音低沉,患者感到脑子不能用了,思考问题困难,工作和学习能力下降。严重抑郁的患者通常有妄想及幻听。

3.意志活动减退

患者意志活动持久受到抑制,临床表现为行为缓慢、生活被动、不想做事,不愿和周围人沟通、回避社交、整日卧床,甚至不想去上班,平日喜欢的活动也不愿参加。严重时,患者连吃、喝、个人卫生都不顾,甚至发展为不语、不动、不食,可达木僵状态,称为"抑郁性木僵"。

4.躯体症状

躯体症状主要是躯体不适的症状,如身体疼痛、食欲减退、恶心呕吐、乏力、体重下降、性欲下降、便秘、心悸、胸闷等,躯体不适可涉及各脏器。睡眠障碍也比较突出,主要表现为早醒,患者一般比平时早醒2小时以上,醒后不能再入睡,这对抑郁发作的诊断具有特征性意义。

5.焦虑

焦虑是抑郁症的主要症状之一,常与抑郁伴发,患者可有坐立不安、搓手顿足、来回踱步等症状,因主观上的严重焦虑,所以还可伴有胸闷、多汗、心率加快等躯体症状。患者的这些躯体症状可掩盖主观的焦虑体验而成为患者的临床主诉。

6.消极观念和自杀行为

患者受低落情绪的影响,自我评价过低,认为所有的错都是自己造成的,常产生无用感、无希望感、无助感和无价值感。患者感到自己无能力、无作为,在悲观失望的基础上,产生孤立无援的感觉,伴有自责自罪,严重时可出现罪恶妄想,甚至出现自杀观念和自杀行为,这是抑郁症患者最常见的症状,同时也是最危险的症状。另外还可出现关系妄想、被害妄想等,部分患者可出现幻觉,以听幻觉较常见。

四、诊断

根据《中国精神障碍分类方案与诊断标准》第3版(CCMD—3),心境障碍诊断标准如下。

(一)躁狂发作的诊断标准

1.症状标准

主要特征为情绪高涨或易激惹,并至少需要包括下面症状中的3项(若仅仅是易激惹,则至少需要包括下面症状中的4项)

(1)思维奔逸(语速加快、言语急促)、意念飘忽或联想丰富、联想速度加快。

(2)话语比平时显著增多。

(3)行为鲁莽、不计后果、不负责任。

(4)注意力容易分散或随境转移。

(5)睡眠需要比平时减少。

(6)自我感觉良好,对自己的评价过高。

(7)性欲亢进。

(8)精力旺盛、不感到疲倦、活动增多、难以安静,或不断改变计划和活动。

2.严重程度标准

患者至少符合下述中的一项。

(1)社交能力下降。

(2)给别人带来麻烦或不良后果。

(3)工作、学习或家务的能力下降。

(4)给本人带来危害或不良后果。

3.病程标准

符合症状标准和严重程度标准至少持续1周以上。有些患者有分裂性症状,但不符合分裂症的诊断标准,如果同时符合分裂症的诊断标准,在分裂症状缓解之后,满足躁狂发作的标准要在1周以上。

4.排除标准

(1)应排除精神分裂症。

(2)应排除脑器质性精神障碍。

(二)抑郁发作的诊断标准

1.症状标准

主要特征为情绪低落且症状持续2周以上,情绪低落期间至少包含下面症状中的4项。

(1)精力不充沛或疲乏感。

(2)对日常的活动不感兴趣或没有愉悦的感觉。

(3)对自己的评价过低、自责或有内疚感。

(4)自觉思考能力下降或联想困难。

(5)睡眠出现障碍,例如容易失眠或醒来很早。

(6)精神运动迟滞或激越。

(7)食欲下降或体重减轻。

(8)有自杀的行为或自杀意念。

(9)性欲减退。

2.严重程度标准

患者至少符合下述中的一项。

(1)社会功能受到损害。

(2)给患者本人带来痛苦或者不良后果。

3.病程标准

符合症状标准和严重程度标准至少持续2周以上。有些患者有分裂性症状,但不符合分裂症的诊断标准,如果同时符合分裂症的诊断标准,在分裂症状缓解之后,满足抑郁发作的标准要在2周以上。

4.排除标准

应不符合器质性精神障碍,或精神活性物质和非成瘾物质所致的抑郁。

五、治疗

心境障碍的治疗主要包括药物治疗、心理治疗和电抽搐治疗。

(一)药物治疗

1.抗躁狂药

(1)碳酸锂　是治疗躁狂的首选药。有效率达80%以上,同时对躁狂也有一定的预防作用。急性发作时的剂量为600～2000mg/d,应用时一般是从小剂量开始,逐渐增加剂量,3～5天内增加到治疗剂量,分2～3次口服。病情得到控制后酌情减药。

(2)氯丙嗪或氟哌啶醇　能够较好地控制急性躁狂发作时的兴奋症状。病情严重者可用氯丙嗪肌内注射,每天剂量为100～250mg,分2～3次给药;也可以使用氟哌啶醇肌内注射,每天剂量为5～10mg,分2～3次给药。病情较轻者可以口服氯丙嗪或氟哌啶醇,每天的剂量分别是200～600mg和10～30mg,分3次给药。

2.抗抑郁药

(1)选择性5-羟色胺再摄取抑制剂(SSRI)　目前临床主要应用的有氟西汀有效治疗量为20mg/d、舍曲林有效治疗量为50mg/d、西酞普兰有效治疗量为20mg/d等。

(2)去甲肾上腺素和5-羟色胺重摄取抑制剂(SNRIS)　起效快,抗抑郁和抗焦虑作用突出。常用药物为文拉法辛,有效治疗量为75～300mg/d,缓释剂每日服1次,速释剂分2～3次口服。

(3)三环类及四环类抗抑郁药　目前临床应用的主要有阿米替林、丙米嗪(米帕明)、氯米帕明和多塞平,有效治疗量为150～300mg/d,分2次口服。

(二)心理治疗

对有明显社会心理因素的抑郁发作患者,在药物治疗的同时,常结合心理治疗。常用的心理治疗方法包括支持性心理疗法、工娱治疗、认知疗法、行为疗法等,其中认知疗法、行为疗法对抑郁发作的疗效已经得到公认。

(三)电抽搐治疗

电抽搐治疗对躁狂症和抑郁症都有效并且见效快,对有严重自杀倾向的抑郁症患者更适用。电抽搐治疗后仍需用药物维持治疗。

第二节　心境障碍患者的护理程序

一、护理评估

(一)躁狂症护理评估

1. 主观资料评估

(1)认知活动:①评估患者有无语速加快,思维活动增多,不断出现新的概念,精神活动受到外界环境影响而随境转移;②有无自我评价过高,认为自己的权力至高无上,非常富有,夸大观念和妄想,有无在夸大妄想的基础上派生出被害或关系妄想;③有无自知力;④主动和被动的注意是否增强,并维持时间很短。

(2)情感活动:①评估患者有无自我感觉很好、有感染力;②有无情绪高涨且不稳定、容易发怒、蛮不讲理、容易和他人发生矛盾。

(3)意志活动:①评估患者有无精力旺盛、不知疲倦、意志活动增多、整日忙碌;②有无爱管闲事,常和他人发生冲突;有无花钱无度,将物品慷慨送人;③有无爱接触异性或喜欢谈与性有关的话题,甚至有性攻击行为;有无穿着打扮不得体,过分招摇;④有无自我照顾能力下降。

2. 客观资料评估

(1)心理社会方面:①评估患者是否能和周围人和平相处,人际关系是否融洽;②评估患者生病前性格特征及受教育状况、家庭经济状况、工作环境及社会支持系统对患者的影响。

(2)躯体方面:①评估患者有无因食量少、不能安静进餐导致体重下降;②有无口唇干燥、便秘;③有无因交感神经兴奋所致的面色红润、瞳孔轻度扩大、心率加快等;④有无入睡困难、易醒。

(3)个人及家族史方面:①评估患者既往病史,精神是否受到过刺激;②家庭成员中有无精神障碍者,有无药物过敏史等;③对女患者还需要询问月经史,本次发病与月经周期是否有关系等。

(4)治疗用药情况:评估患者以前的治疗及用药情况,有无药物不良反应等。

(5)实验室及其他辅助检查:血、尿、便常规检查,生化检查,心电图检查,脑电图检查及CT检查结果是否异常。

(二)抑郁症护理评估

1. 主观资料评估

(1)认知活动:①评估患者有无思维迟缓、自感记忆力减退、注意力不集中;②有无自卑、无助无望、悲观消极和自责、自罪、自杀的认知障碍的"三联征";③有无关系妄想、被害妄想;④评估患者对自己疾病的认识程度。

(2)情感活动:①评估患者有无情绪低落、各种兴趣减退;②有无悲观失望、孤立无助、忧心忡忡、长吁短叹、自责自罪;③有无抑郁心境,低落情绪有无典型的晨重晚轻的特点。

(3)意志活动:①评估患者有无动作缓慢、不想做事、生活被动或终日卧床;②有无回避社交、不喜欢与人交往;③有无意志活动减少,平时感兴趣的活动也不想参加;④有无不愿料理个人卫生;⑤有无严重的自杀自伤行为;⑥有无早醒等。

2. 客观资料评估

(1)心理社会方面:①评估患者社会交往能力是否下降;②生病前性格特征及受教育状况、

家庭经济状况、工作环境及社会支持系统对患者的影响。

（2）躯体方面：①评估患者有无体重增加或明显下降；②有无心悸、胸闷、食欲减退、胃肠道不适、疲惫无力、性功能减退等。

（3）个人及家族史方面：①评估患者既往病史、家族史、有无药物过敏史等；②对女患者还需要询问月经史，本次发病与月经周期是否有关系等。

（4）治疗用药情况：评估患者以前的治疗及用药情况，有无药物不良反应等。

（5）对疾病的认识：评估患者有无自知力及损害程度。

（6）实验室及其他辅助检查：血、尿、便常规检查，生化检查，心电图检查，脑电图检查及CT检查结果是否异常。

二、护理诊断

（一）与躁狂症状有关的护理诊断

（1）营养失调：低于机体需要量 与活动增多、体力消耗增加及不能安静进食致营养摄入不足有关。

（2）有暴力行为的危险 与情绪不稳，易发怒及自控能力下降有关。

（3）思维过程改变：思维奔逸 与思维联想加速致不能进行正确的分析判断有关。

（4）睡眠形态紊乱 与高度兴奋致入睡困难、易醒有关。

（5）生活自理缺陷（沐浴、更衣、修饰） 与严重兴奋状态致没有时间处理个人卫生有关或与认知功能改变致不能进行恰当的修饰有关。

（6）个人应对无效 与判断能力下降及自我感觉良好致不适当的应对方法有关。

（7）人际关系障碍 与思维过程改变不能恰当处理人际关系有关。

（8）自理缺陷 与异常兴奋有关。

（9）有体液不足的危险 与用锂盐治疗，造成钠离子排泄异常、电解质失衡有关。

（二）与抑郁症有关的护理诊断

（1）有自杀、自伤的危险 与悲观消极、自责自罪、抑郁心境有关。

（2）营养失调：低于机体需要 与情绪低落致食欲下降及木僵状态有关。

（3）睡眠形态紊乱 与悲观失望、严重悲观情绪致心烦意乱有关。

（4）思维过程改变：思维活动迟缓 与认知功能改变有关。

（5）社交孤立 与情绪低落及严重自卑、不愿与人交往有关。

（6）生活自理缺陷 与严重抑郁、缺乏兴趣而不主动料理生活有关。

（7）长期自尊低下 与悲观情绪、自罪有关。

三、护理目标

（一）躁狂状态的护理目标

（1）患者在住院期间不发生因行为不当造成的人与物的损害，能够正确控制自己的情绪。

（2）患者能主动正常进食，保证营养及水分的正常摄入。

（3）患者能正确处理与周围人的关系。

（4）患者及家属能掌握疾病的相关知识及相关处理方法。

(5)患者能定期沐浴更衣,保持个人卫生,并恰当进行修饰。

(6)患者能接受持续的治疗及定期进行相关检查。

(7)患者能正确认识和分析自己病中的表现,恢复对所患疾病的认识能力,主动配合治疗。

(二)抑郁状态的护理目标

(1)患者在住院期间不发生自杀、自伤行为,并能向医护人员表达自己的感受。

(2)患者在不服用药物的情况下睡眠能逐渐得到改善,最终睡眠正常。

(3)患者出院前能主动参与病区集体活动,恰当处理人际关系。

(4)患者能正常进食,保证营养及水分的正常摄入。

(5)患者能正确认识自己,增进自我价值感。

(6)患者恢复对疾病的认识能力,掌握相关知识,熟悉应对疾病复发及药物不良反应的方法。

四、护理措施

(一)躁狂发作的护理措施

1.提供安全及安静的环境

提供安全、安静的环境对于躁狂患者有着十分重要的作用。护理人员在安置患者时,应将患者安置于整洁、安静、舒适的房间,以便稳定患者的情绪。相同症状的患者切勿安置在同一病室,防止相互干扰。房间的室内物品应色彩淡雅并简单适用,不要放置易造成患者受伤的物品。

2.保证治疗的顺利进行

很多患者认为自己没病,不愿接受治疗,因此,护士要经常与患者进行沟通,针对不同的患者采取不同的措施协助患者按时用药。在用药期间应密切观察用药后的不良反应,尤其是服用碳酸锂的患者。因为碳酸锂的治疗量和中毒量很接近,所以除了密切观察患者有无锂中毒症状之外,还要对血锂浓度进行监测,以便给予恰当的处理。血锂的有效浓度最高一般不超过1.4mmol/L,急性期治疗的血锂浓度应该维持在0.6~1.2mmol/L。发生药物不良反应要及时补充食盐和水分。

3.保证营养及水分的摄入

患者应进食高蛋白、高热量、高维生素且易消化的食物,食物应色、香、味俱佳,以增进食欲,并采取少量多次进食的方法。对于不能安静进餐的患者,护理人员可将其安置在安静舒适的环境中单独进餐。

4.做好睡眠护理

要减少环境对患者的干扰,为患者创造良好、舒适、安静的睡眠环境。室内灯光宜暗,工作人员应做到走路轻、说话轻、开门轻、操作轻。

5.个人卫生护理

每日督促、鼓励、帮助患者进行洗漱、沐浴、更衣、修饰。保证患者良好的精神面貌。

6.鼓励参加有益的活动

让患者做广播体操、跑步、打太极拳或根据患者的兴趣爱好制订娱乐活动计划,并对患者在活动中取得的成绩进行表扬。

7.心理护理

患者入院时护理人员应热情接待,言语亲切、态度和蔼,应有耐心、细心,有强烈的责任感和同情心,要理解患者、尊重患者,禁止使用粗俗、无理、谩骂、侮辱等语言,逐渐与患者建立良好的护患关系。当患者和其他患者发生冲突时,护理人员应沉着冷静、避免激惹。不用责备的态度,应婉言相劝,尽量使患者安静下来。对患者提出的不合理要求应加以限制,对合理的要求应给予满足。

(二)抑郁发作的护理措施

1. 预防患者自杀的护理

抑郁症患者常有的自杀倾向、自杀观念和自杀行为是最严重、最危险的症状,因此要密切观察。患者的自杀行为常较隐蔽,往往要经过周密的计划后实施。有的患者为达到目的假装病情好转,以避免他人的过多关注。具体护理措施为:①工作人员应加强责任心,保持高度警惕,密切注意患者的动向,每 10~15 分钟要观察一次,做到让患者不离视线。尤其要掌握抑郁症患者抑郁心境昼重夜轻的特点,在凌晨、交接班时及节假日工作人员减少的情况下,严加防范,以防不测。②观察患者有无行为突然改变或情绪突然好转等自杀先兆。③将患者安置在护理人员易观察的病室,室内光线应明亮、温度适宜,房间的色调应以暖色为主,安静、安全,可适当配以鲜花,以调动患者的情绪,减轻其心理压力。室内物品应简单适用,不要放置易造成患者伤害的物品,以免患者用作自杀、自伤的工具。④患者服药时,应加强管理,要发药到口,以免患者藏药、自杀。测体温时,体温计不能离开护士的视线,防止患者吞咬体温计。⑤同时应加强病房安全管理,定期进行安全检查及危险物品的收集,防患于未然。

2. 保证营养及水分的正常摄入

患者的饮食与抑郁症状有很大的关系,护士要了解患者不吃东西的原因,如自责自罪的患者认为自己不配吃饭,或以绝食来达到饿死的目的,或疑心别人害自己不敢进食等。护理人员应针对患者的症状,鼓励其进食或喂食。为患者选择的饮食应为高蛋白、高热量、高维生素、易消化的食物,每日进食要少量多次,食物应色、香、味俱佳,以增进食欲。当患者在劝说下仍拒食时应给予鼻饲牛奶或高营养的混合液,每次至少 400mL,同时每日保证有 1500mL 水分摄入。

3. 保证大小便通畅

患者常出现便秘,因此应鼓励患者多饮水,多吃水果、蔬菜,参加集体活动,以增进肠蠕动,减少便秘,仍无法解决便秘时可使用缓泻剂,必要时灌肠。

4. 睡眠护理

要为患者创造一个良好的睡眠环境,室内应保持安静,光线要暗,床铺舒适、清洁。教会患者松弛术,使患者易于入睡。切勿让患者饮用浓茶、咖啡等易引起兴奋的饮料。

5. 个人卫生护理

要根据个人情况,鼓励、帮助患者洗漱、沐浴、更衣、修饰,定期理发、刮胡子、修剪指甲等。保持患者良好的精神面貌,增加其对生活的兴趣。在为患者进行理发、刮胡子时,对使用工具应严加管理,严防患者用于自杀、自伤。

6. 鼓励患者参加有益的活动

让患者做广播体操、唱歌、拔河或根据患者的兴趣爱好制订娱乐活动计划。患者在病情得到缓解后可在工作人员带领下,参加外出的郊游活动等,以陶冶情操,缓解内心的紧张。

7. 帮助患者提高自尊心,建立正性认识

抑郁症患者多因自卑而对自己或事情产生负性情感。护理人员要多鼓励患者、帮助患者树立自信心,增加正性情感。用以前的成绩、优点增加其正向看法,与患者共同确定目标,克服其性格弱点。

五、护理评价

(1)患者的饮食、睡眠、活动、人际关系、与人沟通情况是否改善。

(2)患者是否发生容易冲动、伤害别人、自伤自杀等危险行为。

(3)患者的性行为是否符合社会规范。

(4)患者及家属对本病是否了解,能否了解常用药物的不良反应。

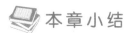 **本章小结**

一、本章提要

通过本章学习,了解心境障碍的相关知识,重点掌握心境障碍的定义及临床表现。掌握心境障碍患者的护理措施。能够对心境障碍的患者进行评估。具体包括如下内容。

1.掌握躁狂症、抑郁症患者的护理,并且能够识别出抑郁症患者自杀的征兆。掌握碳酸锂的中毒先兆。

2.熟悉心境障碍各型的临床表现,特别是躁狂发作、抑郁发作,并注意二者的区别。

3.熟悉心境障碍的治疗原则。

4.了解心境障碍的病因及发病机制。

二、本章重点及难点

1.心境障碍的护理措施。

2.心境障碍的临床表现、护理评估。

 课后习题

一、名词解释

心境障碍

二、填空题

1.心境障碍可分为_____、_____、_____和_____。

2.躁狂发作的"三高症状"包括_____、_____和_____。

3.应用碳酸锂治疗躁狂发作时,血锂的有效浓度最高不超过_____。

4.抑郁发作的"三低症状"包括_____、_____和_____。

三、选择题

1.在护理严重抑郁患者时,护士评估时需要高度注意的是( )

A.注意力不能集中　　　　B.躲避和退缩　　　　C.患者谈论自己不值得活

D.愤怒和受挫感　　　　E.睡眠障碍

2.躁狂症的睡眠障碍主要表现为（ ）

 A.睡眠需要减少   B.入睡困难   C.易惊醒

 D.多梦   E.早醒

3.抑郁症最严重的后果是（ ）

 A.自杀   B.睡眠障碍   C.思维迟缓

 D.躯体症状   E.以上都不对

4.患者，女性，25岁，表现为情感低落、思维迟缓、意志活动减退，对其的护理措施不包括

 （ ）

 A.将患者安置在护理人员易观察的病室

 B.患者服药时，应加强管理，要发药到口，以免患者藏药、自杀

 C.为患者选择的饮食应为高蛋白、高热量、高维生素、易消化的食物，每日要少量多餐

 D.鼓励患者多饮水，多吃水果、蔬菜，参加集体活动

 E.为了保证患者休息，应尽量将患者安排在单独房间，并尽量避免打扰患者

5.对患抑郁症并有严重自杀企图的患者，如无禁忌证，应首选的治疗方法是（ ）

 A.电痉挛治疗   B.大剂量抗抑郁药

 C.大剂量抗精神病药   D.大剂量苯二氮䓬类药

 E.大剂量氯丙嗪肌肉注射

6.某单位一患有躁狂症的女职工，清晨起床后觉得心情格外舒畅，周围一切非常美好，生

 活绚丽多彩，对着镜子眉飞色舞，兴高采烈，浓妆艳丽，手舞足蹈。此症状为（ ）

 A.情感高涨   B.欣快   C.思维奔逸

 D.病理性象征性思维   E.易激惹

7.精神障碍中自杀率最高的疾病是（ ）

 A.精神分裂症   B.抑郁症   C.躁狂症

 D.神经衰弱   E.疑病症

四、简答题

 如何预防抑郁发作的患者自杀？

五、案例分析

 王某，女，20岁，在校大学生。刚上大学时，她的成绩优秀，一年后她渐渐觉得脑子转不动，高兴不起来，少语，少动，对什么都没有兴趣，整天在消沉沮丧中度过，经常对同学们说自己变成无用之人，活着没意思，出现数门功课不及格。老师和同学发现她情绪低落，认为她患了抑郁症，建议她找精神科医生诊治。

 结合病史资料，请回答下列问题：（1）对该患者的护理重点是什么？（2）应采取哪些预防措施？

（金凯英）

第十章　神经症和癔症患者的护理

学习目标

1.掌握神经症的护理评估内容和护理要点。

2.熟悉神经症的共同特点、病因、分类;常见各类神经症和癔症的定义、临床特点、治疗原则。

3.了解神经症的诊断标准。

神经症是一组精神障碍的总称。以往癔症属于神经症的一种类型,但最新的《中国精神障碍分类方案与诊断标准》第 3 版(CCMD—3)已经将癔症从神经症中分离出来,单列为一病。本章将介绍神经症及癔症患者的临床特点、治疗及护理措施。

第一节　神经症患者的护理

一、概述

神经症又称神经官能症或精神神经症,是一组主要表现为焦虑、抑郁、恐惧、强迫、疑病症状或神经衰弱症状的精神障碍。它并非是单一的某个疾病,而是一组精神障碍的总称,属常见病,患病率相当高。

(一)共同特点

1.起病及病情的波动

其发病与应激性的生活事件或无法解决的心理冲突有关。患者多在一定的心理刺激下发病,病情与精神压力密切相关。

2.病前多有一定的人格基础

患者的发病通常在一定的人格基础上,面对同样的压力,有的人发病,也有的人不发病。神经症的患者通常具有某些人格上的特点,成为神经症的易感因素。

3.自知力良好

患者可自我察觉或经过适当的解释认识到所患的是心理障碍疾病,因而感觉痛苦,且常常有夸大疾病的严重程度的倾向,会反复主动求治。

4.症状没有相应的器质性病变基础

神经症属于大脑功能失调,迄今为止,未发现神经症患者有任何神经系统器质性改变。虽然其他器质性精神障碍和躯体疾病均可伴有神经症的症状,如果一旦证实它们的出现与器质性病变或躯体疾病有关,则神经症的诊断不能成立。神经症症状的产生必须是"功能性的"。

5.无精神病性的症状

神经症是一种轻度的精神障碍,患者的思维联想是符合逻辑的,可以理解的,不伴有幻觉、妄想等精神病性症状。

6.不丧失对外界的接触能力

患者无论症状多么严重,体验多么痛苦,仍能保持与外部世界的恰当接触,有良好的现实检验能力,其思维、言行一般不会与现实脱节。

(二)病因与发病机制

1.社会心理因素

(1)文化因素　文化因素与神经症的发病及临床表现密切相关。

(2)心理应激　应激性的生活事件常常是神经症产生的直接诱因,这也是神经症的一大共性。面临的各种现实压力、挫折可直接诱发人们的负性情绪,如不能适当处理常会致神经症,如长期的学习压力可致神经衰弱,婆媳关系不和可导致癔症,父母的感情不和可导致孩子的焦虑或抑郁性神经症等。

(3)人格因素　人格的因素常是神经症产生的基础,如强迫性神经症、焦虑性神经症、抑郁性神经症、恐怖性神经症的患者常具有不同程度的强迫性人格特点。

(4)心理冲突　神经症患者症状的背后常常存在着某些自己无法解决的内心冲突。

2.生物学因素

近年来,人们对神经症的生物学方面的研究逐渐增多,发现神经症的患者也存在着不同程度的生物学变化。

(1)遗传因素　不少研究报道表明,某些神经症的发病与遗传因素有关,惊恐障碍患者的一级亲属中约有 15% 患有此类疾病,约为一般人群的 10 倍;强迫性神经症患者的双亲患强迫症者的有 5%~7%,比一般人群高。

(2)神经生化因素　有研究表明,焦虑症患者去甲肾上腺素能活动增加。另有研究报道,焦虑症的发作也可能与 5-羟色胺(5-HT)功能增高有关,尤其是对于惊恐发作患者,如给予 5-HT 激动剂可引起焦虑反应,但给予 5-HT 的前体 L-色氨酸时有缓和焦虑的作用,所以 5-HT在焦虑发生中的作用尚待进一步研究。

(三)分类

2001 年颁布的《中国精神障碍分类方案与诊断标准》第 3 版(CCMD—3)中,将神经症分为以下几类:①恐惧症;②焦虑症;③强迫症;④躯体形式障碍;⑤神经衰弱;⑥其他或待分类的神经症。

(四)诊断

CCMD—3 关于神经症的诊断标准如下。

1.症状标准

患者至少有下列一项:①恐惧;②强迫症状;③惊恐发作;④焦虑;⑤躯体形式症状;⑥躯体化症状;⑦疑病症状;⑧神经衰弱症状;⑨其他神经性症状或上述症状的组合。

2.严重标准

患者社会功能受损或无法摆脱的精神痛苦,促使其主动求治。

3.病程标准

患者符合症状标准至少 3 个月,对于惊恐障碍者另有规定。

4.排除标准

应排除器质性精神障碍、精神活性物质所致精神障碍、各种精神病性障碍如精神分裂症与偏执性精神障碍、心境障碍等。

(五)神经症的治疗

1.心理治疗

神经症随生活事件的出现易反复发作。成功的心理治疗可使不同类型的神经症患者获益,不但可以缓解症状,还有可能根治,而且能帮助患者学会新的应对应激的策略和对付未来可能出现问题的方法,对于消除病因、巩固疗效至关重要。人际关系、社会性及情感性等因素对促进疗效有巨大作用。

2.药物治疗

一般来说,药物治疗对于控制神经症是有效的,如抗焦虑药、抗抑郁药及促进大脑代谢药等。

二、焦虑症患者的护理

【实例 1】

曾女士,49 岁,律师事务所秘书。她主诉"感到十分焦虑,好像自己要从皮肤中跳出来"。经常出现颤抖,发汗,瞳孔放大,脉搏加快,声音颤动。她告诉护士"到这里来可能很愚蠢,没有人能够理解我"。曾女士唯一的女儿正在期待自己的第一个孩子的到来,尽管怀孕一切正常,曾女士仍然担心孩子会出现问题,心想如果胎儿发育不良怎么办? 畸形怎么办? 于是表现出紧张、易怒的情绪,开始睡眠困难,不能够集中精力工作,担心万一工作中出错则会被解雇,并会由此产生个人经济问题。她常常说:"我仅仅是不能够应对。"女儿每天打几次电话安慰她说胎儿一切良好,试图减轻曾女士的忧虑。

诊断:焦虑症

焦虑症(anxiety)又称焦虑性神经症(anxiety neurosis),以焦虑、紧张、恐惧的情绪障碍为特征,常伴有自主神经紊乱、肌肉紧张和运动性不安等,并非由于实际的威胁所致,且其紧张惊恐的程度与现实情况并不相符。临床上焦虑症分为广泛性焦虑症(generalized anxiety disorder)和惊恐障碍(panic disorder)。

(一)临床特点

1.广泛性焦虑症

广泛性焦虑症(generalized anxiety disorder)又称慢性焦虑症,是焦虑症最常见的表现形式,占焦虑症的 57%,常缓慢起病,以经常或持续存在的焦虑为主要临床表现。

(1)心理症状 在没有明显诱因的情况下,患者经常出现与现实情境不符的过分担心、紧张、害怕,这种紧张害怕常常没有明确的对象和内容。患者一直处于一种紧张不安、提心吊胆、恐惧、害怕、忧虑的内心体验中。

(2)躯体症状 患者表现为口干、上腹不适、恶心、吞咽困难、腹胀、腹泻、肠鸣、胸闷、胸痛、气促、心悸、尿频、尿急、阳痿、性欲缺乏、月经不适或无月经等,此外还有头晕、出汗等。

（3）运动症状　与肌紧张有关,患者有紧张性头痛,常表现为顶区、枕区的紧张感;有肌肉痛和肌强直,特别在背后和肩部;手有轻微震颤,精神紧张时明显。另有睡眠障碍,常表现为失眠、多梦。

2.惊恐障碍

惊恐障碍(panic disorder)又称急性焦虑症,其特点是发作的不可预测性和突然性,反应程度强烈,患者常体会到濒临灾难性结局的害怕和恐惧,而终止也迅速。据统计惊恐障碍占焦虑症的41.3%。其主要表现如下。

（1）濒死感或失控感　在日常生活中,患者几乎跟正常人一样。而一旦发作时(有些患者有特定触发情境,如封闭空间等),患者突然出现极度恐惧的心理,体验到濒死感或失控感。

（2）自主神经功能紊乱症状　患者出现心悸、呼吸困难、胸闷、胸痛、头痛、头昏、眩晕、四肢麻木、感觉异常。

（3）发作时间　发作持续的时间长短不一,短者数分钟,长者可达 1h 以上,一般为5～20min,但不久又可突然再发作,发作时患者意识清楚。

（4）极易误诊　患者发作时往往拨打"120"急救电话,去看心内科的急诊。尽管患者看上去症状很重,但是相关检查结果大多正常,因此往往诊断不明确。发作后患者仍极度恐惧,担心自身病情,往往辗转于各大医院各个科室,做各种各样的检查,但不能确诊。既耽误了治疗也造成了医疗资源的浪费。

（二）治疗

焦虑症是神经症中相对治疗效果较好、预后较好的疾病。通常采用心理治疗和药物治疗。

1.心理治疗

常用认知治疗、行为治疗或认知-行为治疗等心理治疗方法。应用认知方法改变患者对疾病性质的不合理和歪曲的认知;应用行为治疗,如放松训练、呼吸训练、系统脱敏等,处理焦虑引起的躯体症状,可起到事半功倍之效。

2.药物治疗

（1）苯二氮䓬类药物（又称为安定类药物）　应用广泛,抗焦虑作用强,起效快。

（2）抗抑郁药　四环及三环类抗抑郁剂(如氯米帕明、阿米替林等)对广泛性焦虑有较好的疗效。

（3）β受体阻滞剂　常用普萘洛尔,能减轻自主神经功能亢进所致的躯体症状,如心悸、气促等。

（三）护理

1.护理评估

（1）主观资料:①一般状况,包括睡眠、衣着、饮食、营养状况、大小便、月经、自理能力等。②症状体征:包括焦虑症状的程度、发作方式、持续时间、发作频率等。③其他相关症状:是否突然出现心悸、气短、头晕、胸闷、出汗等症状。④生命体征。⑤焦虑症状的对象及内容。⑥惊恐发作时的担心、焦虑及因焦虑引起的回避行为及程度。⑦是否由于对某些现实问题过分担心而感到持续的紧张、烦恼及躯体其他不适。⑧是否伴随抑郁、强迫、恐怖等症状;是否常主诉自己及家人将有疾病或灾难临头。

（2）客观资料:①躯体状况及惊恐发作时的濒死感、失控感、自主神经功能紊乱的评估。

②注意力、记忆力、学习能力。③家族史、患病史、药物过敏史等。④既往史、疾病史、曾接受过的治疗、用药情况、治疗效果等。⑤实验室及辅助检查结果。⑥患者个性特征。⑦患者承担生活事件的能力。⑧患者主观愿望实现水平。⑨患者经济状况、家庭负担、文化程度、工作和学习情况。

（3）相关因素：①病理生理因素，如病情和症状的严重性、基本的干扰因素、年龄因素等。②心理社会因素：近期所发生的生活事件及其内容、强度，患者患病对社会关系的影响；家属对患者的态度；患者对住院治疗的态度和治疗要求。③其他因素。有研究表明，本病与某些患者个性特征有关，脑部的特定区域功能受损也与该病有密切关系。

2. 护理诊断

（1）焦虑。

（2）恐惧。

（3）保护能力改变。

（4）部分自理能力缺陷。

（5）舒适的改变。

（6）睡眠形态紊乱。

3. 护理目标

（1）减轻焦虑症状，缓解焦虑情绪。

（2）患者能够诉说焦虑感，有确定有效的应对机制以成功处理应激。

（3）认识焦虑并确定引起社交隔离感和社交功能受损的因素。

（4）惊恐发作时患者无受伤等意外发生。

（5）患者在监督下，可以参加每日的工娱治疗，并有活动后生理及心理上舒适感的描述，焦虑体验减轻。

（6）在帮助后，患者可以准确叙述焦虑的性质和症状。

（7）在接受健康教育后，患者家属能较准确地描述焦虑症的有关知识，对患者可以提供较为满意的监护和支持。

（8）患者在帮助下，可以有接受治疗的态度和行为。

4. 护理措施

（1）护士的感觉与反应　当患者过度焦虑时，护士可能经历挫折感或愤怒感，会受到患者影响出现焦虑和恐惧，护士应调整自己的心态，监测控制自我内心的感觉，安慰患者，显示出有能力帮助患者。

（2）促进安全和舒适　满足患者的生理需求，恢复患者的正常睡眠及日常生活能力。护士要陪伴患者，保证他们的安全。

（3）确定焦虑源　鼓励患者讨论此次发病前的情况，联系患者的行为和感觉，确定焦虑源。

（4）提高患者的应对能力　帮助患者确定以前曾经有效的焦虑缓解方法，让患者写出对自我能力的评估，以一种积极的方式重新构想和面对情境。鼓励患者参加放松练习，如深呼吸、肌肉放松法、指导想象等，独立运用这些技巧可使患者获得自信心和自我控制感。

（5）鼓励社交活动　帮助患者认识焦虑，确定引起社交隔离感和社交功能受损的因素，鼓励患者参与一系列活动，促进其与他人的社会交往，对于患者已取得的改变给予正向鼓励。

5.护理评价

(1)对患者的焦虑内容与背景是否充分了解。

(2)患者的焦虑症状是否减轻。

(3)患者对疾病和自我是否能正确应对和认识。

(4)患者能否积极参与治疗。

(5)护理人员对患者及其症状的接受程度。

三、强迫症患者的护理

【实例2】

孙某,男,17岁,某大学二年级学生,他是一个对自己要求非常严格的人,总是把东西收拾得干净、整齐,桌子擦了一遍又一遍,生怕沾上灰尘,书籍由高到矮摆得平平整整,看完什么书都要放回原位。有一次,有一位同学借了他一本书把书折了一下,他就非常生气,从此不再借书给别人。有时候他不在寝室,老是担心别人动他的东西,回到寝室反复地整理、检查,把桌、椅反复地擦洗,有时突然感觉哪里不对劲,觉得浑身有什么东西,于是赶快洗澡、洗衣,有时甚至一天洗三四次澡。他自己有时也觉得这样做没必要,可就是不由自主,控制不住自己,心里很烦恼。同学们也觉得他怪怪的,不敢与其打交道。

诊断:强迫症

强迫性神经症(obsessive-compulsive neurosis)是一种以强迫观念和强迫动作为特征的疾病。发病年龄多在16~30岁之间,性别间无显著差异,患者以脑力劳动者居多。

(一)临床特点

强迫症的特点是患者意识到强迫症状是异常的,但无法摆脱。患者经常为这些症状所苦恼和不安,严重者社会功能会受到影响,常伴有抑郁和焦虑等症状。患者悲伤、紧张、焦虑、烦恼和烦躁,难以集中注意力,出现睡眠障碍,食欲下降,体重减轻。患者无力控制强迫观念和强迫行为,认为只有自己是个"强者",才可能控制这些思维和行为,患者感到痛苦万分。

临床常见的表现形式有如下几类。

1.强迫观念

强迫观念指的是持续和重复发生且不能从头脑中消除的思想、冲动或想象,常见下面几种形式。

(1)强迫回忆(obsessive reminiscence) 即对自己经历过或做过的某些事以及自己或别人说过的话,不自觉地反复回忆,并进行联想。如脑海中反复不断出现某一件往事、某一句话或某一段歌曲。

(2)强迫怀疑(obsessive doubt) 即对自己刚做过的事产生怀疑,如刚锁好的门,就怀疑没锁上;刚把信扔进邮筒,总怀疑自己没贴邮票;刚做完的作业,就怀疑漏做了或做错了;刚洗干净的手,却总感觉很脏。强迫怀疑患者常表现出疑虑不安,并做出一些强迫行为,如反复检查、反复洗手等。

(3)强迫对立思维(obsessive contradictory ideas) 患者的脑海中总是出现一些对立的思想,如当看到"快乐"二字时,则出现对立词"悲伤"等相反的概念。

(4)强迫性穷思竭虑(obsessive ruminations) 这种症状类似于钻牛角尖,患者会在一些毫无意义的问题上冥思苦想,纠缠其中不能脱身。

(5)强迫意向(obsessive intentions) 患者反复体验到想要做某种违背自己意愿的动作或行为的强烈内心冲动。尽管患者明知这是荒谬的想法,自己也不会如此做,但却无法摆脱这种内心冲动。如站在桥上或坐火车时,有跳下去的冲动;有骂粗话、喊反动口号的冲动等。

2.强迫行为

强迫行为是指患者为降低焦虑而受到驱使完成的仪式性行为,常见下面几种形式。

(1)强迫洗涤(obsessive washings) 突出的表现是强迫洗手,患者不停地洗手,有时一天洗二十多遍;尤其当患者的手或身体接触陌生人或陌生人用过后的东西后,便不能控制地去一遍一遍洗手、洗涤全身。

(2)强迫检查 强迫检查与强迫洗涤相似,患者不能控制地反复检查自己刚做过的事情,有些强迫症患者会重复检查数次乃至数百次,以证实房门是否已被锁上、作业是否正确、炉子是否已熄灭。这些强迫动作大部分都是由强迫怀疑引起的。

(3)强迫症仪式动作(obsessive rituals) 指患者在做某一件事时必须按照一套固定的先后次序,并重复做这一系列动作。如果出错或中间被打断,又要重新开始,直到患者满意为止。

(4)强迫计数(obsessive counts) 患者不可克制地计数,与强迫性联想有关,如见到电线杆,则要计数,不计数则感到烦躁,难以克制。

(5)强迫询问 患者常常不相信自己,为了消除疑虑或消除给自己带来的焦虑,常反复询问他人,以获得解释与保证。

(二)治疗原则

1.心理治疗

在心理治疗中,治疗师通过和患者建立良好的医患关系,倾听患者,帮助其发现并分析内心的矛盾冲突,推动患者解决问题,增加其适应环境的能力,重塑健全人格。临床上常用的方法包括:精神分析治疗、认知行为治疗、支持性心理治疗及森田疗法等。

2.药物治疗

强迫症的发病与脑内多种神经递质失衡有关,主要表现为5-羟色胺系统功能的紊乱。目前使用的治疗强迫症的药物都是抗抑郁药,其特点就在于能够调节脑内5-羟色胺等神经递质的功能,从而达到改善强迫症状的作用。

(三)护理

1.护理评估

(1)主观资料:①强迫思维的评估,包括发作方式、持续时间、发作频率等。②强迫行为的评估,包括动作的重复性、仪式化,反复的检查或洗涤等行为。③强迫症状发作的诱发因素及强迫症状与焦虑的关系。④有无破坏性行为,如冲动、攻击、自伤等行为。⑤有无焦虑、罪恶感、恐惧感、自卑、矛盾等症状。⑥是否经常使用否认、隔离、抵消、退缩等防御机制。⑦是否呈现低自尊及依赖。⑧社会角色功能是否缺乏。

(2)客观资料:①躯体状况、意识状态、生命体征、营养状况、睡眠及活动。②患者从小的做事方式,是否过分仔细、谨慎、刻板和固执、追求完美、不合理地坚持他人必须按自己的意愿办事。③患者家庭的教育方式,幼年的生活环境,所受教育及文化程度,父母的教养方式以及与患者成年后行为模式间的关系。④近期有无重大生活事件发生。⑤患者的家庭及社会支持系统是否良好。⑥人格特点。⑦独立解决问题的能力、方式。⑧患者的应激水平及强迫症状对人际关系的影响。⑨实验室检查及其他辅助检查结果。⑩既往健康状况、家族史、患病史、药物过敏史。

(3)相关因素:①社会心理因素包括近期发生的生活事件及其内容、强度;患者患病对社会功能的影响;家属对患者的态度;患者对住院治疗的态度和治疗要求。②病理生理因素:如病情和症状的严重性、基本的干扰因素、年龄因素等。③其他因素:以往有研究表明,本病与5－HT系统功能亢进可能有关。

2.护理诊断

(1)焦虑。

(2)部分自理能力缺陷。

(3)有暴力行为的危险。

(4)有皮肤完整性受损的危险。

(5)睡眠形态紊乱。

3.护理目标

(1)患者有配合行为治疗的态度和效果。

(2)患者能够主动转移自我注意力,降低强迫观念的出现频率。

(3)患者每日可睡眠 6 小时,次日无睡眠不足的症状。

(4)患者能参加每日的工娱治疗活动,并诉说出愉快的情绪体验。

(5)患者可坚持森田疗法,并有行为上的实践。

4.护理措施

(1)护士的感觉与反应 护士可能难以理解为什么患者不能够停止实施干扰正常生活的奇怪行为,为什么已经擦伤自己皮肤的洗手者仍然每小时准时洗刷疼痛的双手。护士应懂得患者的强迫行为是他们内心焦虑所采取的防卫机制,患者内心是痛苦的,所以应理解患者。

(2)使用治疗性沟通 对患者提供鼓励、支持和同情,帮助其应对焦虑,明确告知患者你相信他/她能够改变行为,鼓励患者谈论自我感觉、强迫观念和仪式行为。

(3)行为治疗 当患者的焦虑程度较低,能够更有效学习时,护士应指导患者使用放松技巧。在患者愿意暴露自我感受并参与防止仪式性行为的情况下,护士可与患者共同逐渐纠正强迫行为。

(4)健康教育 使患者及其家属认识到强迫症的本质,帮助患者和家属公开谈论强迫观念、焦虑和仪式行为,降低患者保守秘密的需求,减轻患者负罪感,使家庭成员能够更好地给予患者情感支持。

5.护理评价

(1)患者能否应对焦虑而减少强迫行为。

(2)患者能否应用恰当的应对技巧表达焦虑的感觉。

(3)患者能否与周围人建立良好的人际关系。

(4)患者能否正确认识疾病,不发生自伤行为。

(5)患者基本社会功能的恢复程度。

四、恐惧症患者的护理

【实例3】

郭先生，男性，28岁，未婚，互联网公司职员，为人谦和，人际关系很好，与同学、同事、朋友及领导相处十分融洽，生活态度曾经很积极、乐观、向上，得到很多人的好评。他业余时间经常参加体育和探险活动，如打球、健身、蹦极和跳伞运动，大学期间是学校蹦极协会的主要成员，毕业后参加了探险俱乐部，与俱乐部的会员相处得很好。在他8岁的时候，母亲患病死亡，他的父亲将他养大，二人相依为命，生活一直平静、和谐。但父亲于5年前患了严重的心血管疾病，那时郭先生刚刚参加工作，正在国外参加新职员的培训，父亲怕他担心，向他隐瞒了实情，他一直认为父亲身体很好。父亲靠吃药维持身体，坚持上班，可2年前的一天早晨，在去工作的路上突然死亡。从那时起，郭先生越来越害怕外出，他开始害怕去远距离的地方，慢慢地不能到外地出差，因而取消了每星期一次的俱乐部的蹦极或跳伞，后来他又放弃了每周两次的健身运动，逐渐不再参加朋友们的聚会，最终连到超市购物都感到恐惧，害怕离开家会死去。由于离开家后屡次出现惊恐发作，他逐渐闭门不出。

诊断：恐怖症

恐惧症（phobia）也称"恐怖症""恐惧性神经症"，是以恐怖症状为主要临床表现的神经症。患者由于对特定对象或情境产生强烈的焦虑或恐惧反应，从而导致对对象或情境期望回避或真正回避。

（一）临床表现

恐惧症的共同特点：①患者对某种场合存在的客体产生强烈恐怖感，明知过分、不合理、不必要，又无法控制。②伴有明显的焦虑不安及自主神经功能紊乱症状。③有回避行为，越是回避说明病情越重。④回避行为影响正常生活。

恐惧症的表现形式有许多种，但通常指对物体、场所及社交等方面的恐惧。

1. 单一恐惧症

单一恐惧症（simple phobia）是指对于某个物体或者某种特定的场景所表现出来的一种恐惧害怕的情绪。一旦单一恐惧症患者遇到了自己所害怕的事情，就会出现心里紧张、头晕出汗甚至昏迷等症状。

2. 场所恐惧症

场所恐惧症（agoraphobia）有广场恐怖症、旷野恐怖症或幽室恐怖症，是恐惧症中最常见的一种类型。患者主要表现为对某种特定环境的恐惧，如高处、密闭的环境、广场、拥挤的公共场所（商店、影院、车站、公园）等，进入这些场所便会出现恐惧感，表现出紧张、不安，出现明显的心悸、胸闷、出汗等自主神经症状，因而患者竭力逃避这些环境，甚至根本不敢出门。

3. 社交恐惧症

社交恐惧症（social phobias）又称社交焦虑障碍。患者主要表现为对社交场合和人际接触过分担心、紧张、害怕，害怕被别人审视或评价，伴随出现自主神经兴奋症状及回避行为，表现为害怕处于众目睽睽的场合，怕大家注视自己；或害怕自己当众出丑，怕自己处于难堪或窘困的地步，因而害怕当众说话或表演，害怕当众进食，害怕去公共厕所解便，当众写字时控制不住手发抖，或在社交场合结结巴巴不能作答。害怕见人脸红会被别人看到，因而惴惴不安者，称赤面恐惧症;害怕与别人对视,或自认为眼睛的余光在窥视别人,因而惶恐不安者,称对视恐惧症;害怕在公共场所遇见陌生人或熟悉的人者,称对人恐惧症;害怕与异性相遇者,称异性恐惧症。

(二)治疗原则

(1)行为疗法是治疗恐惧症的首选方法。

(2)运用心理分析治疗找出病因。

(3)药物治疗通常选用抗焦虑药和抗抑郁药。

(三)护理

1.护理评估

(1)主观资料:①患者恐惧的对象、内容、形式。②患者出现恐惧症状的程度。③患者应对恐惧症状的方法。④个性因素,包括患者是否有胆小怕事、依赖父母、羞涩、孤立、不合作等。⑤家族史、药物过敏史、重大疾病史及其对患者的影响程度。

(2)客观资料:①躯体状况,包括生命体征、意识状态、营养情况、睡眠情况。②躯体是否有过度疲劳、感染或过敏、外伤等。③家庭亲属之间关系以及对患者所持态度。④情绪状态,有无焦虑、烦躁、沮丧、无助等情绪反应。⑤人际关系及社会环境。⑥患者个性特征。⑦患者对治疗所持的态度、对医院的要求。⑧文化程度、对疾病的自我感觉、自我评价。⑨家庭经济状况。⑩患者惧怕的事物追溯到的现实刺激。

(3)相关因素:①心理社会因素,如部分由精神因素引起发病的,童年时期的心理冲突可能为诱因。②个性因素,多数恐惧症患者具有性格胆小、依赖、被动、羞涩等特征。③其他因素,以往有研究表明,本病与生化背景以及遗传因素有关,如恐惧发作时,约50%的患者血浆肾上腺素升高。

2.护理诊断

(1)焦虑。

(2)社交障碍。

(3)个人应对无效。

(4)缺乏娱乐活动。

(5)自尊紊乱。

(6)情境性自我贬低。

(7)有孤独的危险。

(8)不合作。

3.护理目标

(1)确认患者恐惧的来源,缓解患者恐惧情绪,治疗结束时患者能面对引起恐惧的环境。

(2)患者能运用有效的应对恐惧的方法。

(3)纠正患者的回避行为,患者恢复良好的社会功能。

4.护理措施

(1)护士的感觉与反应 当患者出现恐怖症状时,护士可能从内心不能理解和接受,或受到患者的焦虑情绪的影响,自我心理平衡失调,这时护士应检查并调整心理状态,去除焦虑,平静面对患者,接受并理解患者。

(2)确定恐怖症的类型 让患者列出令他/她恐惧的对象,找出与特定对象相关的特定恐惧。

(3)运用各种治疗方法　可指导患者使用放松技巧,如深呼吸训练、沉思、进行性肌肉放松疗法等,促进患者控制自我感觉和焦虑水平。

(4)系统脱敏法　对于恐怖症患者十分有效,可通过逐步暴露的方法,以预定的顺序,即从最低程度到最高程度,逐渐引导恐怖症患者接触恐惧对象和情境。

(5)角色示范作用　为患者提供机会,使之观察对于恐怖对象或情境的健康反应。在患者认为的恐怖情境下,护士为患者做出示范,显示出无恐惧的行为,并与之讨论感受,逐渐使患者产生健康行为。

5.护理评价

(1)患者对恐惧内容与背景是否充分了解。

(2)患者的恐惧症状是否减轻。

(3)患者对疾病和自我是否能正确认识,对疾病是否能正确应对。

第二节　癔症患者的护理

一、概述

癔症(hysteria),又称歇斯底里,是一类由精神因素,如重大生活事件、内心冲突、情绪激动、暗示或自我暗示,作用于易病个体引起的精神障碍。其主要表现为各种各样的躯体症状,意识范围缩小,选择性遗忘或精神暴发等精神症状,但无相应的器质性损害。

癔症的患病率报告不一。我国普通人群患病率约为 3.55‰。近年的流行病学资料显示,发病率有下降趋势,原因不明。首发年龄以 20～30 岁最多。一般认为癔症的预后较好,60%～80%的患者可在一年内自行缓解。

(一)病因及发病机制

1.社会心理因素

一般认为社会心理因素是癔症的重要病因。癔症的发病和临床类型,与患者的生理、心理素质有关。紧张、恐惧、情绪不稳定、易接受暗示、文化水平低、迷信观念重者,以及青春期或更年期的女性,较一般人更易发生癔症。具有为人处世情感反应强烈、表情夸张、暗示性高、富于幻想、寻求别人注意和以自我为中心等表演型人格特征的人,在受到挫折或接受暗示后容易发生癔症。

2.遗传因素

国外资料表明在癔症患者的近亲中本病的发生率为 1.7%～7.3%,较一般居民中的发病率高。女性患者一级亲属中发生率为 20%。我国福建地区曾报道患者具有阳性家族史者占 24%。这些资料提示遗传因素对部分患者来说比精神因素更为重要。

3.性格特征

(1)高度情感性　患者平时情绪偏向幼稚、易波动、任性、急躁易怒、敏感多疑,常因微小琐事而发脾气或哭泣。情感反应过分强烈,易从一个极端转向另一个极端,往往带有夸张和戏剧性色彩,对人对事也易感情用事。

（2）高度暗示性　患者易受周围人的言语、行动、态度等影响，并产生相应的联想和反应称暗示，如癔症患者在医生言语诱导下进入催眠状态。另外，患者易对自身感觉或某种观念无条件地接受，称自我暗示。暗示性取决于患者的情感倾向，如对某件事或某个人具有情感倾向性，则易受暗示。

（3）高度自我显示性　患者具有以自我为中心倾向，往往过分夸耀和显示自己，喜欢成为大家注意的中心；病后主要表现为夸大症状，祈求同情。

（4）丰富幻想性　患者富于幻想，其幻想内容生动，在强烈情感影响下易把现实与幻想相互混淆，给人以说谎的印象。

4. 器质性因素

某些神经系统发生器质性病变时，可伴有癔症发作。如癫痫患者常同时有癔症发作。

（二）临床表现

癔症多在精神因素的触发下急性起病，并迅速发展到严重阶段。临床表现归纳起来可分为三类。

1. 癔症性精神障碍

对过去经历与当今环境、自我身份的认知部分或完全不相符合，是癔症较常见的表现形式。

（1）意识障碍　主要指意识范围的狭窄，以朦胧状态和昏睡较多见，严重者可出现癔症性木僵，有的表现为癔症性神游。

（2）情感爆发　患者意识障碍较轻，常在与人争吵，情绪激动时突然发作，表现为尽情发泄、哭叫不休、捶胸顿足、撞头打滚。多人围观时，发作尤为剧烈，发作时间的长短与周围人关注的程度有密切关系，往往受关注的程度越大，发作的时间越长。有时患者为摆脱困境，在小的精神刺激下，也可以出现大的发作，一般发作历时数十分钟，之后可有部分遗忘。在无人关注的情况下几乎不发作。

（3）癔症性痴呆　为假性痴呆的一种表现，患者在心理创伤之后突然出现严重智力障碍，但无脑器质性病变或其他精神病存在。如患者对提问可以理解，但给予近似的回答，给人以故意做作的印象，称为 Ganser 综合征。如在心理创伤后，突然出现如儿童般幼稚的语言、表情和动作，并以幼儿身份自居，则称为童样痴呆。

（4）癔症性遗忘　患者无脑器质性损害，以选择性遗忘为主要表现（部分或完全遗忘）。遗忘的那段时间或事件，往往曾经或至今仍然与创伤性或应激性事件有关。主要特点是记忆丧失，通常表现为对于具有心理创伤或应激性质的近期事件存在部分或完全遗忘。遗忘通常为部分性和选择性的，且一般都围绕着创伤性事件，如意外事故或意外的亲人死亡。遗忘的程度和完全性容易变动，甚至每天可有不同。同时，不同检查者在不同时间的检查所见也不一样。

（5）神游症　患者表现为离家出走，记忆力丧失，不能诉说其全部经历，甚至否认其身份。

（6）癔症性身份障碍　表现以自我身份识别障碍为主。患者丧失自我同一感，有双重人格或多重人格，通常带有迷信色彩，表现为对自己身份的觉察障碍，对自己原来的身份不能识别（常为鬼神或亡灵附体）。此时患者暂时丧失个人身份识别能力和对周围环境的识别能力，对周围环境缺乏觉察。

（7）癔症性精神病　患者受到严重心理创伤后突然发病，症状多变，主要表现为反复出现的以幻想性生活情节为内容的片段幻觉或妄想,思维障碍,意识朦胧,或明显的行为紊乱、哭笑无常、幼稚与混乱的行为,或木僵为主,或人格解体等。本病多见于女性,病程很少超过3周,可突然痊愈而无后遗症,但可再发。

(8)其他分离型癔症 如所谓"走阴间"(认为鬼神附体),患者以死人的口气说话,也属于身份识别障碍。

2.癔症性躯体障碍

此型又称转换性障碍,是指精神刺激引起的情绪反应以躯体症状的形式表现出来,常见以下表现。

(1)感觉障碍 ①感觉缺失:患者对强烈的刺激只能轻微感觉到,甚至完全没有感知,其特征是不按解剖部位分布,不能用神经病理学的知识加以解释;②感觉过敏:患者对局部的触摸特别敏感,对非常轻微的触摸即感到疼痛异常;③感觉异常:患者感到咽喉部有异物或阻塞,好似球形物体在上下移动,但咽喉部检查却无异常发现;④视觉障碍:常见患者为突然失明,也有弱视、视野向心性缩小,但眼底检查正常,双瞳孔对光反射良好,患者什么也看不见,但行走时可避开障碍物;⑤听觉障碍:患者在强烈的精神因素影响下,突然双耳失去听力,但来自背后的声音可引起瞬目反应,睡眠中可被叫醒,客观检查无阳性发现;⑥心因性疼痛:在受到精神刺激后出现的剧烈头痛、背痛或躯体其他部位的疼痛,但客观检查未发现相应的器质性病变。

(2)运动障碍 ①抽搐发作:常由心理因素引起。发作时患者常突然倒地,全身僵直,呈角弓反张,有时呈不规则抽动、呼吸急促、呼之不应,有时扯头发、撕衣服等,表情痛苦。一次发作可达数十分钟或数小时,随周围人的暗示而变化,发作可一日多次;②瘫痪:以单瘫或截瘫多见,有时可四肢瘫痪,起病较急,瘫痪程度可轻可重。轻者可活动但无力,重者完全不能活动。客观检查结果不符合神经损害特点,瘫痪肢体一般无肌肉萎缩,反射正常,无病理反射。少数治疗不当,瘫痪时间过久可见失用性萎缩;③失音:患者保持不语,常用手势或书写表达自己的意见。客观检查可见大脑、唇、舌、腭或声带均无器质性损害。

(3)躯体化障碍 以胃肠道症状为主,也可表现为泌尿系统或心血管系统症状。患者可出现腹部不适、反胃、腹胀、厌食、呕吐等症状,也可表现为尿频、尿急等症状,或表现为心动过速、气急等症状。

3.癔症的特殊表现形式

流行性癔症或称癔症的集体发作,多发生在共同生活、经历和观念基本相似的人群中;起初为一人发病,周围目睹者受到刺激,在暗示和自我暗示下相继出现类似症状,短时间内爆发流行;一般历时短暂,女性患者多见。有人认为赔偿性神经症、职业性神经症也属于癔症的特殊表现形式。

(三)诊断

根据CCMD—3,癔症的诊断标准如下。

1.症状标准

(1)有社会心理因素作为诱因,至少有下列一项:癔症性遗忘、癔症性漫游、癔症性双重或多重人格、癔症性精神病、癔症性运动和感觉障碍、其他癔症形式。

(2)没有可以解释上述症状的躯体疾病。

2.严重程度标准

社会功能受损。

3.病程标准

起病与应激事件之间有明确关系,病程多反复迁延。

4.排除标准

有充分根据排除器质性病变和其他精神障碍、诈病。

(四)治疗

癔症的症状是功能性的,因此心理治疗非常重要。药物治疗是适当服用抗焦虑药、抗抑郁药,可以强化心理治疗效果,并可消除伴发的焦虑、抑郁和躯体不适症状,从而减少自我暗示的基础。

1.暗示治疗

暗示治疗为治疗癔症的经典方法。诱导疗法是经改良后的一种暗示治疗。乙醚 0.5mL 静脉滴注同时配合言语暗示,告知嗅到某种特殊气味后“老病”便会发作,让患者无须顾虑,任其发作,称发作的越彻底越好,待其发作高峰期过,以适量蒸馏水皮内注射,并配合言语暗示,称病已发作完毕,此针注射后便可病愈。使患者相信医生既能“呼之即来”,必能“挥之即去”。手术全麻病史的患者不宜采用此法(因有乙醚体验,不宜暗示),孕妇忌用,经期慎用。暗示疗法用于急性发作而暗示性又较高的患者,机智的暗示治疗常可收到戏剧性的效果。

2.催眠疗法

此法可使被遗忘的创伤性体验重现,受压抑的情绪获得释放,从而消除症状。

3.行为治疗

此法适用于对暗示治疗无效、有肢体或言语功能障碍的慢性病例。

4.其他心理治疗

采用心理治疗,主要目的在于引导患者或家属正确评价精神刺激因素,充分了解疾病的性质,帮助其克服个性缺陷,加强自我锻炼,促进身心健康。

5.物理治疗

针灸、电兴奋对瘫痪、耳聋、失明、失声、肢体抽动等功能障碍有良好效果。

二、护理

(一)护理评估

1.主观资料

(1)现病史　患病个体在癔症发作时的症状特点、类型、症状的频度、症状的严重程度;疾病发作与情感体验的关系,如对自身症状过度关心,有意引起别人的同情和关心。

(2)个人史、既往史　支持系统的来源、性质和数量;对疾病知识的了解情况。

2.客观资料

患者的一般状况、外表、思维、情感和行为表现,有无夸张、表演、哭笑无常、情绪失控和自主神经功能紊乱等。

3.相关因素

(1)社会心理因素　社会心理因素往往是癔症发作的诱发因素,不容忽视。因此,要对患者在发病前的不良刺激、刺激程度、与疾病发生的相互关系进行认真的评估。分析刺激是来自生活事件,还是来自患者自身的内心冲突,或是源于人格方面的易感素质等。

(2)病理生理因素　如生活自理能力下降或丧失、失明、耳聋、情感爆发、意识模糊、定向障碍、双重人格、假性痴呆等。

(3)可能导致自杀自伤的因素　如情感爆发、痉挛发作、癔症性漫游、为要挟别人达到某种目的而弄假成真,以及焦虑、抑郁等恶劣心境等。

(4)有可能导致营养不足的因素　如癔症性精神症状。

(5)情境因素　威胁性情境,对身体的威胁,如手术、疾病等。

(二)主要护理诊断

(1)有自杀、自伤的危险。

(2)有暴力行为的危险。

(3)定向障碍。

(4)语言沟通障碍。

(5)焦虑。

(6)生活自理能力下降或丧失。

(7)知识缺乏。

(三)护理目标

(1)癔症发作期间,患者在监护下无伤人及自伤行为发生。

(2)出现癔症性瘫痪时,患者在护理下不出现肌肉萎缩及便秘、褥疮等并发症。

(3)患者了解癔症发作的危害及学会应对的方法。

(四)护理措施

1.心理护理

癔症的症状具有表演性,但不同于装病,护理人员要接纳患者,避免用不良词语刺激患者,尤其是不要简单地否认其症状,特别是不能粗暴地指出其没病或装病;对家属也要注意其理解接受能力,避免造成误解。癔症患者一般都有诱发因素,虽然轻重不一,但可能对患者有特殊意义。针对病因进行治疗和护理,是治愈癔症、减少复发的重要途径。

2.一般护理

对新入院的患者要热情接待、言语亲切、态度和蔼,取得患者信任是为其治疗的第一步。针对患者富有情感色彩的症状特点和以个人为中心的性格特点,入院患者要有家人陪护,避免其因孤独或得不到关注而加重症状;生活上多给予患者关心照顾,并鼓励患者主动战胜疾病,树立信心,调动其积极性,增强其独立性。

3.急诊护理

根据患者症状进行个体化的护理。对癔症性木僵患者或瘫痪患者,要加强大小便护理;要帮助患者训练肢体功能,防止肢体挛缩和畸形;给予高蛋白、高热量、富含纤维素的饮食,防止便秘及营养失衡;预防压疮等并发症的发生。急诊中要特别注意鉴别诊断,无明显诱因时诊断癔症更要特别谨慎。检查时要避免强化症状的不良暗示,患者通常暗示性高,除了常规检查和鉴别诊断需要外,要尽量避免不必要的检查,以免强化其患者角色和加重症状。

4.健康教育

(1)保证规律生活　平时注意合理安排生活,保证充足的睡眠,对于提高大脑皮层的工作能力、防止发作也有一定意义。

（2）做好心理调节　癔症的发生与一个人的心理素质和人格特点有关,那么就要在生活与工作中有意识地调整自己的心理状态,防范于未然。当发现自己的心理状态处于亚健康水平的时候,明显感到情感强烈而不稳定,易感情用事,情感幼稚,出现急躁及任性等人格特点,应有意识地改变自己,如提高自身修养、加强科学文化知识的学习、调整情绪、增强独立辨别事物的能力等。这些措施在一定意义上可有效防止癔症的发生。

（3）正确认识疾病　医生应帮助患者正确认识疾病,使其了解本病是由于高级神经活动失调所致的发作性症状,是暂时性的脑功能障碍,并非器质性病变,是完全能够治愈的,而且不会留下任何残疾。还要使患者了解癔症发作与本人情感体验有关,使之认识到某些性格特征与发病之间的关系,从而使其减轻心理压力,树立战胜疾病的信心。

（4）及时转移注意力　防止发作的措施因人而异,如有的癔症患者在发作前常有某些症状,此时,可使其有意识地转移自己的注意力,做一些其他事,或暂时离开当时的环境,以改变心境,这样常能防止发作。

（5）避免不良暗示　做好患者周围人(如同学、亲属等)的工作,应向他们介绍本病的特点,解除他们对癔症患者的顾虑,改变不正确的态度。尤其在癔症患者发病时,要避免周围人造成的过分紧张及过分关心的不良的影响。

（6）减少负性刺激　癔症的发作往往与负性刺激关系密切。常见的负性刺激很多,诸如亲人死亡或其他不幸意外遭遇使自尊心受到挫折,人格遭受侮辱,家庭不和等引起的气愤、委屈、恐惧,或其他种种内心痛苦,均可导致本病发生。某些躯体疾病、疲劳、健康状况不良等原因也容易诱发本病。

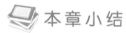 本章小结

一、本章提要

通过本章学习,同学们了解了神经症的相关知识,熟悉了常见的神经症类型和癔症的概念、临床特点及治疗。重点掌握神经症的护理内容。具体包括以下内容。

1.掌握焦虑症、强迫症、恐惧症的护理评估内容和护理要点。

2.熟悉神经症的共同特点、分类,神经症和癔症的定义、临床特点、治疗。

3.了解神经症和癔症的病因、诊断标准。

二、本章重点及难点

1.神经症的常见类型的临床特点及护理措施。

2.焦虑症患者的护理措施。

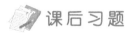 课后习题

一、名词解释

1.神经症　2.焦虑症　3.恐惧症　4.癔症

二、填空题

1.按照 CCMD—3,神经症的诊断标准包括_____、_____、_____、_____
____。

2.焦虑症在临床上分为_____和_____。

三、选择题

1.神经症,旧称(　　)

A.神经官能症　　　　　　　　B.神经质　　　　　　　　　C.歇斯底里

D.自主神经功能紊乱　　　　　E.神经病

2.可出现意识障碍的疾病是(　　)

A.神经衰弱　　　　　　　　　B.强迫症　　　　　　　　　C.疑病症

D.癔症　　　　　　　　　　　E.焦虑症

3.神经症的诊断标准中,其病程标准是(　　)(除了惊恐障碍另有规定外)

A.符合症状标准至少 3 个月　　B.符合症状标准至少 1 个月

C.符合症状标准至少 6 个月　　D.符合症状标准至少 12 个月

E.符合症状标准至少 4 个月

4.关于癔症的叙述不正确的是(　　)

A.癔症又称歇斯底里　　　　　B.一般有相应的器质性病变基础

C.一般认为癔症的预后较好　　D.起病常与心理应激有关

E.近年来把癔症划出神经症的意见已占大多数

5.癔症治疗最有效的方法是(　　)

A.行为治疗　　　　　　　　　B.镇静药物　　　　　　　　C.抗精神病药物

D.暗示治疗　　　　　　　　　E.抗抑郁药物治疗

6.强迫洗手的患者显示自我矛盾行为的陈述是(　　)

A.“我知道最终我会将手洗干净的,只是需要花费时间。”

B.“我需要更温和些的香皂,它将不会如此损伤双手。”

C.“当双手干净时,我感觉更好。我能够承担其他事物。”

D.“尽管我不喜欢去洗手,但感觉内心驱使去做。”

E.“我在吃饭之前必须洗手 20 次,才能安心吃饭。”

7.对于焦虑症患者的最终护理目标是(　　)

A.将患者的焦虑降低到可接受的水平

B.帮助患者降低对于感情的否定和回避

C.帮助患者解决问题并形成适应性的应对行为

D.当患者回避让人痛苦的问题时,可运用支持性面对

E.帮助患者将行为与感情联系起来

8.当指导恐惧症的患者时,护士应知道(　　)

A.待在屋子里将会防止恐惧症发作

B.症状开始时要服用药物

C.恐惧症发作持续的时间是有限的,并且会逐渐消退

D.加强自我控制将会减轻恐惧症症状

E.去屋外散步将会防止恐惧症发作

9.患有广场恐怖症的患者拒绝走过大厅去集体活动室参加活动。护士最合适的应对措施是(　　)

A."我知道你能够做到"

B."走路时你尽量扶着墙壁"

C."这次你可以不参加小组活动"

D."我和你一起去"

E."你必须进活动室与大家活动"

四、简答题

1.简述神经症的共同特征。

2.简述恐惧症的共同临床特点。

3.简述癔症的类型及临床表现。

（高　娟）

第十一章　应激相关障碍患者的护理

 学习目标

1. 掌握应激相关障碍患者的护理措施。
2. 熟悉应激相关障碍的概念、常见临床类型、护理诊断、护理目标及相应护理评价。
3. 了解应激相关障碍的病因及流行病学特点、治疗原则。

应激是人或有机体在某种环境的作用下所产生的一种适应环境的反应状态。通常应激引起的防御反应是一种保护机制，不一定引起病理改变过程，但当应激反应超出一定强度或持续时间超过一定限度，会导致应激系统失调，并对个体产生影响，即构成应激相关障碍。应激障碍是一组精神障碍的总称，包括急性应激障碍、创伤后应激障碍和适应障碍。

第一节　概　述

一、概念

(一)应激

应激一词在物理学上意为压力、应力，原意是指一个系统在外力的作用下竭尽全力对抗时的超负荷状态。1936年加拿大生理学家塞里(Hans Selye)将这个词首次引入到生物学领域，他认为，应激是一种刺激物，或是一种反应，是一种觉察到的威胁。

应激是机体通过认识、评价而觉察到应激源的威胁时，引起的生理、心理变化过程，是个体对面临的威胁或挑战做出反应和应对的过程。

(二)应激源

应激源又称应激因素，指任何能产生应激反应的有害刺激。精神科主要关注心理社会应激源，即生活事件。生活事件可分为消极事件和积极事件。

(三)应激相关障碍

应激相关障碍的定义是主要由应激刺激引起的一种精神障碍。

二、病因和流行病学特点

(一)病因及发病机制

1. 社会文化因素

(1)严重的生活事件　包括灾难性事件和悲痛性事件，如严重车祸、飞机失事、财产巨大损失、被强暴、被劫持,亲人死亡、亲人离别、情感破裂等。

(2)突发的自然灾害 如山洪暴发、强烈地震、严重火灾等。

(3)战争场面 如亲临了(或间接听到、看到)残酷的战争。

(4)日常生活中的困扰 多为生活中的一些不愉快事件。

2.遗传因素

文献报告同卵双生者应激障碍的同病率为 29.5%,明显高于异卵双生者的发病率,提示遗传因素对本病的发生起一定作用。

3.易感素质

患者在以往有应激障碍的病史,病前人格不够健全,如敏感多疑、抑郁、情绪不稳定、冲动任性等。

(二)流行病学特点

有关急性应激障碍的流行病学研究很少。仅有的个别研究指出,严重交通事故后的发生率为 13%~14%;暴力伤害后的发生率大约为 19%;集体性大屠杀后的幸存者中发生率为 33%。创伤后应激障碍社区调查居民终生患病率为 1%~14%,而高危人群中(如战后的军人、天灾人祸中的幸存人群)患病率则高达 3%~58%,一般认为女性较男性易患病。

三、临床分型

(一)急性应激障碍

急性应激障碍又称急性心因性反应,是在剧烈的、严重的精神刺激、生活事件或持续困境的作用下立即(数分钟或数小时内)起病,病程一般较短,预后良好,可完全缓解。具体临床表现如下。

1.反应性朦胧状态

患者表现为意识范围的缩小或狭窄,同时又伴有意识清晰水平的降低,对周围事物感知迟钝。意识活动集中于较狭窄而孤立的范围以内,患者只对这部分体验能够感知。由外表来看,患者尚能保持相当正常的行为,能完成某种行动,但是对这一范围以外的事物感知、判断则有困难,甚至给出不正确的评价。患者在此种状态下,还可以出现定向力障碍,片段的幻觉、错觉和妄想,并可在幻觉、妄想支配下产生攻击或危害周围人的行为。这种状态一般是发作性的,常突然产生,突然终止,持续时间一般不长,可由数分钟至数小时(有的可长至数日,但较少见)。发作后患者一般多陷入深度睡眠,意识恢复后常伴有完全性遗忘,少数情况可有部分性遗忘。

2.反应性木僵状态

此为一种突然而强烈的精神创伤引起的精神运动性抑制。患者表现为呆若木鸡,面无表情,也无动作,缄默少语,拒食,甚至全身僵住不动,可伴有自主神经功能紊乱症状(心动过速、面色苍白或潮红、多汗、瞳孔增大等)。患者有时出现轻度意识障碍,恢复后对病程经过不能完全回忆。这一过程持续短暂,多数持续几分钟或数小时或数天,但不超过一周;常有不同程度的意识障碍,可迅速恢复或转为兴奋状态。

3.反应性兴奋状态

该状态常在急性、较强烈的精神创伤下发生,也可在长期精神创伤背景下,由于一个偶然刺激而促发。发病多急骤,患者在受刺激后突然兴奋骚动、哭喊吵闹、话多、胡言乱语,可伴幻觉和错觉。症状可类似精神分裂症的急性发作或躁狂发作。此型历时较短,一般在一周以内症状缓解。

4.急性应激性精神病

急性应激性精神病是由相当强烈并持续一定时间的心理创伤性事件直接引起的精神病性障碍,表现以妄想、严重情感障碍为主,症状内容与应激源密切相关,较易被人理解。本病呈急性或亚急性起病,经适当治疗,预后良好,患者恢复后精神正常,一般无人格缺陷。

以上症状可单独出现,也可混合出现,不同患者其表现有较大差异。

(二)创伤后应激障碍

创伤后应激障碍又称延迟性心因性反应,是由强烈的、灾难性的应激(如地震、凶杀、被强暴等)引起,数天或数月后起病,从遭受精神创伤到出现精神症状一般不超过六个月,病程可长达数年。主要有以下临床表现。

1.反复重现创伤性体验或梦境

其表现为创伤情境经常不由自主地出现在患者的联想与记忆中,且极易被触发,如目睹死者遗物、旧地重游时,甚至出现幻觉或错觉,仿佛回到创伤性事件发生时的场景,重新表现出当时所发生的强烈情感体验和明显的生理反应,如心悸、出冷汗、面色苍白等。

2.持续回避与刺激相似或有关的情境

如避免与创伤性事件有关的人或事接触;回避可能勾起痛苦回忆的活动或场合,以至对周围环境表现出反应迟钝,爱好兴趣减少或社交交往减少,甚至对亲人变得冷淡。少数患者可能有人格上的改变。

3.对创伤性经历出现选择性遗忘

有些患者表现为完全想不起创伤经历,对创伤期间发生的人或事有视旧如新感。

4.持续性的焦虑和警惕性增高

患者表现为难以入睡或易被惊醒,在遇到与创伤事件相似的场合时,可出现惊恐、紧张及易被激惹,少数患者会产生消极念头,有自杀企图。

(三)适应障碍

适应障碍指在日常生活中的应激事件的影响下,由于易感个性、适应能力不良,个体对该应激源出现超过常态的反应性情绪障碍或适应不良行为,导致正常工作和人际交往受损。程度一般较轻,持续时间不长(不超过6个月),随应激事件的消除和应付能力的改善而恢复。

适应障碍的临床表现形式多种多样,根据占优势的临床表现可分为以下几个类型,其中抑郁型的临床表现在成年人中较常见。

(1)抑郁型 分为短期抑郁反应、中期抑郁反应、长期抑郁反应;以情绪低落、忧伤易哭、悲观绝望等抑郁症状为主,但比抑郁症患者的程度轻。

(2)焦虑型 以焦虑、烦躁、害怕、不愿向别人倾诉痛苦等症状为主要表现。

(3)品行障碍型 以逃学、旷工、斗殴、过早性行为、破坏公物等违反社会规范的行为问题为主要表现。

(4)退缩型 以孤独、不参加社会活动、不注重个人卫生、生活无规律等为主要表现。

(5)能力退缩型 以学习、工作效率下降为主要表现。

（6）混合型　患者表现出以上症状的综合，无突出症状的表现。

四、治疗原则

(一)急性应激障碍

1.心理治疗

帮助患者尽快离开应激环境，建立合理的心理应激应对方式，同时指导患者家属给予积极、全面的社会支持，以缓解患者的创伤性反应。

2.药物治疗

药物主要用于对症治疗，但在急性期也是采取的措施之一。如以焦虑、抑郁症状为主的患者，可选用地西泮、氟西汀、阿普唑仑等；如表现精神运动性兴奋的患者，可选用少量抗精神病药物及安眠药，如氯丙嗪、氟哌啶醇、奋乃静、地西泮等。

(二)创伤后应激障碍

1.心理治疗

对于创伤后应激障碍的患者，初期主要采取危机干预的原则和技术，侧重于提供支持，帮助患者提高心理应对技能，表达和宣泄相关的情感。对于慢性病患者应争取最大的社会、心理支持。

2.药物治疗

抗抑郁药物是治疗各个时期创伤后应激障碍最常见的选择。其他药物则包括抗焦虑药物、镇静剂等。

3.心理治疗合并药物治疗

心理治疗结合药物治疗的方法比两种方法单一使用的效果更佳。

(三)适应障碍

适应障碍的治疗重点应该是以心理治疗为主，药物只用于情绪异常较为明显的患者。药物治疗则可根据具体的情况采用抗焦虑药物和抗抑郁药物等。

第二节　应激相关障碍患者的护理程序

一、护理评估

(一)主观资料

（1）此次发病情况　找出此次发病的应激源，评估应激发生的严重程度及持续的时间。

（2）躯体状况　患者是否有营养、食欲、大小便及睡眠异常。

（3）精神状况　评估患者感知觉症状，如有无幻听、妄想；情感方面，有无焦虑、抑郁、淡漠等。

(二)客观资料

（1）社交状况评估　患者是否存在社交能力低下。

（2）家庭状况评估　患者的家庭关系是否正常等。

(3)个人成长史　患者既往是否有过重大精神刺激,恢复得如何;是否属于易感人群。

(4)家族遗传史　患者是否有遗传因素。

(5)个人生活史　评估患者的职业,平时生活紧张者易发生此病。

(6)治疗情况　既往疾病的诊断、治疗、用药情况和不良反应等。

(7)实验室及其他辅助检查　心电图、脑电图、生命体征等检查。

二、护理诊断

(1)有暴力行为的危险(针对自己或他人)　与创伤事件造成的挫折、愤怒有关。

(2)有自杀、自伤的危险　与应激事件引起的焦虑、抑郁有关。

(3)有受伤的危险　与意识范围狭窄、行为紊乱有关。

(4)突发性意识模糊　与急性心因性反应有关。

(5)语言沟通障碍　与意识障碍和应激情绪反应有关。

(6)社交障碍　与社会功能退缩有关。

(7)恐惧　与经历强烈应激、反复出现闯入症状有关。

(8)焦虑　与应激反应有关。

(9)睡眠形态紊乱　与易惊醒及应激情绪反应有关

(10)自我形象紊乱　与消极的自我概念有关。

三、护理目标

(1)患者症状减轻或消除,不发生自杀、自伤及伤人等事件。

(2)患者的基本生理需求得到满足。

(3)患者能进行正常沟通,恐惧、焦虑等情绪得以改善并稳定。

(4)患者能够认识应激事件及相关障碍,学会正确处理的方法。

四、护理措施

(一)安全护理

对兴奋状态的患者应将其安置在安静的隔离房间内,房间要光线柔和,整洁舒适,减少外界刺激。加强安全检查和对危险物品的管理。及时发现自杀、自伤或冲动行为的先兆,防患于未然,保障患者的安全。

(二)基础护理

(1)做好患者的口腔、皮肤护理,防止皮肤破损,预防感染。

(2)及时补充足够的营养和水分,维持水及电解质平衡。

(3)及时观察患者的病情变化和生命体征,对症处理。保证患者足够的睡眠休息时间。

(三)心理护理

1.建立良好的护患关系

应尊重、关心患者,用清晰简短的语言与患者沟通交流,态度和蔼,并与患者保持适当的目光接触,耐心倾听。适当运用非语言沟通方式,着重当前问题,给予简明的指导。

2.鼓励患者表达情绪体验

鼓励患者用语言描述、联想回忆等方式表达及重新体验创伤性经历,并允许用适当的方式进行宣泄。对患者的情绪反应要采取接纳的态度,不应加以限制。

3.认同接纳并给予解释指导

向患者解释其对应激事件的反应是正常的,护理人员对患者表示理解、认同和支持;鼓励患者正确对待客观现实,树立战胜疾病的信心。

4.运用社会支持系统

争取病友、家庭、社会的支持,以减轻患者的应激反应,促进身心恢复。

5.指导患者应用适应性技巧控制情绪

鼓励患者参加集体活动,分散对应激事件的注意力,减轻孤独感及回避他人及环境的行为;教会患者应用焦虑管理法,如放松训练、呼吸训练、思维阻断法等;学会处理应激的各种积极、有效的认知和行为技能,如选择性重现、选择性忽视、改变原有价值系统、降低期望值等方法。

(四)药物护理

遵医嘱给予患者相应的药物治疗,如抗焦虑药、抗抑郁药、抗精神病药,注意观察药物疗效和不良反应。

(五)健康教育

待患者症状好转后,在可能的情况下组织安排患者参加多种娱乐和体育活动,协助其进行社会功能的康复性训练,帮助患者重返社会。

五、护理评价

(1)患者是否学会新的应对方式。

(2)患者是否能够接受应激事件。

(3)患者是否发生自杀、自伤及冲动伤人行为,是否发生摔伤、坠床和走失。

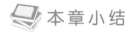 本章小结

一、本章提要

通过本章学习,了解应激相关障碍的相关知识。重点掌握应激相关障碍患者的护理措施,熟悉应激相关障碍的概念、常见临床类型、护理诊断、护理目标及相应护理评价等知识。具体包括以下内容。

1.熟悉急性应激障碍、创伤后应激障碍、适应障碍患者的临床特点。

2.具有能区分相近概念的能力,如急性应激障碍、创伤后应激障碍、适应障碍。

3.能够列举出应激障碍患者的评估要点及护理要点。

二、本章重点及难点

1.急性应激障碍、创伤后应激障碍和适应障碍患者的临床特征的区别。

2.急性应激障碍与创伤后应激障碍患者护理的重点。

课后习题

一、名词解释

1.急性应激障碍 2.创伤后应激障碍 3.适应障碍

二、选择题

1.适应障碍在应激源消失后症状一般不应持续超过( )

A.1个月　　　　　　　　　B.3个月　　　　　　　　　C.6个月

D.1年　　　　　　　　　　E.2年

2.急性应激障碍的临床特点包括( )

A.病前遭受异乎寻常的应激性生活事件

B.症状的出现与应激源无关

C.发作具有暗示性

D.病程长

E.预后差

3.与患有创伤后应激障碍的患者谈论创伤时应采取的最为合适的方式是( )

A.通过另一个当事人来证实患者所说的话

B.要求患者记下他所说的话

C.专心聆听

D.分散患者的注意力,以减轻患者的痛苦

E.通过提问题来表明自己对细节的兴趣

4.如果一个患创伤后应激障碍的患者说"我已经决定逃避任何事及任何人"。那么护士应怀疑患者最有可能采取的行为是( )

A.不回家　　　　　　　　B.糟糕的经济状况　　　　C.失业

D.滥用物质　　　　　　　E.把自己封闭起来,回避社交

5.被诊断患有创伤后应激障碍的患者的家属无法理解为何患者患有此类障碍,尤其是因为患者并没有直接经历过这种创伤。基于这种情况,护理人员应和患者家属讨论的话题是( )

A.识别患者出现症状的时期

B.询问患者家属,他们认为患者的问题在哪

C.解释他人的经历对自己会产生什么样的作用

D.向其家属了解患者的人格特征

E.建议他们为患者去做二次精神病诊断

6.张某,女,30岁,工人,与父母关系一直较好,素来内向,5天前得知其父母同时发生车祸死亡,即刻出现哭泣,叫喊"爸、妈,你们不能死",称其丈夫为爸爸,言语凌乱,无目的走窜。对该患者最可能的诊断是( )

A.精神分裂症　　　　　　B.癔症　　　　　　　　　C.急性应激障碍

D.惊恐发作　　　　　　　E.妄想阵发

7.刘某,女,24岁,半年前去商场购物时,商场发生大火,有多人伤亡,患者从二楼窗户跳出,造成右踝骨骨折,几天后患者开始少语,对家人冷淡,时常梦到着火的商场,并从梦中惊醒,全身大汗,胆小,害怕,兴趣减退,不敢到商场买东西,在单位上班也常感紧张、恐惧。此患者可诊断为(　　)

A.急性应激障碍　　　　　B.适应障碍　　　　　　　C.创伤后应激障碍

D.癔症　　　　　　　　　E.抑郁症

三、简答题

试比较各型应激相关障碍的应激源、发病时间及病程。

（谢根坦）

第十二章　心理因素相关生理障碍患者的护理

🔵 **学习目标**

1. 掌握神经性厌食症和失眠症的概念、临床特点及护理要点。

2. 熟悉神经性厌食症和失眠症的治疗原则；睡眠障碍的护理要点。

3. 了解性心理障碍的概念、临床特点及治疗。

心理因素相关生理障碍是指一组发病与社会心理因素有关，以进食、睡眠及性行为等基本生理功能异常为主的障碍；包括三类：进食障碍、睡眠障碍及性心理障碍。

第一节　进食障碍患者的护理

一、概念

进食障碍是指由社会心理等因素交互作用造成的以进食行为异常为显著特征的一组精神障碍，主要由神经性厌食症、神经性贪食症和神经性呕吐组成。进食障碍主要发生于青少年和成年早期人群中，且以女性为主，男女比例约为 1∶10。国外资料显示该病患病率为 0.5%～1%，国内的患病率为 0.5%～3%，但临床资料显示该病发病率有增高的趋势。

二、病因

(一)社会因素

进食障碍发病率上升与现代社会女性过分追求纤瘦体型有关。一些女性追求苗条，压抑食欲，也可呈现相反现象，造成暴饮暴食；家庭教育方式不当、家庭破裂、家庭中有节食减肥的环境等都可能促使进食障碍的发生。

(二)心理因素

进食障碍患者性格多具有强迫及完美主义倾向，怕胖的心理使患者产生对形体感知的特定歪曲，对应激经历越多的女性暴食的危险性也就越大。

(三)生物学因素

同一家族的同病率高于普通人群，提示遗传因素起一定的作用。此外，进食障碍还与下丘脑-垂体-性腺轴等系统异常、神经递质[如 5-羟色胺(5-HT)和去甲肾上腺素(NE)]异常，以及免疫调节功能异常有关。

三、常见临床类型

(一)神经性厌食

神经性厌食是以患者故意节食,甚至极端限制饮食等手段以致体重显著下降并明显低于正常标准为主要特征的一种进食障碍。

1.过度限制热量摄入

为达到自己理想中的体重,患者对各种食物的热量了如指掌,采用措施严格限制饮食。如最初只吃主食,到最后甚至常以清水煮菜叶充饥等。部分患者进食后立即用手指刺激咽后壁进行引吐,有些患者应用导泻、过度运动等方式避免体重增加。

2.病理性惧胖

对肥胖的强烈恐惧和对体型、体重的过度关注,形成了"惧胖"的超价观念。有些患者即使已经骨瘦如柴仍认为自己太胖,或认为身体的某一部位过于肥胖,如臀部太大、腿太粗等,这种现象称为体象障碍。

3.生理功能发生紊乱

当体重减轻到相当低的水平时,患者会出现营养不良、代谢和内分泌紊乱等生理功能改变。轻者表现为消瘦、皮肤干燥、脱发、代谢减慢、便秘、闭经、畏寒等;严重者表现为器官功能低下、水电解质紊乱。当严重营养不良、水电解质失衡不能纠正时,可导致死亡。当患者体重低于正常体重 60% 以下时,死亡率较高。在各种躯体并发症中,性功能异常是最常见的症状。女性患者常表现为闭经、月经稀少等,男性可有性功能减退。

4.常伴有情绪障碍

大多数厌食症患者情绪不稳定,最常见的是出现抑郁症状,其次为焦虑症状或惊恐发作。部分患者存在强迫观念和行为,表现为一定要说服别人,做事按特定顺序和要求进行。

(二)神经性贪食

神经性贪食是以反复出现的强烈进食欲望,难以控制的、冲动性的暴食,以及伴随防止体重增加的代偿性行为(如采取自我催吐、使用泄剂、利尿、过度运动等方法避免体重增加)为主要特征的一组进食障碍。

1.不可控制的进食欲望和频繁暴食

不可控制的发作性暴食是本病的核心特征。暴食常常在不愉快的心情下发生。暴食发作时,患者吃得又多又快,进食时伴有失控感,其进食量远大于一般人的平均水平,每次均吃到腹部胀痛或恶心时方能停止进食。在食物不充足时,个别患者见到可食之物就往嘴里放,甚至是自己的呕吐物。

2.过度代偿性行为

由于患者担心暴食使体重增加,所以为抵消暴食引起的体重增加,常采用各种方法加以控制,如自我诱吐、导泄、过度运动等。随着病程的发展,部分患者可随心所欲地吐出食物。由于暴食和代偿行为的相互抵消,患者的体重虽有波动,但大多仍处于正常范围内。

3.生理功能受损

患者频繁的呕吐,以及泻药、利尿剂的滥用,可诱发各种躯体并发症,如水电解质平衡紊乱,胃酸和呕吐物所致的牙釉质腐蚀,少数病例可发生胃、食道黏膜损伤等。

4.常伴有情绪障碍

贪食症患者的心理障碍较厌食症患者突出。暴食前,患者会有抑郁情绪,暴食可以帮助患者缓解这种紧张感,但过后患者会感到内疚、悔恨以及惧怕肥胖产生恐惧等情绪,因而更加抑郁。

(三)神经性呕吐

神经性呕吐是一组以自身或故意诱发反复呕吐为特征的精神障碍,呕吐物为刚吃进的食物。神经性呕吐无器质性病变,不伴有其他的明显症状,呕吐常与心情不愉快、心理紧张、内心冲突等社会心理因素有关。患者一般无体重减轻及内分泌紊乱等现象。

四、治疗

进食障碍的治疗方法主要以心理治疗为主,可在门诊进行治疗。但如果患者出现严重营养不良、电解质紊乱或有严重的自伤、自杀行为时,应及早住院治疗,以免发生意外。

(一)心理治疗

心理治疗包括认知治疗、行为治疗、家庭治疗、团体治疗等。认知治疗主要针对患者的体象障碍,进行认知行为纠正,消除内心冲突。行为治疗通过充分利用正强化和负强化的方法,调动患者自己的积极性,重建正常的进食行为。家庭治疗主要是帮助患者家属正确认识该病的发病原因,进行系统的家庭治疗和干预。

(二)药物治疗

目前尚无确切有效的药物治疗进食障碍。氟西汀是唯一批准用于神经性贪食的药物,对伴有抑郁症状者效果较好,能使近1/3患者的暴食行为得到完全控制。米氮平在缓解厌食症患者焦虑抑郁情绪的同时还有增加食欲的作用;舒必利对单纯厌食者效果较好;丙米嗪、阿米替林对伴暴食诱吐者效果较好。

(三)营养支持治疗

规定患者每餐进食的量,尽量减少或制止呕吐行为,禁止使用导泻药。对于营养不良或电解质紊乱的患者,要维护水电解质平衡和给予足够维持生命活动的能量。

五、进食障碍患者的护理

(一)护理评估

1.主观资料

(1)患者认为的理想体重和对自身体型的看法;有无恰当的情绪宣泄途径。

(2)患者对进食种类、量、偏好以及对食物的认识;暴食开始的时间、频率等。

(3)患者使用催吐剂、导泻剂的情况和其他催吐方法的使用情况,为减轻体重所进行的活动的种类和量。

2.客观资料

(1)躯体情况 评估意识状况、生命体征、各项营养指标等,以及女性是否闭经,男性性功能情况。

(2)情绪情况 患者有无抑郁、焦虑、恐惧,有无自杀、自伤倾向。

(3)对疾病的认识 患者及家属对疾病的认识、对治疗的态度、动机。

(4)相关病史 患者及家人有无进食障碍史,患者既往诊断、治疗、用药情况等。

(二)护理诊断

(1)营养失调:低于机体需要量 与限制或拒绝进食或代偿行为有关。

(2)体液不足 与摄入不足或过度运动、引吐及导泄行为导致消耗过多有关。

(3)活动无耐力 与营养摄入不足有关。

(4)有感染的危险 与营养不良导致机体免疫力下降有关。

(5)家庭应对无效、妥协或无能 与家庭关系矛盾有关。

(三)护理目标

(1)恢复患者正常营养状况。

(2)重建患者正常进食行为模式。

(3)纠正患者体象障碍,改变导致进食障碍发生的歪曲信念。

(4)使患者掌握可行的应对策略,预防复发。

(四)护理措施

1.制订饮食计划

评估患者达到标准体重和正常营养状态所需的热量,根据患者的饮食习惯、文化、宗教、经济状况等情况,与患者及家属一起制订饮食计划和体重增长计划,确定每日的食谱和进食量。对厌食严重者,需从最小量开始,每日进食 3 餐或 4 餐,逐步缓慢增加进食量,食物性质也应以流质、半流质、软食、普食的顺序过渡。食物种类宜选择高热量、清淡、高纤维素食物,养成良好的排便习惯。

2.执行饮食计划

向患者讲解低体重的危害,并解释治疗目的,以取得患者配合。进食时和进食后需严密观察患者,应有专人看护患者 3～4 小时,以防患者暴食、呕吐、导泄、过量运动、药物滥用等行为。每日定时使用固定体重计测量患者体重,并密切观察和记录患者的生命体征、出入液量、心电图、实验室检查结果(电解质、酸碱度、血红蛋白等),直至以上项目指标趋于平稳为止。

3.心理护理

(1)重建正常的进食行为模式:①利用正强化和负强化,帮助患者恢复正常的饮食行为模式。当患者体重增加或主动进食时,给予一定奖励。对于餐后的异常行为,或当体重减少或拒绝进食、过度运动、诱吐时,则取消或收回奖励作为惩罚。②指导患者采取自控技术:定点就餐,记录每次进食量,以监控自己的进食次数和进食量;对暴食者,用散步、看电视或听音乐等方式分散注意力,以减少进食次数。③进食监控:患者在进食过程中,由护理人员或家属进行监督,密切观察有无藏匿食物、有无假进食等行为。餐后检查餐桌、桌布、口袋等部位有无藏匿食物。

(2)纠正患者的体象障碍:通过认知治疗矫正体象障碍和"惧胖"的超价观念。与患者建立相互信任的治疗关系是认知治疗的基础,让患者充分表达自己的内心感受。其次,针对体象障碍与错误观念,运用自我审查技术、现实检验等使其认识到自我认知的偏差,运用辩论技术与不合理观念辩论。最终,使患者建立对体型、体重的恰当认知。

4.用药护理

要监督患者及时用药,仔细观察药物的副作用。

5.健康教育

(1)对患者的教育 针对进食障碍的特点、病因,尤其是对身心的危害,对患者进行健康宣教,宣传健康的审美观点,使之正确认识进食障碍,养成正常的进食习惯,掌握自我控制方法,治愈疾病减少复发。

(2)对家庭的教育 帮助家庭找到导致疾病的不良因素并帮助家庭消除这些因素,引导家庭关注患者的病情,并鼓励家属参与家庭治疗和集体治疗。

(五)护理评价

(1)患者营养状况是否改善,躯体并发症是否好转。

(2)患者是否对疾病有正确认识,并主动配合治疗和护理。

(3)患者是否建立正常的饮食习惯,体重是否正常。

第二节 睡眠障碍患者的护理

一、概念

睡眠是大脑的一种高级功能,人类的睡眠和觉醒是与自然界昼夜变化大致同步的一种生物节律。如果正常睡眠的启动和调节过程发生障碍,就会产生各种睡眠障碍。睡眠障碍是指各种心理和社会因素引起的非器质性睡眠和觉醒障碍,包括失眠症、嗜睡症、睡行症和梦魇等。

二、病因

睡眠障碍的原因复杂,可以概括为以下三个方面。

(一)社会心理素质

敏感、多疑、做事要求完美,易激惹、性格急躁、思虑过度等特点的人容易罹患失眠。

(二)诱发因素

诱发因素有各种生活事件(包括正性与负性事件),外界环境的影响,如声响、环境的改变、更换住所、躯体的病痛等。

(三)维持因素

维持因素包括对卧室或床形成的负性条件反射、不良睡眠卫生习惯、依赖镇静催眠药物等因素。

三、常见临床类型

(一)失眠症

失眠症是指原发性失眠,表现为持续相当长时间对睡眠质量不满意,并在心理上产生恶性循环,从而使本症状持续存在。失眠症是最常见的睡眠障碍。

1. 睡眠异常

其表现为入睡困难、睡眠不深、易惊醒、自觉多梦、醒后不易再睡、醒后感到疲乏或缺乏清醒感,白天困倦。以上症状可混合存在,其中最常见的症状是入睡困难。

2. 对睡眠的过分关注与过高的期望

失眠患者往往会产生对失眠的恐惧和对失眠所致后果的过分担心,而致就寝时紧张、焦虑,无法入睡。这种"失眠-焦虑-失眠"的恶性循环导致失眠症状持续存在,久治不愈。

(二)嗜睡症

嗜睡症是指日间睡眠过度,或反复短暂睡眠发作,或觉醒维持困难的状况,无法用睡眠不足来解释,且影响到患者的正常社会功能。睡眠过多是本病的核心症状。

(三)发作性睡病

发作性睡病也叫睡眠-觉醒节律障碍,是指在日常活动中从相对清醒状态突然地(1~2分钟内)进入深度睡眠状态,如果正在站立则会出现猝倒,时间持续数分钟至十几分钟。每天均可发作数次。典型患者在任何活动中均可发作,如说话、行走等。白天有不可抗拒的短暂的睡眠发作是本病的基本特征。

(四)梦魇症

梦魇症是指在睡眠过程中被噩梦所惊醒,梦境内容通常涉及对生存、安全有威胁的恐惧事件,如被怪物追赶、攻击,或伤及自尊的事件。

(五)睡行症

睡行症俗称梦游症,是睡眠和觉醒现象同时存在的一种意识模糊状态。其主要表现为患者从睡眠中突然起身下床徘徊数分钟至半小时,或进食、穿衣出家门等,一般不言语,问之不答。一般历时数分钟,少数持续 0.5~1 小时,继而自行上床或随地躺下入睡,次日醒后对所有经过不能回忆。

四、治疗

(一)失眠症的治疗

1. 一般治疗

针对失眠的病因,消除或减少造成失眠的各种因素,培养良好的睡眠习惯。

2. 心理治疗

心理治疗的方法有认知疗法、行为疗法、森田疗法、放松疗法、生物反馈疗法等。心理治疗的最终目的是使患者能够忽视失眠症状、将注意力集中在外部世界,从而为睡眠创造良好的心理环境。

3. 药物治疗

镇静催眠药可作为治疗失眠症的辅助手段,但避免长期用药,一般以 1~2 周为宜,尤其是慢性失眠患者,长期用药往往无效,并可导致药物依赖。对于顽固性失眠患者,可以首先考虑使用一些有效的催眠药,同时结合心理治疗效果会更佳。

(二)嗜睡症的治疗

对嗜睡症的治疗主要为对症治疗。首先应消除发病的诱导因素,可适当给予中枢神经兴奋剂,如哌甲酯(利他林)、苯丙胺等。使用药物应从小剂量开始,症状改善后及时停药。其次可辅以支持疗法和疏导疗法,以达到治疗和预防疾病的目的。

(三)发作性睡病的治疗

对发作性睡病尚无特效疗法,主要的治疗方法是减少症状发作,建立规律的生活作息,白天定时小睡。常用药物为中枢神经兴奋剂,减少睡眠发作的次数。

(四)梦魇症的治疗

首先向家属及患者解释该病的特点及发生原因,消除或减轻发病的诱发因素,减少其心理压力。对于发作频繁者,可用苯二氮䓬类药物加深睡眠,此法对某些患者有效。

(五)睡行症的治疗

对睡行症治疗的主要原则是减少发作次数和防止发作时意外事故的发生。保障睡眠环境的安全性,如睡前关好门窗,收拾好各种危险物品,清除障碍物等,以防患者睡行症发作时外出走失或引起伤害自己及他人的事件。

五、睡眠障碍患者的护理

(一)护理评估

1.主观资料

(1)评估患者有无早醒、是否睡眠维持困难、是否入睡困难、睡眠时长、入睡方式及深度。

(2)评估患者的睡眠质量、睡眠潜伏期、总睡眠时间、睡眠效率、服用药物情况和白天有无不适。

(3)评估睡眠发生的时间,区别一过性失眠、短期失眠和慢性失眠,进一步判断造成失眠发生或加重的原因。

2.客观资料

(1)躯体状况的评估　有无面色发灰、眼睑红肿、黑眼圈、打哈欠、注意力下降等。

(2)情绪状态的评估　是否有抑郁、焦虑、兴奋、易激惹等不良情绪。

(3)对疾病认识的评估　患者及家属对失眠的态度及认识。

(4)有无诱导失眠的社会事件　如工作调动,负性生活事件等。

(5)相关病史　患者及家庭成员有无睡眠障碍史,患者既往诊断、治疗、用药情况等。

(6)实验室及辅助检查　包括血生化、心电图,血、尿、大便常规等。

(二)护理诊断

(1)睡眠形态紊乱　与社会心理因素刺激、睡眠环境改变、药物影响、躯体疾病等有关。

(2)有受伤的危险　与异常睡眠形态有关。

(3)疲乏　与失眠、异常睡眠引起的不适状态有关。

(4)焦虑　与睡眠形态紊乱有关。

(5)恐惧　与异常睡眠引起的恐惧、担心有关。

(6)个人应对无效　与长期处于失眠或异常睡眠有关。

(三)护理目标

(1)帮助失眠症患者重建规律、有质量的睡眠模式。

(2)患者住院期间安全,无意外发生。

(3)消除患者对睡眠障碍的恐惧、焦虑。

(四)护理措施

1.对症护理

(1)创造良好睡眠条件　为患者提供有利于睡眠的病房环境,保持病房内空气清新,温湿度适宜。护理人员尽量避免夜间操作,操作时要做到"四轻"。

(2)严格遵守作息时间,养成良好睡眠习惯　安排好规律作息时间、生活制度。不论患者夜间睡眠质量如何,都必须按时起床,避免白天睡觉,保证夜间有充足的睡眠时间;睡前不进食刺激性的食物或饮料,不要看刺激性电视节目或小说。

(3)用药指导　失眠患者常常自行用药,造成药物耐受和药物依赖。患者应遵医嘱服用药,切忌自行选药和随意停药。用药不可同时饮酒,否则会增加药物成瘾的危险性。

2.配合医生进行心理治疗与护理

(1)支持性心理护理　鼓励患者表达失眠的内心感受和躯体不适,通过倾听、理解、陪伴等支持性心理护理技术,帮助患者分析不良情绪对睡眠的影响。同时指导患者学会自行调节情绪,解除思想负担。

(2)其他疗法　帮助患者学习一些暗示、睡前诱导放松等方法,减轻焦虑与紧张情绪,以促进睡眠。

3.其他睡眠障碍的护理

对嗜睡症、发作性睡眠、睡行症等睡眠障碍患者无特殊性的护理措施,主要任务是保证患者症状发作时的安全,消除或减轻发病的诱发因素以减少发作次数,以及消除患者和家属的恐惧心理。

(五)护理评价

(1)患者睡眠质量是否改善。

(2)患者是否对疾病有正确认识,并主动配合治疗和护理。

(3)患者是否建立正常的饮食习惯,体重是否正常。

第三节　性心理障碍患者的护理

一、概念

性心理障碍是指以两性性行为的心理和行为明显偏离正常,并以这类性偏离作为性兴奋、性满足为主要特征的一组精神障碍。

二、病因及发病机制

(一)心理因素

心理因素在性心理障碍的病因中占主导地位,弗洛伊德认为性变态与其性心理发展过程中遇到挫折走向歧途有关。自幼生长于异性的环境中容易导致儿童心理朝异性化方向发展。

（二）社会因素

性心理障碍的产生与文化背景有一定的关系。

三、常见临床类型

（一）露阴癖

露阴癖的主要表现是反复在异性生人面前暴露性器官，绝大多数患者为男性。患者以这种露阴行为缓解性欲的紧张感和取得性满足，患者对受害者没有进一步的性接触。大多数发生于青年早期。

（二）窥阴癖

窥阴癖是指反复地窥视异性裸体或性交行为，至少持续半年，见于男性。对于未成年少年或儿童，出于好奇偶尔偷看异性生殖器，不应做此诊断。患者平时性格内向、很少接近女性，常潜入女厕所、浴室、卧室等处偷看，多伴有手淫。

（三）恋物癖

恋物癖是指以接触异性穿戴过的物品而得到性满足，患者一般多为男性。患者通过抚摸、闻嗅这类物品（如女性的内衣、内裤、发卡等）获得性兴奋。此类行为反复出现不少于半年才能诊断为恋物癖。

（四）性虐癖

性受虐癖，喜好在性生活中遭受痛苦、被污辱或奴役的一种性偏好障碍。性施虐癖，喜好在性生活中施加痛苦、污辱或奴役性伴的一种性偏好障碍。

四、性心理障碍患者的护理

（一）护理评估

护理评估的主观资料及客观资料主要有以下几点。

（1）评估患者是否有认知、情感、意志行为方面的问题。

（2）评估患者人格特征，了解其人际关系、工作态度、社会交往等情况。

（3）评估患者对自己精神状态和行为方式的认知情况。

（4）评估患者的家庭教育情况、经济状况。

（5）评估家人对患者的影响，评估家庭氛围、成员之间关系。

（6）评估患者的家族史及治疗史。

（二）护理诊断

（1）自我形象紊乱。

（2）角色紊乱。

（3）性生活形态改变。

（三）护理目标

（1）患者能通过意志克服性偏离倾向。

(2)患者能对自己的性行为缺陷有所认识。

(3)患者能寻求社会支持系统。

(四)护理措施

1. 正面教育

明确指出患者的某些行为的危害性,教育患者通过意志克服其性偏离倾向。

2. 心理教育

应尊重患者,因为患者的心理比普通人更容易受到伤害,自卑感强,性格内向。应帮助患者发现自身问题的所在,强化自我意识,正确认识并帮助患者控制自己的不良性行为,建立正面的自我形象和健康的生活方式。

3. 争取患者合作

很多患者不主动就医,护士要耐心细致,争取患者合作,做到正确判断。必要时遵医嘱,配合相应的行为治疗。

4. 家属协助护理

向家属讲解病因、相关因素、预防措施、治疗和护理要点,正确对待患者,帮助患者逐步纠正不当行为。

(五)护理评价

(1)患者是否建立正向的自我形象。

(2)患者的性行为是否符合社会规范,文化习俗。

(3)患者是否用意志克服性偏离倾向。

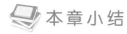 本章小结

一、本章提要

通过本章学习,了解心理相关障碍的病因及流行病学特点、治疗原则,重点掌握神经性厌食症和失眠症的概念、临床特点及护理要点。具体包括以下内容。

1. 掌握神经性厌食、神经性贪食、神经性呕吐的区别及护理要点。

2. 掌握失眠症的治疗原则以及睡眠障碍的护理要点。

3. 了解性心理障碍的概念、临床特点及治疗。

二、本章重点及难点

1. 区别神经性厌食、神经性贪食和神经性呕吐的主要特征。

2. 失眠症患者的护理评估要点。

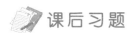 课后习题

一、名词解释

1. 神经性厌食　2. 失眠症

二、选择题

1. 神经性厌食最具特征性的表现是（　　　）

A. 无故意控制进食量的愿望 　　　　　　 B. 体重比正常体重轻30%

C. 包括躯体疾病所致的厌食 　　　　　　 D. 不伴有间歇性暴饮暴食

E. 患者过分节食，同时伴有采取各种方法减轻体重的行为

2. 下列哪种睡眠障碍最常见（　　　）

A. 失眠症 　　　　　　　 B. 嗜睡症 　　　　　　　 C. 睡行症

D. 睡眠-觉醒节律障碍 　　 E. 夜惊

3. 护士帮助患者促进睡眠的最主要方法是（　　　）

A. 房间温度适宜 　　　　 B. 睡前吃大量食物 　　　 C. 定时睡眠

D. 睡前增加活动量 　　　 E. 睡前不宜喝咖啡、浓茶，不宜饮酒及服用兴奋性药物

4. 张某，女性，17岁，中专学生。因嫉妒班上一名女生的苗条身材而开始节食，最初拒绝肉类食品，后来拒食米饭和面食，最近只喝少许菜汤、水果汁，体重下降至33公斤，经常感冒发烧，月经停止，因极度消瘦无法坚持上学而入院。对该患者最先采取的护理措施是（　　　）

A. 讲解节食的危害

B. 指导和监督患者进食，必要时通过鼻饲或静脉补充营养

C. 让患者卧床休息

D. 安排舒适的病房环境

E. 鼓励患者表达自己的内心感受

5. 张某，男性，22岁，未婚。近2年一直被失眠困扰，看了不少医生，服了很多药，每服一种新药，开始时都有些疗效，但不能持久。做过很多检查，未发现任何器质性问题，为此常感痛苦不堪，忧心忡忡。最近病情又加重，发展为一上床就担心失眠，并且开始对床铺恐惧。护士评估患者病情时，最先评估的是（　　　）

A. 询问既往健康状况 　　　 B. 询问对失眠恐惧的程度

C. 询问引起失眠的主要原因 　 D. 询问出现失眠的伴随症状

E. 询问曾服用了哪些药物

6. 孙某，女性，16岁。半年前体重轻度肥胖，因过度担心自己发胖而开始节食，最初拒绝肉类食品，进食米饭和面食，但饭后常自我催吐，最近只喝少许菜汤、果汁，体重明显下降，月经停止。虽已明显消瘦仍认为自己太胖。目前该患者最主要的护理诊断是（　　　）

A. 营养失调：低于机体需要量 　 B. 活动无耐力 　　　　 C. 焦虑

D. 体液不足 　　　　　　　　 E. 有受伤的危险

三、简答题

简述神经性厌食的护理要点。

（谢根坦）

第十三章　人格障碍患者的护理

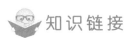 学习目标

1. 掌握各类型人格障碍的特点及人格障碍的护理措施。
2. 熟悉人格障碍的概念、护理评估。
3. 了解人格障碍的病因及发病机制。

人格障碍指的是异常的人格,这种异常的人格影响了患者自己的情感和意志活动,破坏了其行为的目的性和统一性,给人以与众不同的特异感觉。人格障碍的治疗效果有限,预后欠佳,因此在幼年时期培养健全的人格尤为重要。本章将介绍人格障碍的概念、病因以及常见的人格障碍类型。

第一节　概　述

一、概念

人格(personality)是一个人固定的行为模式及在日常活动中处事待人的习惯方式。

人格障碍(personality disorder)属于异常人格,是人格在发展和结构上的明显偏离正常且根深蒂固的行为方式。这种行为方式极端或明显偏离特定文化背景,具有适应不良的性质。这种异常的人格妨碍了他们的意志和情感活动,患者感到痛苦和(或)使他人遭受痛苦。人格障碍始于童年、青少年或成年早期,并一直持续到成年乃至终生,但也有部分人格障碍患者在成年后有所缓解。

人格障碍可能是精神障碍发生的因素之一,与人格改变有本质的区别。后者指一个人原本人格正常,但在持久的应激、严重的精神障碍及脑部的损伤或疾病后出现;前者没有明确的起病时间,一般始于童年或青少年。

知识链接

什么是健全的人格

人格具有整体性、稳定性、个体性、动力性和适应性的统一、自然性和社会性的统一等属性。"健全人格"是一个表达人的本质存在状态的新时代概念。简单地说,健全人格的理想标准就是人格的生理、心理、道德、社会各要素间统一、平衡、协调,从而使人的才能得以充分发挥。对于个体而言,其基本特征主要包括积极客观地认识自我,面对现实,对他人和对社会具

有理性的认知;有健康的体魄、愉快乐观的情绪体验和积极向上的人生目标;具有良好、稳定、协调的人际关系和独立的自我意识;有责任感和创造力,能够努力为自己的未来而奋斗等。所谓健全人格是对自身的认识正确,对自己奋斗的目标明确,自己的人格健全不是一件值得卑微或炫耀的事情,其实真正的健全取决于个体自身。

总的来讲,没有人会有一个理想标准的健全人格,每个人的人格中都有自己所欠缺的部分,即使自己认识到这一点,想改变也很难。关键在于个体是否可以把握自己做事的尺度和处理问题的态度。只有这样使自己完全融入社会中去,让周围人身上的健全来补充自己的残缺。

二、病因及发病机制

人格障碍的病因和发病机制很复杂,迄今未明,目前有限的研究,认为人格障碍的发生是先天生物遗传因素和(或)后天环境因素共同影响的结果。从生物-心理-社会医学模式角度看,人格障碍的发生最危险的因素包括父母关系不和睦、性别、遗传和单亲家庭,但幼年期家庭心理因素起主要作用。具体由以下因素综合形成。

(一)生物学因素

研究发现人格障碍的发病与遗传有密切关系,已有资料显示人格障碍患者双亲中脑电图异常频率较高,其亲属中人格障碍的发生率也较高。生物遗传因素很可能提供了情绪暴发行为与冲动行为的生理基础,再加之后天生存环境中的不良刺激,很容易导致人格障碍的形成。另外,在对有人格障碍的患者的脑电图进行检查时发现,约有半数的患者常有慢波出现,这与儿童脑电图近似,因此有学者认为人格障碍是大脑发育成熟延迟的表现。随着年龄的增长,大脑皮质的成熟程度有所增加,这很有可能是人格障碍患者到中年以后情况有所改善的原因所在。

(二)心理发育因素

童年生活经历对个体人格形成会产生巨大影响,有资料显示在孤儿院长大的孩子成年后性格内向者多。幼儿心理发展过程中,受到重大精神创伤或生活挫折对人格发育会产生重大影响(如婴幼儿时期母爱或父爱被剥夺、父母离异、父母过分溺爱、幼年时期遭受过虐待、父母或学校教育方式失当、对成绩期望值过高等),是未来形成人格障碍极为重要的因素。

(三)社会环境因素

儿童和青少年因为思想不够成熟,自控力较差,法律观念淡薄,又具有较强的模仿欲,很容易结交有品行障碍的"朋友",沉迷于淫秽、凶杀、色情等内容的小说、网络游戏和影视剧中,价值观扭曲,这些因素对人格障碍的形成起重要作用。此外,不合理的社会现象的消极作用对人格障碍形成的影响也不可忽视。

三、常见临床类型

常见人格障碍的类型和主要临床表现如下。

(一)偏执型人格障碍(paranoid personality disorder)

此型人格障碍的特点是敏感、多疑和偏执,一般始于成年早期,男性患者多于女性患者,具体表现为以下几个方面。

（1）患者对拒绝和挫折过分敏感，对周围的人或事物多疑、不信任，自尊心强，针对他人对自己的"忽视"深感羞辱，满怀怨恨，人际关系反应过度，甚至有牵连观念。

（2）患者有较强的敌意和报复心，经常无端怀疑别人要伤害、欺骗自己，不肯原谅轻视、侮辱和伤害，认为自己被利用或认为他人有针对自己的阴谋，因此过分警惕。

（3）患者常顽固地维护自己权利，固执地追求不合理的利益和权利，遇到挫折和失败时，则埋怨、怪罪他人，呈现出与现实环境不相称的好斗。患者强调自己有理，夸大对方缺点或失误，易与他们发生争辩、对抗。

（4）患者常有病理性嫉妒观念，毫无根据地怀疑恋人有新欢或伴侣不忠，限制对方和异性交往。

（5）患者猜疑心较重，把他人友好的或无意的行为误解为轻蔑或敌意且易记恨，常有回击、报复之心。

（6）患者得理不饶人，易感委屈，自负、自我评价过高；总感觉自己怀才不遇，不被重视，对他人的过错不能宽容。

（7）患者常忽视或不相信与其想法不符的客观证据，将世间的形形色色都解释为"阴谋"，因而很难以说理或事实来改变患者的想法。

（二）反社会型人格障碍（antisocial personality disorder）

此型又称为社交紊乱型人格障碍，常以患者行为与公认的社会规范有显著的差异为特点，并因此而引人注目。一般男性患者多于女性患者。患者往往缺乏正常的人间友爱、骨肉亲情，常有冲动性行为且不吸取教训，具体表现为以下几个方面。

（1）经常旷课、吸烟、酗酒、夜不归宿、欺负弱小。

（2）对他人的感受漠不关心，对家庭、亲属和周围的人缺乏爱心和责任心，不抚养子女或不赡养父母，待人冷酷无情。

（3）缺乏责任感，经常偷窃、斗殴、赌博、故意破坏他人或公共财物，无视社会规范与义务，经常违法乱纪。

（4）不能长久地维持良好的人际关系，极端自私和以自我为中心，往往是损人利己或损人不利己，以恶作剧为乐，无羞耻感。

（5）很容易责怪他人，经常撒谎、欺骗，以获私利或取乐。

（6）面对挫折的耐受性较低，缺乏自我控制，冲动且易激惹，微小的刺激就可以引起攻击，甚至是暴力行为。

（7）无道德观念，缺乏内疚感，对善恶是非缺乏正确判断，不能从经历中甚至是惩罚中吸取教训。

（三）分裂样人格障碍（schizoid personality disorder）

患者一般男性略多于女性，以观念、行为、外貌装饰的奇特、情感冷漠、人际关系明显缺陷为显著特点，其具体表现为以下几个方面。

（1）性格内向（孤独、被动、退缩）和回避社交，喜欢独来独往，没有亲密朋友，也不想与他人建立相互信任的关系。

（2）面部表情呆板，情绪冷淡，对人冷漠，对批评和表扬无动于衷，缺乏情感体验，不通人情。

（3）无视社会常规和习俗，不修边幅、服饰奇特、行为古怪、行为不合时宜或目的不明确。

（4）语言结构松散、离题、用词不妥、模棱两可、繁简失当，缺乏正确地向他人表达体贴、温情或愤怒情绪的能力，但非智能障碍或文化程度所致。

（5）爱幻想、特立独行、脱离现实，有奇异的想法。

（6）有时伴有猜疑、偏执观念及奇异的感知体验，所以经常被人称为"怪人"。

（四）表演型人格障碍（histrionic personality disorder）

此型又称癔症性人格障碍，主要以过分的感情用事或夸张言行吸引他人注意为特点，其具体表现为以下几个方面。

（1）情感体验肤浅，情感反应强烈易变，易冲动和感情用事，爱发脾气，按自己的喜好判断事物好坏，表情丰富但矫揉造作。

（2）爱表现自己，追求刺激，行为夸张、做作，犹如演戏，希望得到别人的注意，为此常哗众取宠，危言耸听，在外貌或行为方面表现过分。

（3）常渴望表扬或同情，情绪不稳定，受不起批评，爱撒娇、任性、急躁、胸襟狭隘。对自己的外貌过分计较。

（4）以自我为中心，主观性强，强求别人满足其意愿，感情易受伤害，不如意则强烈不满。

（5）暗示性强，意志较薄弱，依赖性强，容易受他人影响或诱惑。

（6）爱幻想，不切实际，可掺杂幻想情节，难以令人相信，外表和行为常具有不恰当的挑逗性。

（五）情绪不稳型人格障碍（emotionally unstable personality disorder）

此型又称攻击性人格障碍，以情感爆发、行为不计后果、伴明显冲动行为、情感不稳定为主要特点，患者男性明显多于女性，其具体表现为以下几个方面。

（1）情绪不稳，易激惹，事先进行计划的能力很差，易与他人发生争执，甚至因为点滴小事而爆发强烈的愤怒和攻击行为，事前难以预料，发作后对自己的行为虽有懊悔，但不能防止其再发生。

（2）人际关系紧张但不稳定，几乎没有持久的朋友，也会因强烈的人际关系而导致情感危机，甚至因竭力避免被抛弃而出现自杀或自伤行为。

（3）情感爆发时，对他人可有暴力攻击。

（4）在日常生活和工作中同样会表现出冲动，做事无目的、无计划，虎头蛇尾。

（六）强迫型人格障碍（obsessive-compulsive personality disorder）

此型障碍以过分要求严格与完美无缺、谨小慎微及内心的不安全感为主要特点，男性患者多于女性患者，其显著表现为以下几个方面。

（1）对任何事都要求过严、过高，循规蹈矩、追求完美、不容改变，否则感到焦虑不安，甚至影响工作的完成。

（2）拘泥于细节，缺乏创新和冒险精神，甚至对生活小事也要程序化，有的患者有洁癖。

（3）常有不安全感，过分疑虑，往往穷思竭虑，对计划反复检查、核对，唯恐有疏漏。

（4）刻板、主观、固执、专横，要求别人按照自己的方式做事，否则即感到不愉快，往往对他人做事不放心。

（5）遇到需要解决问题时常犹豫不决，推迟或逃避做出决定。

(6)过分节俭,甚至吝啬。

(7)过分沉溺于职责义务和道德规范,过分看重工作成效,业余爱好少,缺少社会交往,工作后常缺乏愉快和满足感,相反则有悔恨和内疚。

(七)回避型人格障碍(avoidant personality disorder)

此型又称焦虑型或逃避型人格障碍,以行为退缩,有不安全感及自卑心理,面对挑战多采取回避态度或无能力应付为主要特点,其具体表现为以下几个方面。

(1)持续的紧张和忧虑,很容易因他人的批评或不赞同而受到伤害。

(2)相信自己在社交上笨拙,除了至亲外,没有朋友或知心人。

(3)除非确信受欢迎,一般不愿卷入他人的事务之中。

(4)行为退缩,对需要人际交往的社会活动或工作总是尽量逃避。

(5)自卑心理,在社交场合担心被拒绝总是缄默不语,怕惹人笑话,怕回答不出问题。

(6)敏感羞涩,害怕在别人面前露出窘态。

(7)在做普通的却不在自己常规之中的事时,总是夸大潜在困难,从而回避某些活动。

(八)依赖型人格障碍(dependent personality disorder)

此型又称为被动型人格障碍,以过分依赖和决定能力低下为主要特点,其具体表现为以下几个方面。

(1)在没有从他人处得到建议和保证之前,对日常事务不能决策,总认为自己是无能的。

(2)有无助感,请求或愿意他人为自己的生活做大多数的重要决定,如该选择什么职业等。

(3)有被遗弃感,明知他人错了,也随声附和,委曲求全,因为担心被人遗弃。

(4)独立性差,不能单独开展计划或做事。

(5)过分顺从他人的意志,为讨好他人甘愿做低下或自己不愿做的事。

(6)过分担心不能照顾自己,独处时有不适或无助感,或竭尽全力以逃避孤独。

(7)当亲密关系中止时感到无助,甚至崩溃。

(8)经常被遭人遗弃的念头所折磨。

(9)很容易因未得到赞许或因被批评而受到伤害。

四、治疗

人格障碍很难治疗,通常采用药物治疗和心理治疗等手段相结合的治疗原则,使患者更好地适应环境,以积极的态度进行行为矫正。

(一)药物治疗

虽然目前用药治疗不能改变人格结构,但是在患者出现情绪反应和异常应激时,适量用药仍可缓解症状,且通常不主张常规用药和长期用药。如对情感不稳者给予少量心境稳定剂,对有攻击行为者少量应用碳酸锂,对伴发抑郁者使用抗抑郁剂。

(二)心理治疗

心理治疗对人格障碍患者是非常有益的,患者一般不会主动求医,往往是在与环境发生严重冲突而感到非常痛苦,或出现情绪及睡眠方面的症状时才被迫去医院治疗。医生通过深入接触,关爱患者,与其建立和谐的关系,取得信任;帮助患者了解自己个性中的缺陷,明白个性是可以改变的,从而科学地面对疾病;鼓励患者树立战胜疾病的信心和勇气,努力改造自己的性格,重建健全的行为模式。

(三)精神外科治疗

大脑一定部位(扣带回、尾状核下、杏仁核、内束前肢)定向破坏手术可改善某些人格障碍(如冲动型人格障碍)的症状,但风险较大,可导致不可逆性脑局部损伤,建议慎重选择。

(四)教育和训练

由于各种治疗手段对人格障碍的治疗效果均有限,人格障碍患者又有一定程度的危害社会的行为,因此需要多方面紧密配合对患者提供长期而稳定的管理和服务,尤其是教育系统和卫生部门的合作对患者行为矫正会有一定的帮助,从而提高人格障碍患者的生活质量。

第二节　人格障碍患者的护理程序

一、护理评估

(一)主观资料

(1)认知方面　患者是否有多疑、偏执、依赖、强迫观念、道德感、内疚感等认知活动的问题。

(2)情感方面　患者是否有易激惹、焦虑、情绪不稳、冷漠、愤怒、敌视、后悔等,评估个体的情感活动与思维内容、环境是否相协调;情感活动与性格特征的关系等。

(3)意志行为　患者有无恶作剧行为、好冲动行为、攻击行为、暴力行为,有无不恰当的挑逗性行为,有无自伤、自杀的行为,有无奇特外貌装饰、怪异行为等。

(4)性格特点　评估患者的性格特征、工作态度、人际关系、社会交往及与周围人相处的状况等。

(二)客观资料

(1)躯体方面　评估患者的意识状态、生命体征、营养程度、睡眠状况及生活自理能力情况等。

(2)精神状态及行为方面　评估患者对自己的精神状态和人格行为方式的认识状况和损害程度。

(3)社会心理方面　评估患者的家庭教育、父母及家庭经济状况对其产生的影响,社会支持系统和家庭各成员之间的关系是否融洽,患者在家中的地位等。

(4)健康状况　评估患者的家族史、既往疾病史、生活史、成长史。

(5)治疗情况　评估患者的用药情况,有无药物滥用、药物不良反应,是否接受过心理等方面的治疗等。

二、护理诊断

(1)有暴力行为的危险。

(2)个人应对无效。

(3)社会功能障碍。

(4)自我概念紊乱。

(5)自我照顾能力不足。

(6)焦虑。

三、护理目标

(1)患者能学会控制情绪的方法,控制冲动的意识有所增强,能用正确的方式解决问题,不发生自伤、伤人和毁物行为。

(2)患者能用社会所接受的方式发泄冲动情绪,减轻焦虑,患者觉得轻松的时候多于焦虑的时候。

(3)患者对自己的个性缺陷有所认识,能正确评价自己,确认自己的价值,增强自信和自尊。

(4)患者能以社会可接受的态度与他人沟通,能与他人相处共事。

(5)患者能寻求适当的社会支持系统,能遵纪守法。

四、护理措施

(一)基础护理

做好生活和饮食护理,为患者提供安静、舒适的睡眠环境,保证其充足的睡眠;室内装饰应尊重患者的喜好,灯光柔和,适当放置鲜花、金鱼等象征着生命、充满生机的物质,激励患者热爱生命,使他们感受到生活的美好;注意患者病情的变化等。

(二)安全护理

安全是第一重要的,护理人员要具有高度的责任心和严谨的工作态度,严格执行安全制度,及时发现各种安全隐患,对存在暴力倾向的患者保持警惕。为患者营造安全的治疗环境,防止患者发生自伤、自杀等意外事件。

(三)特殊护理

(1)暴力行为:①保持环境安静、避免各种激惹刺激,清除危险物品,对于情绪不稳定的患者应限制其活动区域,避免其与同类患者接触。②掌握患者的行为变化,根据具体情况给予劝说、心理指导、约束或药物控制。③鼓励患者用语言宣泄愤怒和敌意,指导患者用社会能接受的方式表达内心感受,不伤害别人,保护自己。④鼓励患者评价约束前、后的感受,了解自己约束前的攻击破坏行为及程度,制订控制暴力行为的措施。⑤当患者出现暴力行为先兆时,立即采取应对措施,以便控制暴力行为。

(2)冲动行为:①以真诚和接纳的态度对待患者,建立良好护患关系。②在患者情绪平稳时,与其共同制订行为限制条例和违规后的处理条例,增强患者的自控能力,避免冲动行为的发生。③丰富患者的生活内容,鼓励患者积极参加各种文艺和体育集体活动,淡化冲动行为相关因素的不良影响,使患者在集体互动的氛围中学习各种可接受的行为。④鼓励患者在无法控制自己时,立即寻求帮助。⑤出现冲动行为时,要及时用坚定的语言劝说患者,必要时采取隔离、药物或约束措施。

(四)心理护理

(1)态度和蔼,关心、尊重、理解患者,满足其合理要求,建立良好的护患关系。

(2)适时地以诚恳的态度告诉患者,不能接纳其反社会行为,分析不良行为对人对己的危害性,并鼓励患者树立正确的人生观和价值观,重建责任感。

(3)注意了解患者的优点,创造条件让其表现个人合理行为,当理想行为出现时,及时给予鼓励和肯定,帮助患者树立信心,使其逐步学会适当的人际交往、培养正向情感。

(4)帮助患者纠正个性的缺陷,卫生部门、心理机构和社区应及时为患者提供各种干预、指导、咨询和追踪随访,建立完善的健康教育体系。

五、护理评价

(1)患者是否建立正向的自我概念,能适度地表达自我情感。

(2)患者能否与他人建立良好的人际关系,并能与他人主动交往。

(3)患者的行为是否符合社会规范,能否控制自己的不良行为。

本章小结

一、本章提要

通过本章学习,了解人格障碍患者护理的相关知识,重点掌握各种类型人格障碍的特点和表现、人格障碍的护理措施,掌握人格障碍的概念和护理评估。具体包括以下内容:

1.掌握不同类型人格障碍的特点、区别和具体表现,掌握人格障碍患者的具体护理措施。

2.具有判断什么是人格障碍的能力,熟悉人格障碍患者的护理评估和护理诊断。

3.了解人格障碍的病因和发病机制。

二、本章重点及难点

1.各种类型人格障碍的特点和区别。

2.人格障碍的护理措施。

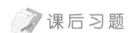
课后习题

一、名词解释

人格障碍

二、选择题

1.以下有关人格障碍的病因及发病机制不正确的是(　　　)

A.与大脑发育迟缓有关　　　　B.与遗传有关　　　　C.与教养方式有关

D.与不良生活环境有关　　　　E.与童年经历无关

2.以下有关人格障碍的说法不正确的是(　　　)

A.无明确起病时间,多呈持续病程　　B.一般始于未成年时期

C. 有明显偏离常态的行为方式　　　D. 严重的生活事件可诱发人格障碍

E. 可为精神障碍发生的素质因素

3. 与违法犯罪关系最为密切的人格障碍类型是(　　)

A. 反社会型人格障碍　　　　　　　B. 分裂样人格障碍

C. 偏执型人格障碍　　　　　　　　D. 强迫型人格障碍

E. 表演型人格障碍

4. 下列关于分裂样人格障碍的描述正确的是(　　)

A. 一般合并智能障碍

B. 以自我为中心,强求别人满足其意愿和需要

C. 对人冷漠,没有亲密朋友,回避社交,离群独处

D. 易激惹、冲动,并有攻击行为

E. 比较关注别人对自己的评价

三、简答题

简述人格障碍的临床分型及各型的特点。

（刘　印）

第十四章 儿童和青少年期精神障碍患者的护理

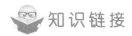 学习目标

　　1.熟悉精神发育迟滞的概述和护理要点,情绪障碍的概述和护理要点,注意缺陷与多动障碍的概述和护理要点,儿童孤独症的概述和护理要点。

　　2.了解儿童和青少年期精神发育迟滞的病因、流行病学特点和治疗原则,情绪障碍的病因、流行病学特点和治疗原则,注意缺陷与多动障碍患者的病因、流行病学特点和治疗原则,儿童孤独症的病因、流行病学特点和治疗原则。

　　儿童和青少年时期是生理及心理生长发育的重要时期,很容易受到各种不良因素影响而导致各种精神障碍。由于其症状不是特别典型,所以很容易误诊或漏诊,这样会对儿童和青少年的健康造成不良影响。因此要重视儿童和青少年时期的精神障碍,做到早发现,早治疗。儿童和青少年时期的精神障碍种类繁多,本章将主要介绍精神发育迟滞、儿童和青少年期情绪障碍、注意缺陷与多动障碍、儿童孤独症。

第一节　精神发育迟滞患者的护理

一、概述

　　精神发育迟滞(mental retardation,MR)是一组在中枢神经系统发育成熟以前(一般在18岁以前),由生物、心理和社会因素所导致的精神发育不全或受阻,其临床特征是智力发育低下和社会适应困难。

　　智力水平的低下,导致患者在认知、语言、情感、意志行为和社会适应多方面的缺陷和不足,可同时伴有其他精神障碍或躯体疾病,是导致患者残疾的重要原因。

📖 知识链接

精神发育迟滞的患者的诊断标准

　　精神发育迟滞患者大体具有两个特点:一是智力低下;二是社会适应不良,再结合该病的病因和临床表现,具体诊断标准如下。

（1）个体智力明显低于同龄人的平均水平，在个别智力测验时智商（IQ）低于人群均值两个标准差，即智商在 70 以下。

（2）个体的社会适应能力不足，表现在个人生活能力和履行社会职责有明显的缺陷。

（3）一般起病于 18 岁以前。

精神发育迟滞的诊断必须具备这三项条件，缺一不可，如果患者只有智力发育不足或智商低而社会适应正常，则不能诊断；反之，有社会适应能力缺陷而智商正常亦不能诊断。18 岁以后任何原因所致的智力倒退都不能诊断为精神发育迟滞而应称为痴呆。

二、病因及流行病学特点

（一）病因

凡在 18 岁以前影响中枢神经系统发育的各种因素都可成为致病原因，具体可以分为两大类，分别是生物学因素和社会文化因素，但多数患者以生物学因素为主，常见的原因有以下几个方面。

1.遗传因素（先天性因素）

首先，性染色体和常染色体的数目异常、结构异常均可导致个体精神发育迟滞。其次，基因异常也会引发遗传代谢性疾病，使患者出现精神发育迟滞的临床表现。另外，先天性脑积水、家族性小脑畸形等先天性颅脑畸形都可能导致精神发育迟滞。

2.围产期的各种有害因素

有害因素包括：母孕期由各种病毒（巨细胞病毒、流感病毒、弓形虫等）引起的感染；围产期不慎摄入作用于内分泌系统、中枢神经系统的药物；孕妇接触过汞、铅等有害物质污染的水、食物或环境；孕妇长时间暴露于电磁波和放射线；孕妇患有严重贫血、甲状腺疾病、糖尿病等各种疾病或出现妊娠高血压等并发症；分娩时出现脐带绕颈、胎盘早期剥离、产伤、产程过长、早产、前置胎盘等分娩期并发症；母亲妊娠期营养不良、长期吸烟、饮酒、年龄较大、焦虑、情绪抑郁等也可能会引起新生儿精神发育迟滞；新生儿败血症、新生儿肝炎、未成熟儿、胎儿颅缝早闭等新生儿疾病也会有一定影响。

3.出生后因素

在个体大脑未发育成熟前，各种影响大脑发育的疾病和缺少人际交往的机会都可能诱发精神发育迟滞，可分为脑损伤和环境因素两大类。如脑缺氧、脑膜炎、脑炎、重度营养不良、社会隔离、极度贫困、视觉或听觉障碍等。

（二）流行病学特点

早在 1993 年对全国 7 个地区的调查结果显示精神发育迟滞的患病率为 2.84%，患者男女性别比为 1.08：1，患病率农村高于城市。1985—1990 年对全国 8 个省市 0～14 岁精神发育迟滞患儿的调查显示城市发病率为 0.70%，农村 1.41%。世界卫生组织（WHO）1985 年报道显示轻度精神发育迟滞的患病率为 3%，中度、重度精神发育迟滞的患病率为 0.4%。

三、临床表现

精神发育迟滞根据智力低下的水平和社会适应能力缺损程度分为 4 级。

(一)轻度精神发育迟滞

患者智商在 50～69 之间,约占 MR 的 80%,早期不易被发现,在婴幼儿期可能有语言和运动功能发育较迟,其躯体和神经系统发育无明显异常迹象。在学龄期可发现患者逐渐出现学习困难,语言发育虽稍落后,但社交用语尚可,个人生活尚能自理,可从事简单的劳动和技术性操作;计算、读写、应用抽象思维有困难,缺乏灵活性,依赖别人。躯体方面一般不存在异常,平均寿命接近正常人。

(二)中度精神发育迟滞

患者智商在 35～49 之间,约占 MR 的 12%,通常在 3～5 岁时被发现。患者早年各方面的发育均较普通儿童迟缓,尤其是语音理解与使用能力的发育迟缓,虽然可学会说话,但吐字不清,词汇与概念缺乏,言语简单,常词不达意,也缺乏抽象思维能力,对周围环境的辨别能力、认识事物的能力趋于表面与片段。患者成年后,可在监护下从事简单刻板或机械的体力劳动。患者的躯体发育较差,多数可发现器质性病因,但一般可活至成年。

(三)重度精神发育迟滞

患者智商在 20～34 之间,约占 MR 的 8%,通常在 2 岁之前被发现。患者常有躯体或中枢神经系统的器质性病变,或伴有畸形,并出现癫痫、脑瘫等神经系统症状。多数患者在出生后不久即被发现有明显的精神和运动发育落后,语言发育水平低,发音含糊不清,有的甚至不能讲话。患者掌握的词汇量少,缺乏抽象思维能力,对数字的概念模糊,不能与正常儿童一起学习,情感反应不协调,易冲动。患者成年后,可从事极为简单的体力劳动。

(四)极重度精神发育迟滞

患者智商在 0～20 之间,占 MR 的 1%～2%。患者存在明显神经系统发育障碍和躯体畸形,智力水平极低,没有言语功能,多数患者既不会讲话也听不懂别人的话,仅以尖叫、哭闹来表示需求,感知觉明显减退,不能辨别亲疏,毫无防御和自卫能力,不知躲避危险。日常生活全需他人照料。经特殊训练,患者仅可获得极其有限的自助能力。大多数患者因病或生存能力差而早年夭折。

四、治疗原则

精神发育迟滞一旦发生很难逆转,治疗原则是早发现、早诊断、早预防。治疗以教育训练为主,药物治疗和心理治疗为辅。对于病因明确的患者,及时进行病因治疗可阻止智力损害进一步加重;对于大部分患儿,神经营养药的疗效有限,无特异性的药物治疗方法。对其伴发的精神症状可少剂量、短疗程的应用药物对症治疗。

本病一旦发生,智力损害常会伴随终生,因此预防发病就非常重要。监测遗传疾病(产前诊断和遗传代谢疾病筛查)、做好围产期保健、避免围产期并发症、防治和尽早治疗中枢神经系统疾病是预防的重要措施。

五、护理

(一)护理评估

此类患者处于一种相对长期稳定的临床状态,其评估应包括以下几个方面。

1.健康史

询问患儿既往的健康状况,是否较同龄人易罹患某些躯体疾病。

2.生理功能

与同龄孩子相比较,患儿各项躯体发育指标(如身高、体重)是否达标;有无躯体畸形;有无饮食障碍;有无营养失调或睡眠障碍等。

3.心理功能

(1)感知觉能力　患儿有无感觉过敏和减退、错觉、幻觉及感知综合障碍等。

(2)思维能力　患儿有无思维联想、连贯性、逻辑和思维内容等方面的障碍。

(3)情感意识　患儿有无焦虑、抑郁、紧张、恐惧、喜怒无常、情绪不稳、易激惹或淡漠迟钝等异常的情绪。

(4)认知能力　患儿有无主、被动注意障碍,记忆和智能损害程度如何。

(5)意志和行为　患儿有无病理性意志增强或减退,有无怪异行为、多动行为、不寻常的依恋行为,有无刻板、仪式化或强迫的行为,有无攻击性冲动、自杀自伤性行为,有无对立违拗或品行问题。

4.社会功能

(1)生活自理能力　患儿有无穿衣、吃饭、洗澡、大小便不能自理的情况。

(2)环境适应能力　患儿有无现存的或潜在的学习障碍;有无语言交流和表达困难,具体程度如何;有无现存的或潜在的自我控制能力、自我防卫能力下降,有无伤害别人或被别人伤害的危险。

(3)社交活动　患儿有无人际交往障碍,是否能主动与人交往和参与游戏活动等。

5.其他功能

有无家庭养育方式不当,家属对疾病有无不正确的认知和偏见;有无现存的或潜在的家庭矛盾和危机;有无家庭无法实施既定的治疗方案的可能性存在等。

(二)护理诊断

(1)营养失调　与智力水平低下所致贪食、食欲减退和消化不良等有关。

(2)有外伤的危险　与患儿智力水平低下,长期需要提供日常生活照顾有关。

(3)焦虑/恐惧　与疾病的演变过程有关。

(4)个人角色困难　与智力水平低下,长期需要提供日常生活照顾有关。

(5)个人应对无效　与患儿智力水平低下有关。

(6)生活自理缺陷　进食、沐浴、穿着修饰及如厕等自理缺陷与患儿智力水平低下有关。

(7)言语沟通障碍　与智能低下及神经发育异常有关。

(8)社交障碍　与智力低下、丧失语言能力及缺乏社会行为能力等有关。

(9)家庭角色改变　与智力水平低下、需要照顾增多有关。

(10)父母角色冲突　与智力水平低下、需要照顾增多有关。

(三)护理目标

(1)患儿能维持正常的营养状态,体重维持在正常范围内。

(2)患儿不会发生受伤的现象。

(3)患儿的个人生活自理能力逐步增强。

（4）患儿语言表达能力逐步增强。

（5）患儿的社交和学习能力逐步增强。

（6）患儿的家庭功能得到改善。

（7）患儿父母的角色冲突逐渐减轻或消除。

（四）护理措施

教育训练和良好的护理对精神发育迟滞的患儿会产生深远的影响。这不仅仅是家庭和医疗部门的责任，社会福利机构和教育系统也应共同重视。应设立专门的机构或学校，在专业人员指导下对患儿进行专门训练。

1. 生活、安全与生理方面的护理

（1）提供安全的环境　患儿的居住环境设施应简单实用，并随时排查带有危险隐患的物品和设施，如锐器、火柴、药品、电源插座等。房间的窗户应有相应的安全保护措施，禁止患儿有攀爬、打闹等危险行为。

（2）保证营养供给和充足的睡眠　合理喂养，对某些遗传性代谢性疾病，可通过严格控制饮食防止或减轻症状。可根据患儿病情严重程度，对患儿采取督促指导、协助或代理的方式进行日常护理，合理安排日常活动。

（3）密切观察患儿病情变化　敏锐识别患儿的精神症状和躯体不适，防止延误诊治。

2. 心理护理

（1）建立良好的护患关系　护理人员要以极大的爱心和耐心对待患儿，科学地制订护理计划，赢得其的信任和对治疗的配合。

（2）掌握患儿的病情　护理人员要熟悉患儿病情、性格特点，了解家长对患儿的态度、教育方式和训练情况，并给予合理指导。与家长密切配合，以保证治疗方案的顺利实施。进行心理治疗和行为治疗时，谈话内容要简单明了，内容具体，方案要可操作性强，让患儿理解并反复练习。

（3）精神症状护理　①了解患儿的情绪特点和个人喜好。②当患儿出现焦虑、恐惧、愤怒或冲动等不良情绪和行为时，护理人员要保持镇静，及时寻找并去除诱因或采取相应措施，如播放患儿喜欢的音乐，带患儿离开原环境，用温和的话语轻声安慰，转移患儿注意力，主动与患儿做游戏等。对智力损害程度较轻仍有一定的理解能力的患儿，可以帮他们分析心情不好的原因，增强其信心，使其学会自己控制情绪。

3. 社会功能护理

社会功能护理包括基本能力训练和个性素质训练，其目的是使患儿能够掌握与其智力水平相当的文化知识、日常生活技能和社会适应技能。这类训练常需家长和学校老师的协助配合，训练内容应设置科学，由浅入深，由少到多，逐步提高，方式要形象、生动、直观，每次选择的内容要少而精，同一内容要不断重复，结合正性强化和负性强化的方法多次强化。具体包括以下几个方面。

（1）基本生活技能训练　训练内容包括大小便自理、饮食、穿衣、个人卫生、睡眠及安全等方面。在安全训练方面，告诉患儿要喝熟水，不能吃生食，不可以随意食用或玩弄药品等；教他们正确放置和使用电器，不可以随意玩弄电闸、锐器等；训练患儿具备自我保护的意识，例如，不给陌生人开门，知道如何躲避危险，如何求助。与异性交往时注意保护自己避免与性有关的伤害等。另外,还可以教他们学习交通安全知识以及简单的救护常识等。

(2)语言功能训练　语言障碍和缺陷是患儿思维和智力发展障碍的原因,可通过反复地教、模仿并配合实物与动作,使他们尽可能多地掌握词汇,矫正语言障碍和缺陷,能使用语言进行社会交往和交流。训练时学校教育和家庭巩固要密切配合,协同进行。

(3)简单的劳动技能和职业技能训练　鉴于轻、中、重度患儿能力的差异,训练时应区别对待,劳动技能教育必须适合患儿的智力水平和动作发展水平,应注重现实性和适应性。可以从自我生活服务劳动培养开始,如洗脸、穿衣、扫地、吃饭等,逐渐进行社会生活服务和劳动技术的培养。随着年龄增长,应根据患儿的性格特点和能力,按照未来实际的工作要求,进行定向的职业技能培训。

(4)道德品质和个性品质的教育　可以贯穿于任何其他的训练中进行。由于患儿认识和分析事物的能力比较差,常常不能预见自己行为的后果,应变能力不强,往往会出现一些不自觉或不符合社会要求和规范的行为,甚至犯罪行为。因此,要通过教育引导患儿明辨是非,培养遵纪守法、勤劳善良、乐于助人的品质。训练患儿合理地表达自己的要求和控制情绪,给他们一定的独立空间,培养其自尊心、自信心和责任心。

4.健康教育

健康教育的对象是患儿的家长和老师,使他们正确认识疾病特征和可能的预后。应从患儿的实际能力出发,对患儿的发展前景寄予恰当的希望。告诉家长和老师应鼓励患儿多与外界接触、多说话、多练习,当患儿做到时及时表扬和强化,提高患儿的学习兴趣和信心,切忌操之过急和歧视打骂。另外,应积极宣传有关此病的一些预防知识,如产前诊断、围产期保健措施等。

(五)护理评价

(1)患儿的个人生活自理能力是否改善,是否能独自料理生活。

(2)患儿的营养状况是否得到改善。

(3)患儿的语言表达能力是否增强,是否能运用语言正常交往和交流。

(4)患儿的社会功能,包括社交能力、学习能力和劳动能力是否改善,是否能学会一种生存技能。

(5)患儿伴发的精神症状,如异常情绪和行为、精神病性症状等是否得到改善。

(6)家庭功能是否改善,包括家属对疾病的认知、对患儿的态度、对病态行为的应对方法、家庭养育态度和方式、家庭成员之间的关系等是否改善。

(7)患儿是否有受伤的危险发生。

第二节　儿童和青少年期情绪障碍患者的护理

一、概述

儿童和青少年期的情绪障碍(emotional disorders of childhood and adolescence)是一组特发于儿童青少年期的心理行为疾病,过去也称为儿童神经症,大致可以分为两类,一类与成人相同,如广泛性焦虑、惊恐发作等;另一类仅特发于童年期。本病主要因社会心理因素所致,与儿童的发育和境遇有一定关系,典型表现为焦虑、恐惧、强迫、害羞等异常情绪,或表现为自卑、抑郁、社会退缩等异常行为,影响日常生活和学习。

二、病因及流行病学特点

(一)病因

患儿一般属于遗传易感素质,幼儿期养成的胆怯、敏感或过分依赖的习惯,家长教育方式的不当(如溺爱、过度保护、粗暴、过分苛求等),躯体疾病及精神刺激等均可能成为发病的原因。

(二)流行病学特点

国内的调查显示,儿童青少年期各类情绪问题的发生率为17.7%,男性患病率低于女性患病率,农村的患病率低于城市的患病率。

三、临床表现及分型

(一)分离性焦虑障碍

其基本特征是患者过度焦虑,担心与亲近的人分离,会持续两周以上。一旦离开其熟悉的地方,就感到不安、不舒服,当与其认为重要的人分离后,会有强烈的恐惧感,即害怕亲近的人离开。患儿还害怕动物、怪兽或他认为对自身或家人有危险的情境。该病不常见,心理障碍始于18岁之前,有的早在学龄前发病,男女患病率相同。

(二)回避型障碍

其基本特征是过度回避与不熟悉的、陌生的人交往,社会功能严重受损,症状会持续六个月以上。患儿与熟悉的人有强烈的交往愿望,与家人和熟悉的人的关系和谐亲密。患儿面对陌生人时,往往表现出社交退缩、尴尬和胆小;即使向陌生人提出很小的要求时也会表现出焦虑症状,严重焦虑时患儿会变得木讷、不善言辞,尽管其交流技能正常。该障碍不常见,且男女患病率相当。

(三)儿童恐惧症

患儿对日常生活中的一般客观事物或处境产生过分的恐惧情绪。本病多发生在学龄前儿童,患儿表现为过分害怕某些事物和情境,但实际上这些事物和情境并不具有危险性,或者虽有一定危险性但患儿所表现的恐惧大大超过了客观存在的危险程度。恐惧内容有两类:恐惧身体损伤,如怕死、怕出血等;恐惧自然事件,如害怕黑暗、怕动物等。当患者接近恐惧对象时,恐怖情绪持续存在,并出现回避恐惧对象的行为,影响患儿的正常生活、学习和社交活动。

(四)过度焦虑症

其基本特征是过度的、不现实的焦虑、担心,症状会持续半年或更长。患儿主要表现为极其忸怩、不自然;担心未来事情,甚至担心已经发生过的行为;在某些情况下,伴随焦虑的躯体症状非常明显,如怀疑嗓子有肿块,抱怨头痛、呼吸困难、入睡难等,不断感到紧张、有压力,该病不常见。

四、治疗原则

以心理治疗为主,同时配合短期使用小剂量的抗焦虑药或抗抑郁剂。心理治疗方法有支持性心理治疗、家庭治疗、行为治疗及游戏治疗等。改变家庭成员的不良教养方式,帮助患儿适应环境,增强信心。

绝大多数患儿病程短暂,不会持续到成年期,预后良好。

五、护理

(一)护理评估

1.健康史

询问患儿既往的健康水平,是否较正常儿童易罹患某些疾病。

2.生理功能

评估患儿的生理功能是否正常,有无饮食、运动、睡眠障碍,有无躯体疾病等。

3.心理功能

评估患儿的主要情绪特征,有无焦虑、恐惧、抑郁,程度如何。患儿的焦虑、恐惧是否属于正常范围,是否符合他们的年龄发展水平。

4.社会功能

(1)评估患儿与同伴的交往、学习能力和学业表现方面如何。

(2)家庭是否和睦,父母教养方式是否合理,环境是否安全等。

5.其他方面

评估患儿是否伴发多动障碍、品行障碍、发育障碍等问题。

(二)护理诊断

(1)焦虑。

(2)恐惧。

(3)进食自理缺陷。

(4)社交活动障碍。

(5)行为障碍。

(三)护理目标

(1)患儿能维持正常的营养状态,体重维持在正常范围。

(2)患儿的异常情绪逐渐减轻或消失。

(3)患儿的社交能力、学习能力和人际关系逐渐改善。

(4)患儿的家庭功能得到改善。

(四)护理措施

(1)以关爱、同情和温和的态度接触患儿,获得患儿的信任,与患儿交朋友,使其愿意将自己的痛苦与烦恼向护士表达。患儿诉说自己的内心体验时要耐心倾听,对他们的痛苦表示出同情和理解,指导他们去适应环境,增强他们克服情绪障碍的信心。

(2)消除导致患儿出现异常情绪的外在因素。尽量消除环境中的不利因素,避免过多的环境变迁与刺激,对于环境中有可能发生的变化应提前告诉患儿。与老师和同学沟通,了解患儿在学校的困难,减轻患儿的精神压力,增强其自信心。

(3)严格执行各项医嘱,督促患儿按时服药,协助医生开展各项心理行为治疗。

(4)指导家庭成员如何培养孩子,使孩子有一个健康开朗、独立自信的性格;改变家庭成员的不良教养方式,如不要过分指责和过分的纵容等。尽量给予患儿更多感情上的交流、支持和关爱,营造融洽的家庭气氛等;向患儿家长宣传有关儿童的精神卫生知识,使家长了解孩子常见的问题。

(五)护理评价

(1)患儿的饮食、睡眠、营养及其他生理功能是否正常。

(2)患儿病态的情绪是否得到改善,焦虑、恐惧及抑郁症状是否消失,伴随的异常行为是否减少。

(3)患儿的社会功能是否增强,对外界的兴趣范围是否扩大,社会交往能力是否改善,社会适应能力是否增强,与周围环境的接触是否和谐,人际关系是否得到改善等。

(4)家庭配合治疗的程度是否提高,家庭的不良养育态度和方式是否改变。

第三节　注意缺陷与多动障碍患者的护理

一、概述

注意缺陷与多动障碍(attention deficit and hyperactive disorder,ADHD)又称儿童多动症,是儿童时期最常见的行为问题。其主要特征是明显的注意力不集中和注意力集中持续时间短暂,活动过度和冲动任性,常伴有学习困难或品行障碍。若治疗不及时或效果不佳,症状可由儿童和青少年期持续到成年,甚至影响成年期的社会适应能力。

二、病因及流行病学特点

(一)病因

本病的确切病因和发病机制尚不清楚,可能由多种因素共同作用所致。本病具有家庭聚集现象,研究发现患者血缘亲属中患病率高于寄养亲属的患病率;与神经递质(如多巴胺、去甲肾上腺素及 5－HT)功能异常,神经解剖和神经生理异常,胎儿期神经发育异常,家庭关系不和谐,经济困难,教养方式及社会风气不良等因素有关。

(二)流行病学特点

由于多元文化的差异,不同国家和地区的患病率也存在差异。国内调查此病的患病率为1.5%～10%,国外报道学龄儿童中患病率为 3%～5%,美国最新流行病学研究发现小学生中的发病率男生是 10%,女生 5%。近半数患者 4 岁以前起病,男性多于女性,性别比 4∶1～9∶1。

三、临床表现

(一)注意障碍

患儿注意力难以集中,即使是做游戏也会半途而废。环境中的任何视听刺激都会分散他们的注意力。患儿升入小学后症状更为明显,集中注意听讲的时间很短,即使是看连环画或看电视,也只能安坐片刻,便要站起来走动。

(二)活动过度

患儿在胎儿期活动量就大,出生后随着身体机能的发展就更显得活动过度,通常在幼儿园时,不能按正常要求的时间坐在小凳上。

(三)感知觉障碍

感知觉障碍表现为视听运动障碍、空间位置知觉障碍、左右辨别不能,听觉综合困难及视听转换困难等。

(四)情绪和行为障碍

多动症患儿情绪不稳,易冲动,对自己欲望的克制力很薄弱,兴奋时手舞足蹈,忘乎所以,稍受挫折就发脾气,哭闹不停。在学校会经常主动与同学争吵或打架,行为冲动而不顾及后果,这些冲动有时会导致一些灾难性的行为结果。

(五)社会适应不良

患儿常表现为个性倔强,不愿受别人的制约或排斥小伙伴,很难与同龄儿童相处,愿意找比自己年龄小的儿童做游戏。

(六)学习困难

虽然多动症患儿的智力大多正常或接近正常,但学习成绩却普遍很差。患儿上课和做作业都无法集中注意力,情绪容易波动,严重影响学习效果。另外,感知觉方面的一些障碍也会导致学习困难,如视听转换障碍会使患儿阅读困难等。

四、治疗原则

应根据患儿病情和家庭特点,采用教育和训练、行为治疗、认知治疗、药物治疗等相结合的综合性治疗方法。药物治疗虽然可以短暂缓解部分症状,但是对多动和冲动的症状疗效有限,应更多以教育和训练、心理治疗为主,常用药物中首选中枢神经兴奋剂(哌甲酯、苯异妥因)。多数患儿到少年期后症状会逐渐缓解,少数持续至成人。家庭不和、父母离婚等造成的不良社会心理因素对预后影响很大。

五、护理

(一)护理评估

1.健康史

询问患儿既往的健康状况,有无较正常儿童易于罹患某些疾病。

2.生理功能

与同龄人比较,患儿躯体发育指标(如身高、体重)有无异常;有无躯体畸形和功能障碍;有无多食或食欲减退等饮食障碍;有无营养失调及入睡困难、早醒、睡眠节律紊乱等睡眠障碍;有无跌倒、摔伤等受伤的危险存在;有无容易感染等生理功能下降。

3.心理功能

(1)情绪状态　患儿有无焦虑、抑郁、紧张、恐惧、情绪不稳、冲动、易激惹或淡漠迟钝等异常情绪。

(2)认知功能　评估患儿是否在上课时注意力涣散;做作业时是否边做边玩;注意力是否容易受外界环境干扰(轻度障碍时患儿在进行自己感兴趣的活动时注意力尚能集中,严重注意缺陷时对任何活动均不能集中注意力);有无记忆和智能障碍。

4.行为活动

评估患儿与同龄儿童相比活动量是否明显增多;在应该安静的场合能否安静下来;是否有过分的不安宁和(或)小动作多,喜欢招惹他人;在进行患儿感兴趣的游戏或活动时能否安静下来,持续时间是多久;控制力是否很差;是否容易受外界刺激而兴奋;患儿行为是否冲动;有无做事不计后果,喜欢冒险等行为;有无撒谎、偷窃、逃学、违抗性行为等品行方面的问题;患儿的人际关系是否良好;有无自尊低下、自卑心理等。

5.社会功能

(1)生活自理能力　有无穿衣、吃饭、洗澡、大小便不能自理等。

(2)环境的适应能力　①学习能力:有无现存的或潜在的学习困难,学习成绩如何;②语言能力:有无言语沟通障碍;③自我控制与自我保护能力:有无现存的或潜在的自我控制力、自我防卫能力下降;④社交活动方面:有无人际交往障碍,是否合群。

6.其他方面

有无家庭养育方式不当、父母不称职、社会支持系统不良;家长对疾病有无不正确的认知和偏见;有无现存的或潜在的家庭矛盾和危机;有无家庭经济困难;有无家庭无法实施既定的治疗方案的可能性存在等。

(二)护理诊断

(1)有暴力行为的危险。

(2)社交活动障碍。

(3)进食自理缺陷。

(4)学习困难。

(三)护理目标

(1)患儿营养状态良好,体重维持在正常范围内。

(2)患儿的注意力集中能力提高,主动注意维持时间延长。

(3)患儿的多动行为逐步减少。

(4)患儿伴发的情绪症状减弱或消失。

(5)患儿的社交能力、学习能力和人际关系得到改善。

(6)患儿未发生受伤的现象。

(7)患儿的家庭功能得到改善。

(8)患儿父母的角色冲突减轻或消除,家庭关系和谐。

(四)护理措施

1.生活和安全方面的护理

(1)保证充足的睡眠。

(2)营养搭配合理,保证患儿营养供给。

(3)培养患儿良好、规律的生活习惯,从日常生活小事中帮助患儿养成专心的习惯。

（4）限制患儿进行攀爬等有危险隐患的行为,住所也应提供相应的安全措施。

2.督促服药

采用药物治疗的患儿,应了解药物治疗的必要性和可能的副作用,消除顾虑,配合医生治疗,并定期复查,接受咨询,及时调整治疗方案。

3.心理护理

护理人员应态度和蔼,以关爱、包容的态度与患儿建立良好的护患关系,与家属建立治疗联盟,这是获得良好治疗效果的关键。然后通过正确引导和认知行为治疗等方式对患儿的病态行为进行矫正,可采用个案治疗和小组治疗等多种形式。由于多动症患儿通常缺乏恰当的社会交往技能,如不知用什么方式与别人进行交流,导致人际关系紧张,对别人有攻击性的语言和行为,自我控制能力差等,因此小组治疗的方式对患儿学习社交技能效果更佳。

（1）行为治疗　对患儿的行为予以正性或负性强化,使患儿学会恰当的社交技能,或学会用新的、有效的行为来替代不适当的行为模式。例如,对一个上课坐不住、经常要站起或行走的患儿,可先统计一天内上课时站起发生的次数,约定好减少几次就给一面小红旗作为奖励,达到一定数量的红旗就发给一个小奖品;如果一日中做了某件错事,也可减少已获得的小红旗作为惩罚。

（2）注意力集中训练　训练患儿做每一件小事都要有始有终,并逐渐延长训练时间。如患儿玩拼装玩具时鼓励孩子按照说明耐心操作,边做边讲,提高自己的注意力,学会自我控制。父母和老师也可根据孩子的实际情况确定时间表,并随着患儿能力的提高随时调整。例如,当孩子不到 6 岁时,如果注意力最多能维持 5 分钟,可以为其制订一个 8 分钟的计划。同时鼓励孩子无论是看电视、玩玩具、听故事还是画画都最好坚持 10 分钟,计划一旦完成及时给予患儿鼓励,增加其成就感。然后再给孩子制订下一阶段的训练计划,但计划一定要科学,设定的时间应比孩子能保持的"最高水平"长几分钟,使其稍稍努力就能达到。如果目标过高,孩子压力大就很难长期坚持,训练效果不佳。即使孩子轻松地完成任务也不要临时延长时间,如果孩子不停看表,可在定时器上设定好相应的时间长度,告诉孩子定时器一响就可以自由活动了。

（3）认知行为治疗　对有冲动行为的患儿效果较好。首先教会患儿学习如何去解决问题;然后鼓励患儿预先估计自己的行为所带来的后果,克制自己的冲动行为;最后帮助患儿识别自己的行为是否恰当,选择恰当的行为应对方式。

4.健康教育

（1）对疾病认识的指导　理解患儿,孩子的不恰当行为是由疾病原因导致的,不是孩子的有意行为,改变家长和老师把患儿当成是不服管教的"坏孩子"的错误认识,应该用赞扬、鼓励的正性强化方式代替单纯的惩罚教育。

（2）干预措施指导　让家长明确自己的职责,学会如何解决家庭问题,掌握与患儿相处的技巧,如何与孩子共同制订明确的奖惩协定,如何用正性强化方式鼓励患儿的良好行为,如何恰当使用惩罚方式消除患儿的不良行为等。①确定训练目标:训练目标要从患儿实际出发,简单明了、循序渐进,切忌与正常孩子比较,挫伤患儿的自尊心。②增加交流沟通:家长应给患儿解释的机会,鼓励患儿把自己的内心感受都讲出来,然后一起分析讨论,及时调整,使孩子明白沟通是解决问题的良好方式,使儿体会到民主、平等、被重视的感觉,有利于改善患儿与家长的关系,减少对立,配合治疗。③合理安排时间:多动症儿童做事比较随意,父母应帮助孩子安排每天游戏、活动和学习的内容,合理分配时间。如果患儿精力旺盛,可适当安排郊游、跑步、踢球等安全而又消耗体力的活动。④培养学习兴趣：帮助有学习困难的患儿建立良好的学习习惯，逐渐培养学习兴趣。通过积极鼓励、耐心辅导，消除孩子的自卑情绪，切忌讽刺挖苦和歧视贬低，帮助患儿树立自信心。⑤注意言传身教：家长要加强自身的修养，注意自己的言行，"身教重于言教"。凡要求孩子做到的，家长首先要做到；家长不能将自己的不良情绪发泄到孩子身上；不能单纯依靠药物治疗或老师和医师的教育，家庭教育是取得良好的治疗效果的关键。家庭成员之间要融洽相处，不要相互指责，为患儿提供一个有利于疾病康复的良好环境。

（3）学校教育　学校的教师要全面了解疾病的性质，学会评估患儿的病态表现，掌握针对这类患儿的教育训练方法，避免歧视、体罚或其他粗暴的教育方法，恰当运用表扬和鼓励的方式提高患儿的自信心和自觉性，通过语言或中断活动等方式转移患儿的注意力，并否定不良行为。课程应安排合理，为患儿提供充足的活动时间。

（五）护理评价

（1）患儿注意缺陷是否得到改善，做作业时是否能集中注意力。

（2）患儿异常活动是否改善，多动行为是否明显减少或消失。

（3）患儿社会功能是否改善，如社会交往、适应能力、沟通能力和同伴关系是否改善，攻击冲动等不良行为是否减少或消失。

（4）患儿的不良情绪（如焦虑、恐惧、紧张、冲动、发脾气等）是否减少或消除。

（5）患儿的家庭功能是否增强；家庭参与、配合培训的程度是否提高；家庭养育态度和方式是否合理；家属认识和处理疾病的能力是否加强。

第四节　儿童孤独症患者的护理

一、概述

儿童孤独症（childhood autism）又称自闭症，属广泛性发育障碍一类疾病，起病于婴幼儿期，男性多于女性，主要表现为不同程度的言语发育障碍、人际交往障碍、易冲动、兴趣狭窄和行为方式刻板。部分患儿伴有明显的精神发育迟滞，智力低下，预后差。

二、病因及流行病学特点

（一）病因

本病确切病因不明，但遗传因素对孤独症的作用已明确，已有研究发现孤独症患儿母亲分娩第二胎儿童患孤独症的概率是 5%；围生期并发症（如宫内窒息、产伤）、感染、免疫系统异常、多种神经内分泌和神经递质功能失调等因素均可能是诱发儿童孤独症的病因。

（二）流行病学特点

20 项儿童孤独症流行病学研究显示其患病率是 4.8‰，且其患病率有增高的趋势，男女比例为（2.3～6.5）：1。

三、临床表现

(一)孤独离群

如患儿与父母不亲近,不喜欢被人抱,不能与其他同龄小朋友建立亲密关系。对呼唤没有反应,喜欢自己独处。有时虽然不拒绝别人,但也不与他人交往,缺乏基本的交往技巧。对周围的事不关心,目光经常变化,表情缺乏,很难停留在别人要求他注意的事情上面。

(二)言语障碍明显

大多数患儿言语很少,甚至终生不语,即使有的患儿会说,也常常不愿说话而宁可用手势代替,不少患儿不会提问或回答问题,而且常用"你"或"他"来代替自己。

(三)兴趣狭隘,行为刻板重复

孤独症儿童喜欢长时间专注于某几种游戏或活动,如着迷于画画、单调地排积木块、看电视广告或天气预报。有的患儿每天要吃同样的饭菜,使用固定的餐具,出门走相同的路线,一旦有变动则大哭大闹,表现出强烈的焦虑反应,很难适应新环境,多数患儿还表现出单调重复地摇晃、蹦跳、拍手、挥手、奔跑旋转等无目的活动或活动过度。

四、治疗原则

(一)教育和训练

这是目前孤独症最有效、最主要的治疗方法,目的是促进患儿的语言发育,提高人际交往能力,掌握基本的生活和学习技能。

(二)心理治疗

心理治疗以行为治疗为主,主要目的是强化已经形成的良好行为,对影响人际交往和危害自身的不良行为,如刻板行为、攻击行为、孤僻行为、自伤或自残等行为要予以纠正。

(三)药物治疗

目前儿童孤独症尚无特异性治疗药物,任何药物疗法都不能改变孤独症的自然病程。但对患儿伴发的一些异常情绪和行为症状,如情绪不稳、注意缺陷和多动、冲动攻击、自伤自杀、抽动、强迫症状以及精神病性症状等,药物治疗会产生一定的效果,有利于维护患儿和他人的安全,与教育训练、心理治疗联合使用效果更佳。药物治疗应遵从小剂量、短疗程的原则。

此病一般在 3 岁以前缓慢起病,随着年龄的增长,有的症状逐步改善,对语言的理解和会话能力会有提高;有的患儿发病后发育停滞不前。从总体上看患儿长期预后不佳,约有 2/3 的患儿有明显的社会适应不良,难以独立生活。

五、护理

(一)护理评估

1.健康史

询问患儿既往的健康状况,是否较正常儿童易罹患某些疾病。

2.生理功能

与同龄孩子比,患儿躯体发育指标(如身高、体重)是否异常;是否有躯体畸形和功能障碍;运动功能是否受限;运动的协调性如何。

3.心理功能

(1)感觉方面　检测孩子是否有感觉迟钝或过敏。

(2)精神症状　孩子有无焦虑、紧张、抑郁、恐惧、兴奋、淡漠及喜怒无常等异常情绪;是否有幻觉、妄想等精神病性症状。

(3)行为方面　观察孩子有无对某些非玩具性物品感兴趣的现象;有无对某些物品特别依恋;患儿是否有某一方面的特殊喜好、兴趣和能力,如沉溺于看某个电视节目,或对数字、地名等有不寻常的记忆力;是否有刻板的生活习惯;是否有某些异常的行为;是否明显多动;有无冲动攻击、固执违拗、重复刻板、自伤自残等行为。

(4)智能和认知方面　通过对患儿的智力进行评估做出判断,如患儿不配合可使用社会适应量表评定,也可通过观察患儿的语言交流能力、社会交往能力和生活自理能力等几个方面来判断。

4.社会功能

(1)人际交往、学习方面　观察患儿是否过度依恋父母,对亲情爱抚有无相应的情感反应;当父母离开或返回时有无相应的分离情绪反应;是否能分辨亲疏;是否愿意与小朋友交往、玩耍;接受新知识的兴趣和能力如何等。

(2)语言交流与非语言交流方面　了解孩子在婴儿期是否会咿呀学语;发育过程中是否有一直不说话或很少说话的现象,是否在2~3岁以前已经可以讲话,但后来又逐渐减少;能否主动与他人交谈,交谈时能提出或维持话题;能否正确使用代词,是否自顾自地说话或说话与情境不符;讲话时的语音、语调、语速等方面是否异常;是否有重复、刻板或模仿的言语等;观察孩子是否常以哭闹、尖叫或其他姿势表达自己的不适或需要;是否有体态语言等。

(3)生活自理能力　患儿能否自行料理进食、洗漱、如厕、穿衣等个人生活。

(二)护理诊断

(1)社交活动障碍。

(2)语言沟通障碍。

(3)适应能力改变。

(三)护理目标

(1)患儿能维持正常营养状态,身高、体重维持在正常范围。

(2)患儿的个人生活自理能力逐渐提高。

(3)患儿沟通交流能力逐步改善。

(4)患儿的社交能力、学习能力逐渐提高。

(5)患儿不再发生受伤和伤害他人的现象。

(6)患儿的家庭功能得到改善。

(7)患儿父母的角色冲突减轻或消失。

(四)护理措施

因为孤独症患儿的各方面技能发展的不均衡,应针对其生理、心理特点制订个体化的训练计划和护理措施。

1. 生活、安全及心理护理

可参阅本章第一节精神发育迟滞患者的护理的相关内容。

2. 社会功能训练

社会功能训练对患儿具有重要意义,但贵在坚持,不要操之过急,不要轻易放弃。当患儿取得成绩时应及时给予鼓励和强化。

(1)语言能力训练 语言障碍会严重影响患儿的社会适应能力,故与孤独症患儿谈话时应尽量使用简单明确的言语,逐步提高其语言能力。①创造恰当的语言环境,"生活就是训练",把语言训练融入日常生活中。选择患儿喜欢的事情作为切入点,启发患儿多讲话,帮助他们把生活中的人和事与语言联系起来,边做边说,提供一个语音和语义相结合的环境。例如,给孩子穿衣服时,可以反复地说"妈妈给你穿衣服",与行动联系起来增加孩子对语言的理解,孩子渐渐就会理解并记住这句话。②在玩中学,通过与孩子一起做游戏,或让孩子反复模仿大人简单的问话,训练孩子的语言能力。

(2)人际交往能力训练 ①教患儿注视别人的眼睛和脸:父母可以用手捧住患儿的头,一边追随他的目光,一边温和地叫他的名字,直到他开始注视父母的眼睛或脸;也可以在患儿面前扮鬼脸或用新奇的物品吸引患儿的目光。②鼓励患儿用语言表达自己的意愿和传递信息:可利用情景或在患儿提出要求时进行,也可带领患儿做传话训练,开始时话语要短,之后逐渐延长。③训练患儿主动与他人建立和谐人际关系,改善交往能力。④帮助患儿理解常见肢体语言的含义,如点头、摇头等,还可以通过游戏逐步学习与他人交往,扩大交往范围。

(3)行为矫正训练 根据患儿的实际情况选择正性和负性强化法、系统脱敏法、作业疗法等方法。训练前要有科学的计划,不能急于求成,步骤由简单到复杂,方法形象、具体、直观、生动。患儿一旦有进步要及时给予表扬和赞美。具体措施有:①刻板、强迫或不良习惯的矫正:不要在患儿尖叫或发脾气时满足他的要求,转移注意力尽可能拖延满足需求的时间,不配合患儿完成他的刻板行为。对患儿的日常生活规律有意识地做细微改变,使患儿在不知不觉的小变化中,习惯常规生活的变化。培养患儿的各种兴趣,如画画、写字、做家务、玩游戏等有助于改善他们的刻板和强迫行为。②孤独行为矫正:父母应掌握患儿的喜好和需要,尽量融入他们的生活,逐步接受外面的世界,同时加强语言和交往能力的训练,帮助患儿走出孤独。③怪异行为矫正:让患儿帮忙用手提一些物品,或大人轻轻牵住他的手,或用简短的语言制止其怪异行为,如此反复,让患儿逐步认识到这种行为是不对的。④破坏性行为矫正:患儿所处的环境尽量不要放贵重而易碎物品,当患儿出现破坏性行为时马上采取行动,如抱紧孩子,或把他带出房间等,陪他玩他喜欢的游戏,看喜欢的电视节目等。⑤发脾气和尖叫行为的矫正:父母应尽快找出原因,或带患儿离开原环境,或采取冷处理的态度,待患儿平息后,立即给予关爱,对于他自己停止发脾气或尖叫应给予表扬和鼓励。⑥自伤、自残行为矫正:马上给予制止,如立即抓住患儿的手,或给患儿戴上手套或帽子,也可要求患儿学习"把手放在桌上"等行为,以减少自伤行为。同时总结患儿异常行为发生的原因,给予患儿更多的关心、安慰和爱抚。给患儿创造各种活动的条件,让患儿的生活丰富充实,减轻自伤行为。

3. 健康教育

目标是帮助家长认识疾病的病因、性质、护理措施和发病时的应对措施,减少家属对疾病的恐惧心理和对患儿的自责和内疚感。让家长明白相互埋怨和指责没有意义,应面对现实,冷静而理智地接纳孩子的现状,积极与专业人员配合,坚持训练和教育孩子。因为病因尚不明确,很难采取有效的预防措施,注意围产期保健对减少发病可能会有帮助。

(五)护理评价

(1)患儿的个人生活自理能力是否有所改善。

(2)患儿语言能力是否提高。

(3)患儿的社会功能是否得到改善,包括社交能力、学习能力、劳动能力是否改善,对外界的兴趣度是否扩大等。

(4)患儿的不良行为是否改善,如刻板的生活习惯是否改变;不寻常的依恋行为、仪式化、冲动性或强迫行为是否减少;自伤、自残或怪异行为是否减少或消失;伴随的精神症状是否减轻或消失等。

(5)家庭功能是否得到改善,如家人对疾病的认知、对患儿的态度、对病态行为的应对方法,家庭养育态度和方式,家庭成员之间的关系等。

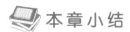 **本章小结**

一、本章提要

通过本章学习,了解儿童和青少年期精神障碍患者护理的相关知识,具体包括以下内容。

1.熟悉精神发育迟滞、儿童和青少年期情绪障碍、注意缺陷与多动障碍和儿童孤独症的临床特点、护理评估、护理要点。

2.了解精神发育迟滞、儿童和青少年期情绪障碍、注意缺陷与多动障碍和儿童孤独症的病因、流行病学特点和治疗原则。

二、本章重点及难点

1.精神发育迟滞、儿童和青少年期情绪障碍、注意缺陷与多动障碍和儿童孤独症的护理要点。

2.精神发育迟滞、儿童和青少年期情绪障碍、注意缺陷与多动障碍和儿童孤独症的治疗原则。

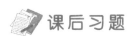 **课后习题**

一、名词解释

1.精神发育迟滞　　2.儿童孤独症

二、填空题

1.精神发育迟滞的临床特征是_____和_____。

2.根据患者智力低下的水平和社会适应能力缺损程度,可将精神发育迟滞分为_____级。

三、选择题

1. 以下精神发育迟滞的发病原因正确的是（　　）
   A. 遗传代谢性疾病　　　　　　B. 染色体异常　　　　　　C. 围生期不良因素
   D. 先天性颅脑畸形　　　　　　E. 以上都对
2. 精神发育迟滞的治疗原则是（　　）
   A. 以心理治疗为主　　　　　　B. 以药物治疗为主　　　　　C. 以教育和训练为主
   D. 以抗抑郁药物使用为主　　　E. 以行为治疗为主
3. 目前孤独症最有效、最主要的治疗方法是采用（　　）
   A. 教育和训练　　　　　　　　B. 认知疗法　　　　　　　　C. 药物治疗
   D. 认知加药物治疗　　　　　　E. 工娱治疗
4. 下列有关注意缺陷与多动障碍的治疗原则中不正确的是（　　）
   A. 行为治疗和认知行为治疗　　B. 针对父母的教育和训练　　C. 使用哌甲酯
   D. 使用苯巴比妥　　　　　　　E. 学校的特殊教育

四、简答题

如何鉴别精神发育迟滞和儿童孤独症？

（刘　印）

第十五章　精神障碍患者的社区护理

学习目标

1. 掌握精神障碍患者家庭护理评估的内容；社区精神卫生服务的特点和工作内容。
2. 熟悉家庭护理的内容和实施方法，社区精神卫生服务的组织和实施要求，护理程序在社区精神卫服务中的应用。
3. 了解社区精神卫生服务的发展。

精神障碍患者长期住院并不能有效地解决患者的所有问题，只有让患者在医院接受治疗和护理，病情稳定后回到家庭和社区，继续进行有效的康复治疗和护理，才能使患者回归社会。所以精神障碍患者的家庭及社区护理是非常重要的。本章将介绍精神障碍患者的家庭护理和社区干预措施。

第一节　精神障碍患者的家庭护理

自 20 世纪 60 年代社区精神卫生运动开展以来，精神障碍患者的家庭护理便成为精神障碍患者康复护理中的重要一环。家庭护理是以家庭为单位所施行的护理过程，其宗旨是借助家庭内沟通与互动方式的改变，协助患者对其生存空间有更好的调试。

家庭护理使患者获得持续的医疗服务，减少疾病的反复和促进康复，同时也为患者家属提供身体上、心理上及情绪上的帮助，使患者及家属获得良好的照顾，个人也受到尊重。根据患者家属的不同心态、不同的知识结构和不同的家庭社会环境等，而有针对性地进行家庭护理指导极为重要。

一、护理评估

护理评估是确定护理问题、制订护理计划的可靠依据，因此在搜集资料时应尽可能详细、完整。可通过会谈直接提问的方式，也可用观察法来获取有用的主观和客观资料。精神障碍患者的护理评估包括对患者的评估和对其家庭系统的评估两个方面。

（一）对患者的评估

1. 一般状况与健康史

患者的一般状况包括性别、年龄、文化、工作状况、个人爱好、宗教信仰等；健康史包括曾患哪些急性或慢性疾病（躯体性疾病）以及患精神障碍的病史资料。

2. 生理功能状况

生理功能状况主要包括生命体征、饮食、营养、排泄、睡眠、日常生活活动、意识、躯体功能和服药情况等。

3. 心理功能状况

感知觉方面：患者有无感觉过敏和感知觉减退，有无错觉、幻觉及感知综合障碍等。思维方面：有无思维联想、逻辑、思维内容等障碍。情感方面：有无焦虑、抑郁、恐惧、情绪不稳、喜怒无常、易激惹或淡漠迟钝等异常情绪情感。认知功能方面：有无注意增强或涣散，有无记忆和智能的损害。意志和行为方面：有无病理性的意志增强或减退，有无怪异行为、刻板行为、仪式化或强迫行为，有无冲动、自杀自伤行为以及有无违拗或品行问题。自知力方面：对自身疾病有无认识能力，是否愿意接受治疗。

4. 社会功能状况

社会功能状况包括患者的生活自理能力和环境适应能力。前者主要指患者有无穿衣、吃饭、洗漱、沐浴以及大小便自理能力。后者主要指患者有无学习、工作能力，语言表达和沟通交流能力，自我控制和保护能力，以及社会交往的能力。

(二)对家庭的评估

1. 家庭结构评估

(1)家庭结构类型的评估：①核心家庭；②主干家庭；③联合家庭；④单亲家庭；⑤重组家庭；⑥丁克家庭。

(2)家庭内部成员的健康评估，包括家庭角色、沟通方式、权力结构、价值观、价值冲突、生活方式等。

2. 家庭保健评估

家庭保健评估包括情感、抚养与赡养、经济、卫生保健(生活方式、疾病预防、就医行为、疾病照顾)。

3. 家庭生活周期与发展阶段评估

家庭生活周期与发展阶段评估分为新婚期、生育期、学龄前儿童期、青少年期、子女离家期、空巢期、退休等。

4. 家庭资源评估

(1)家庭内资源 包括经济、精神、医疗、关爱、信息和教育等。

(2)家庭外资源 包括社会、文化、宗教、经济、教育、环境、娱乐、家庭压力、家庭危机(生育、离异、酗酒)等。

5. 家庭环境评估

家庭环境评估包括住所、近邻、社会圈、社会文化、人际关系、教育程度、压力来源等。

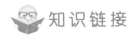知识链接

家庭的分类

核心家庭

核心家庭是指由已婚夫妇和未婚子女(或收养子女)两代组成的家庭。核心家庭已成为我国主要的家庭类型。核心家庭的特点是人数少、结构简单，家庭内只有一个权力和活动中心，

家庭成员间容易沟通、相处。

主干家庭

主干家庭又称直系家庭,是指由两代或两代以上夫妻组成,每代最多不超过一对夫妻,且中间无断代的家庭。在我国,主干家庭曾为主要家庭类型,但随着社会的发展,此家庭类型已不再占主导地位。主干家庭特点是家庭内不仅有一个主要的权力和活动中心,还有一个权力和活动的次中心存在。

联合家庭

联合家庭指包括父母、已婚子女、未婚子女、孙子女、曾孙子女等几代居住在一起的家庭。联合家庭的特点是人数多、结构复杂,家庭内存在一个主要的权力和活动中心,几个权力和活动的次中心。

单亲家庭

单亲家庭是指由离异、丧偶或未婚的单身父亲或母亲及其子女或领养子女组成的家庭。单亲家庭的特点是人数少、结构简单,家庭内只有一个权力和活动中心,但可能会受其他关系的影响。此外,经济来源相对不足。

重组家庭

重组家庭指夫妇双方至少有一人已经历过一次婚姻,并可有一个或多个前次婚姻的子女及夫妇重组的共同子女。重组家庭的特点是人数相对较多、结构复杂。

丁克家庭

丁克家庭是指由夫妇两人组成的无子女家庭。丁克家庭的数量在我国逐渐增多。丁克家庭的特点是人数少、结构简单。

二、护理诊断

根据评估资料进行分析,确定家庭的健康需求,提出家庭护理诊断或健康问题。

(1)确定家庭生理、心理、社会、精神、文化的健康问题。

(2)确立家庭功能对健康的影响因素。如混乱家庭、中间家庭、青少年家庭、成年人家庭。

(3)确定家庭健康需求的重点。

三、护理目标

(1)家庭能提供适宜的情感氛围、符合患者病情需要的生活环境。

(2)家庭能协同患者共同制订治疗和日常康复计划,并能督促实施。

(3)家庭成员能掌握疾病的有关知识,识别疾病的重大变化,如疾病复发。

(4)家庭能根据患者的情况安排有益身心健康的活动、家务劳动等,让患者恢复独立生活能力,减缓或控制精神衰退。

(5)患者精神症状逐步好转,至少不恶化。

(6)患者在家庭中能逐步恢复自我照顾的能力,包括能完成治疗计划,直至恢复正常的家庭角色。

(7)患者能与社会保持良好接触,逐步恢复社会功能。

四、护理措施

(一)日常生活的护理

1.个人卫生

家属协助患者每天完成洗脸、洗手、梳理头发、维护口腔卫生,敦促其定时沐浴、更衣,及时修剪指甲、理发、剃须等,指导患者保持皮肤清洁,对于长期卧床者要预防压疮的发生。

2.饮食

患者每天摄入足够的营养物质,尤其是纤维素的摄入。在进餐过程中要密切观察有无藏匿、拒食、抢食、暴食等异常行为。个人单独进食的患者,家属要知道患者适宜食用的食物的种类及量、禁忌食物的名称。还要注意食物容器的安全性,避免容器成为患者自伤或伤人的工具。木僵患者往往白天不吃不喝,夜间自己起来进食,需要将食物放在其容易接触的位置。

3.睡眠

为患者创造良好的睡眠环境,保证基本正常的作息时间,让患者养成良好的睡眠习惯,睡前避免剧烈活动、观看惊险刺激的小说、影视剧等;不讨论影响患者情绪的话题;睡前避免饮浓茶、咖啡、酒精等兴奋性饮料;睡前用温水泡脚以促进入睡。

4.良好的居室环境

病情稳定、无攻击性行为的,最好与家人住在一起,切忌单独在家或锁门,以免增加患者的精神压力,加重其精神症状和病情。电灯应安装在高处。保证患者居住的室内安全,不可放置可能造成自伤或伤人的危险物品。

(二)用药护理

家庭给药要做到"送药到手,看服到口,咽下再走",必要时还要检查患者两腮及舌下,这样既能保障有效服药,还能避免患者有意漏服、少服或一次性大量吞服而发生意外。护理人员应教会家属有关药物治疗的知识,加强对患者用药的监督和管理。对患者进行健康教育,使其认识到正确用药的意义,提高其服药依从性。家庭成员应观察患者用药后的不良反应,换药或增减药物一定要在医生的指导下完成。

(三)安全护理

精神障碍患者由于自知力受损,或受精神症状的支配,可出现暴力、冲动行为,威胁自身及周围环境安全,最严重的是自杀、自伤、伤人、走失等意外事件。"安全第一"是精神科护理的首要目标。在家庭护理中要做到门窗安全、设施安全、电源安全,必要时,封闭患者,安装监视器,进行 24 小时监护。

(四)特殊症状的护理

患者在家中进行休养,需要护理人员以及家庭主要成员的尊重和理解。给患者一个良好的休养环境。否则,患者会在一些心理刺激和精神压力下,症状复发或加重,如兴奋躁动、行为紊乱,有攻击和暴力行为、自杀自伤、出走、妄想、淡漠、幻听等,护理人员应用相关的知识和技能进行护理,并且教会家属对患者的症状采取有效的护理措施。

(五)心理护理

精神障碍患者回到家庭中,虽能和家人生活在一起,享受家庭的温暖,但对自身疾病的认识和社会的一些偏见,往往使患者感到很大的心理压力,无法面对现实。护理人员和家属应帮助患者进行心理疏导,尊重、理解、关心患者,给予其表达情感的机会,教会其一些心理应对技巧,学会用积极的态度面对疾病,从而使患者克服心理危机。

(六)观察病情

观察病情是家庭护理的重要内容,护理人员在随访的过程中应注意观察患者的日常生活状况,饮食、睡眠、排泄状况,用药情况,情绪、情感以及对疾病的认识情况(自知力是否完好),患者的社会功能(如学习、工作、社会交往)情况。在与患者的沟通中,注意观察其有无精神症状的复现,有无躯体的不适等。根据观察结果判断患者有无现存的或潜在的护理问题,有无疾病复发的迹象,并帮助患者采取有效措施予以处理。

(七)健康教育

护理人员应向患者及其家属定期进行疾病康复知识的健康教育,使其正确认识精神障碍,获得疾病治疗护理的相关知识和技能,积极主动参与到自身疾病的康复中去。

五、注意事项

(1)护理人员应与家属共同合作照顾和治疗患者,帮助家庭面对问题,共同分担照顾的责任与压力,使家庭的支持系统更加完善。

(2)在家庭护理过程中,应注意充分利用社区和家庭的资源,并和其他专业人员联系与合作,如精神科医生、心理治疗师、康复医生、社会工作者等,共同促进患者的康复。

(3)在家庭中如果患者出现意外,如患者受症状的影响发生冲动、伤人、自杀、自伤行为或呈木僵状态时,应及时送至医院治疗。

(4)注意家庭中其他人员有无因面对压力而出现的精神困扰或适应不良的问题,必要时也应就医。

第二节　精神障碍的社区防治

社区精神卫生服务是在政府各级卫生机构和相关部门配合下,以社区作为基本单元,以基层精神卫生机构为主体,以社区精神卫生工作者和全科医师为骨干,合理利用社区资源,采纳融预防、医疗、保健和健康教育等为一体的适宜精神卫生干预策略,来解决社区人群中的精神卫生问题,满足其基本心理卫生需要的一种连续性基层卫生服务。

一、社区精神卫生服务的发展

20世纪50年代康复医学快速发展,在此基础上,精神障碍的康复也备受关注。我国在1958年第一次全国精神病防治工作会议上提出制定规划、建立精神病防治机构,要求做到早期发现、早期治疗和预防复发,从而推动了我国社区精神病防治工作的开展。至20世纪70年代进一步建立了城乡三级精神病防治网,全国出现不少社区精神病防治机构。在"八五"期间,卫生部、民政部、公安部及中国残疾人联合会在全国64个市县对7000余万人口、70多万精神障碍患者进行精神康复试点工作,收到十分显著的效果。精神病防治康复"十二五"实施方案要求:在全国范围内对780余万名精神障碍患者开展社会化、综合性、开放式精神病防治康复工作,为 20 余万名贫困精神障碍患者提供医疗救助,每年为 156 余万名稳定期精神障碍患者开展社区家庭康复训练。

二、社区精神卫生服务的特点

与其他类型的卫生服务相比,社区精神卫生服务有其自身特点。

(一)全面性服务

社区精神卫生服务的目的是提高社区人群的心身健康水平,而非单纯地治疗精神障碍患者,由此可见社区卫生服务是以群体为服务对象,实施全面的精神卫生服务。具体包括在各社区设置精神卫生保健机构,以便开展社区护理、家庭护理;通过在社区中的观察和调查,早期发现有心理问题的人群及精神障碍患者;对社区人群进行心理卫生知识的健康教育。

(二)连续性服务

肩负着长期和相对固定的责任,从心身健康危险因素的监测到机体出现最初的功能失调,至疾病发生、发展、演变和康复的整个过程,为社区人群提供连续性的心理卫生服务。

(三)协调性服务

社区精神卫生工作者的职责是向社区所管辖的人群提供广泛而综合性的心理卫生保健服务,需要其他医疗和非医疗部门的配合,为社区人群提供全面而深入的心理卫生保健服务。

(四)可及性服务

可及性服务是社区精神卫生服务的一个显著特点,既包括时间和地理位置上的方便性,也包括心理上和经济上的可接受性。

三、社区精神卫生服务的工作内容

(一)社区精神障碍流行病学调查

社区精神障碍流行病学调查是基础性研究,是社区精神卫生工作开展的第一步,为社区精神卫生服务提供以下基本信息。

(1)精神障碍在不同时间、地区和人群中的流行现状和分布特征,包括患病率和就诊、误诊、监护、治疗及伤残等构成比。

(2)精神障碍所致疾病负担,如疾病经济负担等。

(3)精神障碍对个人、家庭和社会的影响,包括生存质量、自伤自杀等。

(4)精神障碍患者及其家庭需求,包括疾病诊断、治疗、康复、生活、学习和工作等方面。

(5)探讨导致精神障碍的危险因素,为精神障碍的三级预防提供信息。

(6)评价一定时间已经开展的某项社区精神卫生服务项目的防治效果。

(7)建立社区精神障碍信息网络体系,动态监测精神障碍随时间、地点和人群变化的流行特征。

(二)精神卫生知识健康宣教

通过丰富多彩的形式,如个别或集体交谈、科普书籍、广播、电视和网络等载体,在社区人群中普及精神卫生相关知识,做到对精神障碍患者的早期发现和早期治疗,防止复发及预防精神残疾的发生,促进社区人群的心理健康水平,提高其社会适应能力,积极预防精神障碍和心身疾病的发生,有助于纠正旧传统观念和对精神障碍的不正确看法,是社区精神卫生服务的重要内容之一。

(三)精神障碍的社区预防

1. 一级预防

预防精神障碍的发生。

2. 二级预防

早期发现、早期诊断和早期治疗精神障碍患者,简称为"三早预防"。

3. 三级预防

三级预防包括诊治已经患病的精神障碍人群,并且对其进行精神障碍危机干预、预防精神障碍复发、预防精神残疾的发生和促进精神障碍患者早日回归社会,是当今社区精神卫生服务的主要内容。

(四)心理生理障碍与心身疾病的防治

人的心理与其躯体生理功能是相互联系、相互作用和相互影响的。心理生理障碍与心身疾病是指心理因素和社会因素为主要因素而导致的生理障碍和躯体疾病,其防治和康复需通过社区精神卫生服务,提高社区人群的心理健康水平和社会适应能力。

四、社区精神卫生服务的组织和实施

(一)社区精神卫生服务的人员组成

社区精神卫生服务的人员组成包括精神科医生、精神科护士、心理工作者、工娱治疗员和社会工作者,各司其职,团结协作,共同完成社区精神卫生服务的目标。

(二)社区精神卫生服务的组织原则和方式

1. 组织原则

(1)政府领导和全社会参与 社区精神卫生服务工作涉及社会各方面的支持和协助,因此需要在政府领导下协调各级相关部门,鼓励全社会各阶层人们共同参与,方能把本项服务落到实处。

(2)健全管理体制和办事机构 在各级政府领导下,建立和健全各级领导小组,下设办公室作为专门办事机构,负责社区精神卫生服务的领导工作和具体落实。

(3)部门责任和计划管理 各级领导小组下的卫生、民政、公安、残联和财政等部门,要分工协作、各司其职和齐抓共管社区精神卫生服务工作,各级部门要抓好社区精神卫生服务计划的编制、执行及检查三大重要环节,做好计划管理。

(4)组织实施和落实规划 可先试点后普及,以点带面,分阶段实施,包括开发领导层、健全组织、宣传发动、队伍培训、落实服务措施和总结评估等。

2. 组织方式

根据社区精神卫生服务的组织原则,建立社区精神卫生服务的三级网络。省(市)、区(县)和街道(乡镇)级精神卫生工作领导小组,分别由相应层面的卫生、民政、公安、残联和财政等系统部门的领导组成,并下设办公室,负责制订社区精神卫生计划和协调开展工作;省(市)和区

（县）级精神卫生保健所和精神病院是相应地区社区精神卫生的医疗、教学、科研和防治工作的指导中心，负责规划、培训和指导该地区的社区精神卫生工作。街道（乡镇、学校和公司）医院是基层开展社区精神卫生服务工作的第一线，主要由该级医护等人员组建社区精神卫生服务中心，具体实施社区精神卫生服务的各项工作，服务到社区人群中的每一个人。

（三）社区精神卫生服务实施中的生物-心理-社会综合干预

1.精神病药物维持治疗

抗精神病药物能显著地缓解精神障碍患者的精神症状，为精神障碍患者在社区接受进一步心理社会康复干预治疗奠定基础。

2.行为矫正疗法

患者长期住在精神病院或家中，可产生依赖，使患者生活能力下降，加重了功能缺陷。采用行为矫正疗法（如语言、物质和代币强化）可以取得较好的效果，一般以六个月为一个疗程。

3.社会交往技能训练

慢性精神障碍患者社会技能下降，患者的社会交往技能缺陷也难以通过药物治疗得到康复。因此在精神障碍患者的社区训练中，应加强对这部分技能的训练。

4.职业康复

患者的职业功能受疾病的影响也有不同程度的下降，应根据不同性别、文化程度、病前职业情况及病情，经康复者同意，编入不同难易程度的治疗小组，如简易技能小组，包括保洁、缝纫、手工编织等；较高技能小组，包括组装焊接电器具、切割金属部件等。

5.家庭干预

家庭干预是以患者整个的家庭为治疗对象，治疗的重点集中在家庭成员之间的人际关系上，家庭始终保持对患者的关爱，帮助其实现全面康复，回归社会，提高患者和家庭的生活质量。

6.社会独立生活技能训练

采用既直接又积极主动的学习原则，通过技能训练来增强患者独立解决问题和在精神症状恶化期间如何保护自己免受精神症状影响的能力。目前得到世界公认的包括药物自我处置技能训练程式、症状自我监控技能训练程式、回归社会技能训练程式、求职和保职程式，以及休闲程式等。

（四）社区精神卫生服务的实施机构

社区精神卫生服务的实施机构包括社区精神障碍康复家庭治疗联盟、社区精神障碍康复工（农）疗站、社区精神卫生护卫联盟、日间住院部、晚间住院部等。

五、社区精神卫生护理的程序

（一）护理评估

1.患者个体的评估

评估患者的身体状况、精神障碍症状、求医过程、基本生活能力、文化背景及由于精神障碍带来的角色改变后的适应程度。同时也可通过个案的筛检实现早期发现和早期治疗。

2.家属的评估

社区精神卫生护理人员应评估家属与患者的互动方式和家庭的负担。评估项目包括家属的情绪，身体、心理、社会方面的压力，身心的需求，对疾病的看法和经济状况等。

3.社区的评估

社区的评估项目包括影响社区的人口学资料、经济水平、科技发展、政府决策方针与社会文化发展背景,社区精神卫生资源运作方法和社区内群众对精神障碍患者的态度,以及社区精神卫生护理工作的基础。

(二)护理诊断

护理诊断包括个体、家庭及社区互动中的潜能和问题。经评估可以发现其许多潜能,亦可发现问题所在,据此建立新技能。

(三)护理措施

1.对患者的护理措施

(1)日常生活护理 护理人员在精神障碍患者出院后,应定期随访,督导药物维持治疗的执行情况,并评估疗效。同时对患者的饮食、睡眠、居住环境、作息时间、娱乐活动等方面给予相应的帮助和指导。

(2)康复训练 精神障碍患者出院回到家后,还要继续维持治疗和进一步的康复训练。护理人员应为患者安排合适的康复训练场所,使患者平稳地过渡到正常的社区生活。

(3)健康教育 对社区内的患者定期进行个别心理辅导或集体心理辅导,发放健康教育宣传资料,讲解心理卫生知识。

2.对家庭的护理措施

(1)以家庭为中心的康复与处理 主要在于认识家属的压力及维护家庭原来的支持系统。

(2)家庭访视 家庭成员在他们熟悉的家庭环境中有自然的互动,家庭的潜能也较容易加强,同时可根据家庭独特的物理及心理环境而实施适合且有效的护理措施。

(3)亲属团体 由家属组成的团体,可以就患者的问题及家庭负担等议题进行讨论,取得互相支持。

(4)社区支持系统 依赖在社区中原有的支持系统,如患者或家属的工作单位、医院、精神卫生所以及社会福利的支持。

3.协助社区制订社区服务计划

(1)目标须详细实际,避免过于笼统或理想化。

(2)服务计划应在实施过程中不断重新评估。

(3)服务机构之间须建立良好的合作关系,以减少不必要的重复浪费和提高互相配合的效益。

(4)根据慢性精神障碍患者的需要制订服务计划,以提高医护效果。

(5)服务计划应考虑服务对象原来的文化背景。

(6)服务计划须顺应服务对象的成长和改变,做出有弹性的调整。

(7)计划实施之前宜谨慎思考与研究,并考虑经济成本。

六、护理人员在社区精神障碍防治中应具备的能力

(1)了解人际关系理论,具备建立专业治疗性人际关系的能力。

(2)建立有效的沟通技巧的能力。

(3)熟悉各种心理问题的治疗及康复技巧。

（4）具备药理学知识。

（5）有进行精神卫生咨询工作的能力。

（6）具有良好的教学能力。

（7）具有良好的协调联络能力,能参与社区精神卫生工作队伍中的各种活动,既能发挥及扩展护理的独立功能,又能与其他专业人员合作来对精神障碍患者实施完整的医疗护理计划与措施。

（8）具有对社区资料加以整理、计划及研究的能力。

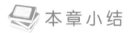 本章小结

一、本章提要

通过本章的学习,了解精神障碍患者的家庭护理以及社区精神卫生服务的相关知识。掌握精神障碍患者家庭护理评估的内容,社区精神卫生服务的特点和工作内容。具体包括以下内容。

1. 能够准确地收集家庭护理的评估资料,并根据具体情况制订出相应的措施。

2. 熟悉社区精神卫生服务的特点、工作内容、组织和实施要求;熟悉护理程序在社区精神卫生服务中的应用。

3. 了解社区精神卫生服务的发展趋势。

二、本章重点及难点

1. 精神障碍患者的家庭护理程序。

2. 家庭护理评估资料的收集及措施的制订。

课后习题

一、名词解释

家庭护理

二、选择题

1. 精神障碍的一级预防的护理目标是（　　　）

   A. 帮助患者尽快恢复社会功能　　　　　B. 早期发现,早期诊断

   C. 预防精神障碍的产生和发展　　　　　D. 减轻患者的精神残疾

   E. 防止复发

2. 精神障碍的二级预防的护理目标是（　　　）

   A. 预防精神疾病的发生　　　　　　　　B. 预防精神残疾的出现

   C. 早期发现并早期处理精神障碍患者　　D. 帮助患者恢复社会功能

   E. 预防心理问题的发生

3. 家庭护理老年精神障碍患者时,应注意的安全方面的问题有（　　　）

   A. 走失　　　　　　　　B. 外伤　　　　　　　　C. 自杀自伤

  D.伤人毁物   E.以上都对

  4.下列属于精神障碍防治工作的是( )

   A.病因学预防   B.早期发现   C.早期诊断

   D.早期治疗   E.以上都对

  5.精神障碍社区康复的实施机构是( )

   A.社区精神障碍康复家庭治疗联盟   B.社区精神障碍康复工(农)疗站

   C.日间/夜间医院   D.社区精神卫生护卫联盟

   E.以上都是

三、简答题

  简述精神障碍患者服药期间的家庭护理措施。

四、案例分析

  9月3日清晨,在哈尔滨市南岗区通达街82号院内,一名23岁的男子因"爱犬"被车轧死一时想不开,竟从自家4楼纵身跳下,经消防人员和医务人员及时抢救脱险。据了解,男青年从小就性格孤僻,自我封闭心理严重,不愿意和人接触。5年前,家人为他买了一条小狗,此后,这条狗就成了他唯一的朋友,而他仍然自我封闭,缺乏与家人朋友交流和沟通。

  结合病例请回答:

  在社区中如何对精神障碍患者进行康复护理?

(刘琳琳)

第十六章 精神科护理相关的伦理学与法律问题

学习目标

1. 掌握精神科护理中常见的法律问题及预防精神科法律纠纷的措施。

2. 熟悉精神科知情同意权的实施、精神科知情同意过程中护士的职责与策略、精神障碍患者的权利。

3. 了解精神障碍患者知情同意权的依据,精神障碍患者的民事行为能力和刑事责任能力。

精神科护理工作面临比其他临床科室更多的法律和伦理问题,而且精神科护理纠纷也常与伦理学、法律问题联系在一起。伦理和法律问题在精神科护理工作中占有相当重要的位置,也是很值得探讨的课题。本章将介绍精神障碍患者的知情同意权、法律赋予精神障碍患者的权利,以及与精神科护理有关的法律问题。

第一节 精神障碍患者的知情同意

随着《医疗事故处理条例》的实施和各项法规的健全,医疗行为将越来越规范,患者的知情同意权将更好地受到法律的保护。作为特殊疾病群体的精神障碍患者,因为缺乏对疾病的自知力,常常是被动或者被强制住院,事后医院及有关医务人员常受到患者的责问或起诉。因此,精神障碍患者的知情同意权的实施范围及医院所承担的法律责任问题有必要进行深入探讨。

一、精神障碍患者知情同意权的依据

(一)国际组织及协会宣言方面

近几十年来,随着精神医学的发展,改善精神障碍患者的社会地位、保障精神障碍患者的人身基本权利,已普遍引起人们的重视。20世纪80年代后期一些国际组织先后就保护精神障碍患者的权利发表宣言,如1977年世界精神病学会在夏威夷发表的《夏威夷宣言》,1989年在雅典发表的《保障精神病人权力的申明》,世界心理卫生联合会1989年发布的《精神病人的人权宣言》等。一些国家陆续颁布了精神卫生法,其基本精神都是强调患者的自愿,维护患者的自由,尊重患者,主张做到知情同意。

(二)立法方面

患者的知情同意权在我国是有充分的法律依据的。我国的《医疗事故处理条例》第十一条

明确规定:"在医疗活动中,医疗机构及其医务人员应当将患者的病情、医疗措施、医疗风险等如实告知患者,及时解答其咨询;但是,应当避免对患者产生不利后果。"我国《医疗机构管理条例》第三十三条规定:"医疗机构施行手术、特殊检查或特殊治疗时,必须征得患者同意,并应当取得其家属或者关系人同意并签字;无法取得患者意见时,应当取得家属或者关系人同意并签字。"同时该条例实施细则第六十二条规定:"医疗机构应当尊重患者对自己的病情、诊断、治疗的知情权利。在实施手术、特殊检查、特殊治疗时,应当向患者做必要的解释。因实施保护性医疗措施不宜向患者说明情况的,应当将有关情况通知患者家属。"《中华人民共和国精神卫生法》四十三条明确规定:"医疗机构对精神障碍患者实施下列治疗措施,应当向患者或者其监护人员告知医疗风险、替代医疗方案等情况,并取得患者的书面同意;无法取得患者意见的,应当取得其监护人的书面同意,并经本医疗机构伦理委员会批准:①导致人体器官丧失功能的外科手术;②与精神障碍治疗有关的实验性临床治疗。实施前款第一项治疗措施,因情况紧急找不到监护人的,应当取得本医疗机构负责人和伦理委员会批准。"

(三)法理方面

患者的知情同意权是对患者人格自主权的肯定,是尊重人的基本权利的反映,同时也是社会进步的象征。知情同意权存在的目的在于最大限度地保护患者在医疗活动中的权利,特别是生命健康权。根据现代法理学,医疗护理质量行为的合法要具备以下三个要素:国家法律的许可和保障,具有治疗目的,患者的承诺。医疗行为是基于患者授权而发生,而非医生自然拥有的一项职业权利。

二、精神科知情同意的实施

(一)告知的主体

根据相关法律规定,承担告知义务的主体是医疗机构及其医务人员。具体实施的医疗行为告知义务,应该遵循"谁操作、谁告知"的基本原则。对护理事项的相关告知义务原则上要由该患者的责任护士、护士长或医生协同完成。

(二)告知的对象

告知的对象原则上应为患者。大多数精神障碍患者,由于丧失自知力和自控能力,所以对自己所患疾病缺乏清醒的认识,这样其知情同意权受到限制。《中华人民共和国民法典》(简称《民法典》)第二十二条规定:"不能完全辨别自己行为的成年人为限制民事行为能力的人,实施民事法律行为由其法定代理人代理或者经其法定代理人同意、追认;但是,可以独立实施纯获利益的民事法律行为或者与其智力、精神健康状况相适应的民事法律行为。"

但是不同情况下知情同意的告知对象应有所不同,应注意区分。

1.精神障碍患者本人

如果患者能够辨认自己的行为,可以认为是有完全民事行为能力,知情同意权就归属于患者本人。

2.法定代理人

如果患者不能完全辨认自己的行为,可以认为是限定民事行为能力。如果患者完全不能辨认自己行为,可以认为是无民事行为能力。此时,患者的知情同意权归属法定代理人。

3.委托代理人

当患者虽然是有完全民事行为能力,但自愿委托第三人代为签字时,由患者出具书面的授权委托书,知情同意权归属委托代理人。

这里要特别指出的是,精神障碍患者虽然不具备完全的行为能力,但并不能说明一个人患了精神障碍就丧失或永久丧失了知情同意的能力,对于精神障碍患者来说,知情同意应该是一个动态的过程。通常可以从四个方面来认定患者是否有知情同意的能力:①患者是否能够清楚认识自身病情及医生所建议的治疗方案;②患者是否能推断做出选择的利益和风险;③患者是否能正确评价自身病情及选择后果;④患者是否能清晰表达自己的选择。

(三)精神科实施知情同意的范围

1.科学研究

由于精神障碍患者认知功能损害,使知情同意的执行更具有特殊性。医学科研的知情同意,一方面要为受试者提供信息,另外一方面也要评估受试者对信息的理解及掌握的程度,同时还要求受试者是自愿参加。即使有代理人的知情同意,也要受试者本人愿意参加。精神障碍患者由于认知功能的损害,对是否参与研究常常不能正确地做出决定,所以精神障碍患者常被视为弱势群体而受到伦理学的保护。《中华人民共和国精神卫生法》第四十三条明确规定:"禁止对精神障碍患者实施与治疗其精神障碍无关的实验性临床治疗。"

2.医疗实践

由于精神科多实行封闭式的管理,再加上受传统观念和法律意识的影响,精神科医务人员的医疗行为很少考虑患者的意愿。知情同意在精神科以往的医疗实践中是很少应用的。随着卫生立法的逐渐健全,以及医护人员的法律意识渐强,患者及家属的知情同意权越来越受到保护。

3.医学教学

精神障碍患者由于认知功能的损害,他们没有能力决定是否愿意配合教学,有些患者甚至由于疾病的原因主动配合教学。如果这一切的教学活动没有得到患者及家属的同意,则违背了知情同意的原则。即使患者及其家属同意,也应当对患者的个人信息进行适当处理。《中华人民共和国精神卫生法》第四条明确规定:"精神障碍患者的人格尊严、人身和财产安全不受侵犯。有关单位和个人应当对精神障碍患者的姓名、肖像、住址、工作单位、病历资料以及其他可能推断出其身份的信息予以保密。但是,依法履行职责需要公开的除外。"

三、特殊情况下患者的知情同意

(一)入院治疗

精神障碍患者的住院治疗实行自愿原则。《中华人民共和国精神卫生法》第三十条、三十六条对精神障碍患者的住院治疗都进行了详细的规定。第四十四条、四十五条对出院进行了详细的规定及解释。

1.自愿入院

从保护精神障碍患者的合法权益的角度考虑,精神障碍患者住院和治疗,都应该采取自愿原则。少数精神障碍患者主动要求住院,但这些患者不能完全辨认自己的行为,从法律角度考虑属限定行为能力,需要其监护人陪同来医院办理入院手续,否则,可能会因知情同意权问题与其监护人发生纠纷。

2.医疗保护入院

(1)医生认为患者需要住院 此时应当如实地向患者的监护人告知病情的严重性及住院治疗的必要性。

(2)患者家属认为患者需要住院 经常有患者家属主动要求医院强制患者入院,此时,首先需要确定患者是否有精神障碍,其次核实家属身份并要求家属在申请书上签字。

(3)紧急观察入院 对这类患者实施紧急观察入院或门诊留观处理的同时,要尽快通知其监护人,并尽到告知的义务。如果患者是由公安部门强制送来的联系不上家属时,则需要记录公安部门的具体名称、电话、警员姓名等,以便日后有异议时查对。患者病情好转或痊愈,家属要求接患者出院时,要告知公安部门该患者已出院。

(二)住院患者的医疗保护

精神障碍患者在住院期间由于精神病性症状的影响,可能会突然出现冲动或自杀、自伤行为,为了保护患者及他人的安全,医务人员必须采取强制性的保护性医疗。《中华人民共和国精神卫生法》第四十条规定:"实施保护性医疗措施应当遵循诊断标准和治疗规范,并在实施后告知患者的监护人。禁止利用约束、隔离等保护性医疗措施惩罚精神障碍患者。"

(三)患者病情变化时的处理

精神障碍患者在发病期间一般无行为能力,签字无法律效用。按照有关规定,应征得家属或关系人同意并签字。无法取得患者意见又无家属或关系人在场,或者遇到其他情况时,主治医生应当提出医疗方案,在取得医疗机构负责人或被授权负责人的批准后实施。这属于职务授权行为,在医疗工作中属免责的范畴。

(四)恢复期的精神障碍患者

此类患者应当享有知情同意权,享有在医疗过程中与监护人共同签字的权利。但如果患者要求请假外出或出院,需要征得患者监护人的同意并签字,同时还要向患者监护人履行告知义务。

四、精神科知情同意过程中护士的职责与策略

(一)入院接待

精神障碍患者住院,护士常是第一个接待者。为了更好地控制患者病情,护士应当分别按照前面叙述不同情况入院时的处理措施进行处理。

(二)治疗护理

根据《医疗事故处理条例》第十一条,在精神障碍患者的疾病发作期,为了控制病情,护士在督促患者服药时,可以用善意的欺骗或者暗示等方法让患者将药服下,在病情有所控制的情况下,逐步告知患者药物的作用及其注意事项,患者逐渐接受治疗,直至患者能完全接受并且能够配合治疗。

(三)安全检查

向患者家属做好宣教,让患者家属协助护士做好安全工作,严禁将危险品带入病房。一级

护理病房应每天做安全检查,二级护理病房应每周做安全检查。如发现有危险物品,应及时做出妥善处理,做好"三防"工作。

(四)护理文件的书写

护士应学习有关护理文件的书写规范,提高对护理记录重要性的认识。科室应根据专科特点,设计出方便、实用的护理记录表格。此外对患者及家属进行告知的内容及过程,都应该在护理或医疗文件上进行记录,必要时让家属或者患者签字确认,以便日后发生纠纷时有据可查。

第二节　精神障碍患者的权利

精神障碍患者面临的普遍问题就是权利遭受侵犯。甚至在有些地区精神障碍患者被驱赶到城镇边缘地区,终日衣不遮体或破衣烂衫,遭人殴打并挨饿。另外精神障碍患者在教育、就业和住房等领域也容易遭到不同程度的歧视。

一、我国精神障碍患者的法定权利

我们应该保障精神障碍患者能够享受到各项基本权利,并保证其不因自身的疾病而遭受不公平待遇。《中华人民共和国精神卫生法》中,分别对精神障碍患者的人身自由、肖像权、隐私权等做出了原则性规定,使精神障碍患者的各项基本权利保护有了法律依据。

(一)知情同意权

知情同意权即认知权。《中华人民共和国精神卫生法》明确规定了精神障碍患者的知情同意权利。《中华人民共和国执业医师法》和《中华人民共和国民法典》也做了相应的规定。通常患者有权了解以下内容。①诊断:当前精神状况或精神障碍的诊断;②治疗:建议给予患者治疗的具体内容和目的;③结果:治疗可能的风险和好处;④预后:给予治疗和不进行治疗的预计后果,并且患者有权要求对此作出通俗易懂的解释等。目前新药的临床试验、某些特殊的治疗措施,已经有比较明确的知情同意手续。

(二)人身自由权

人身自由权是公民极为重要的一种具体的人格权。精神障碍患者最基本的权益就是人身自由权。《中华人民共和国宪法》(简称《宪法》)第三十七条规定:"中华人民共和国公民的人身自由不受侵犯。任何公民,非经人民检察院批准或者决定或者人民法院决定,并由公安机关执行,不受逮捕。禁止非法拘禁和以其他方法非法剥夺或者限制公民的人身自由,禁止非法搜查公民的身体。"第三十八条规定:"中华人民共和国公民的人格尊严不受侵犯。禁止用任何方法对公民进行侮辱、诽谤和诬告陷害。"这是保障精神障碍患者人身自由的法律基础。

当精神障碍患者有危害或者严重威胁公共安全或者他人人身、财产安全的行为时,或者其精神活动严重受损,导致对自身健康状况或者客观现实不能完整辨认,或者不能控制自身行为时,才能够暂时约束其人身自由。

精神障碍患者在住院期间,有时可能因为治疗需要而暂时对其采取保护性约束措施,这也是对患者人身自由的一种暂时性限制。使用的条件仅限于治疗上的需要或者防止住院患者发生危害自身或他人安全,在程序上必须由精神科执业医师决定,并且在病历中记载和说明理由,当患者病情稳定后约束措施必须终止,并且禁止利用约束措施惩罚精神障碍患者。

(三)治疗权

保障精神障碍患者获得医疗服务也是保障精神障碍患者权益的一项重要内容。联合国大会通过的《保护精神病患者和改善精神保健的原则》(简称《MI原则》)中,均强调了高质量保健服务的获得:原则1强调人人皆有权得到可获得的最佳精神卫生保健,这种保健应作为健康和社会保健制度的一个组成部分。原则8确定了精神障碍患者获得适合个人需要的精神卫生保健和保护个人免受伤害的权利。

(四)劳动就业和受教育的权利

保护精神障碍患者劳动就业权利,有利于患者的康复以及回归社会。我国《宪法》第四十五条规定:"中华人民共和国公民在年老、疾病或者丧失劳动能力的情况下,有从国家和社会获得物质帮助的权利。国家发展为公民享受这些权利所需的社会保险、社会救济和医疗卫生事业。国家和社会帮助安排盲、聋、哑和其他有残疾的公民的劳动、生活和教育。"同时《中华人民共和国残疾人保障法》(简称《残疾人保障法》)将精神残疾列属于残疾人之列,第三十三条规定:"国家机关、社会团体、企业事业单位、民办非企业单位,应当按照规定的比例安排残疾人就业,并为其选择适当的工种和岗位。"《中华人民共和国劳动法》第二十九条第三款规定:"患病或者负伤,在规定的医疗期内的,用人单位不得解除劳动合同。"这些条款都是精神障碍患者享有劳动就业权利的法律保障,确保患者不会在发病期间被解雇,并保证精神障碍治疗痊愈或好转后,患者同样有权获得平等的就业机会,在就业领域不受歧视和剥削。

(五)隐私权

精神障碍患者的隐私在狭义上指患者在疾病的诊断和治疗过程中向医生披露的任何信息,以及医生通过诊断和治疗获得的有关患者的任何信息。这些信息的内容可能涉及从出生,甚至从母孕期开始一直到看病就诊整个期间所有的个人资料,其中可能含有很多个人的隐私部分。从诊断与治疗的角度来看,患者提供信息越全面,疾病的诊断越准确,治疗越有效,而且患者通过倾诉其内心的想法,有助于释放内心深处的心理冲突,本身就是一种心理疗法。因此,精神障碍的诊断、治疗和预防,在很大程度上取决于患者是否向医务人员敞开了其真正的内心世界。而要达到这一点,就要使患者相信其披露的信息是安全的,是不会泄露的。

(六)年老或丧失劳动能力的精神障碍患者的权利

我国《宪法》第四十五条规定:"中华人民共和国公民在年老、疾病或丧失劳动能力的情况下,有从国家和社会获得物质帮助的权利。国家发展为公民享受这些权利所需的社会保险、社会救济和医疗卫生事业。"我国《残疾人保障法》第二条规定:"残疾人包括智力残疾、精神残疾。"第四条又规定:"国家采取辅助方法和扶持措施,对残疾人给予特别扶助。"按照这些法律、法规,精神障碍患者因年老及久病不愈的慢性病,已丧失了劳动能力者,作为"有残疾的公民",国家和社会将对其进行保护和物质扶助。

二、我国精神障碍患者的民事行为能力和刑事责任能力

(一)民事行为能力

民事行为能力简称民事能力,即自然人能够以自己的行为,按照法律规定行使权利和承担

义务,而具有法律关系上的发生、变更、终止的能力或资格。《中华人民共和国民法典》第十七条规定:"十八周岁以上的自然人为成年人。"第十八条规定:"成年人为完全民事行为能力人,可以独立实施民事法律行为。十六周岁以上的未成年人,以自己的劳动收入为主要生活来源的,视为完全民事行为能力人。"是否具有民事行为能力,一方面要看公民是否具有辨认本人行为的性质和后果的能力;另一方面要看公民是否具有理智的、审慎的处理本人事物的能力。精神障碍患者由于病情而丧失民事行为能力。在司法精神医学鉴定时,民事行为能力主要体现在以下两个方面。

1.遗嘱能力

精神障碍发作期、精神发育迟滞或阿尔茨海默病患者,由于记忆、判断等方面障碍,不能正确表达遗嘱含义,无遗嘱能力。患者如果在精神状态正常下立遗嘱,以后发病,则遗嘱有效。

2.选举权能力

除法律规定的特殊情况(如被剥夺政治权利,已经丧失了辨认和控制能力的精神障碍患者或严重精神发育迟滞者)之外,凡年满18周岁的公民都有行使选举权的能力。

(二)刑事责任能力

刑事责任能力又称责任能力,是辨认和控制自己实施危害社会行为的能力。

具有责任能力的被告人,是判定犯罪的先决条件,即具有责任能力的人做了危害社会的活动,才认为是犯罪,并应负刑事责任。惩罚手段也适用于这种具有责任能力的人。无责任能力的人,不能构成犯罪也不适用于犯罪。处于具有责任能力与无责任能力之间的为部分责任能力或限定责任能力。《中华人民共和国刑法》第十八条明确规定:"精神障碍患者在不能辨认或者不能控制自己行为的时候造成的危险结果,经法定程序确认的,不负刑事责任,但是应当责令患者家属或者监护人严加看管和医疗,在必要的时候可以由政府强制医疗。"

无责任能力必须同时符合两个必不可少的标准:医学标准,指被鉴定者患有某种精神障碍;一般标准,指被鉴定者对本人所做的违法行为丧失辨认和控制能力。两个标准密切联系并相互补充,共同发挥作用,缺一不可。前者为判定无责任能力的客观依据,后者进一步说明构成无责任能力的精神障碍的性质和严重程度,也就是说精神障碍只有达到不能辨认和控制自己行为的时候,才能确定为无责任能力。根据上述标准可将各种精神障碍大致分为三类,下面对其责任能力进行分别讨论。

1.严重精神障碍

严重精神障碍(如精神分裂症、情感性精神障碍等)患者因受疾病控制大多丧失了辨认和控制自己行为的能力,当处于疾病发作期时一般都判定为无责任能力。

2.某些器质性精神障碍

某些器质性精神障碍,如精神发育迟滞、血管性痴呆等,这些患者一般个性基本特征尚存,认知损伤、意识障碍也轻重不等,应根据实际情况具体分析,一般判定为限定责任能力或无责任能力。

3.无器质性损害的其他精神障碍

无器质性损害的其他精神障碍包括神经症、病态人格等。多数学者认为,对病态人格者应判定为有责任能力;少数学者认为应判定为限定责任能力。对神经症患者一般认为应判定为有责任能力。

（三）其他有关法律能力

除上述的刑事责任能力和民事行为能力外，精神障碍患者还拥有作证能力、受审能力、服刑能力、性自我防卫能力等。

1．作证能力

在刑事诉讼过程中，证人的证词是非常关键的。最高人民法院关于适用《中华人民共和国刑事诉讼法》的解释中第六十七条规定："凡生理上、精神上有缺陷或者年幼，不具有相应辨别能力或者不能正确表达的人，不得担任刑事诉讼活动的见证人。"如果精神障碍患者有正确的真实意思表达能力，能分辨是非，能提供客观的证据，即使处于疾病发作期，也可确定为有作证能力。

2．受审能力

被告在刑事诉讼中的诉讼能力，也称受审能力。被告人的受审能力除辩解能力外，还包括行使国家赋予刑事被告人其他权利的能力，如申请有关人员回避，参与辩论，对控诉进行反驳，聘请律师等。《精神疾病司法鉴定暂行规定》第二十一条第1款规定："被鉴定人为刑事案件的被告人，在诉讼过程中，经鉴定患有精神疾病，致使不能行使诉讼权利的，为无诉讼能力。"依据此项规定，受审能力的评定需要根据医学要件和法学要件，只有患有精神障碍而又不能行使诉讼能力的人，才评定为无受审能力。处于疾病发作期的精神障碍患者，如果能够理解被控罪行的性质和意义，明确知道自己在法庭审判中所处的被告地位，遵守法庭程序并能与辩护人合作，仍认为有受审能力。

3．服刑能力

重度精神障碍或智力严重受损的患者，由于对自己的罪行不能理解，服刑不能对其思想进行矫正，让其服刑或继续服刑没有意义。因此，如果开始或正在服刑期间的犯人出现精神异常，应对其服刑能力进行鉴定。若无服刑能力则应由家属监护保外就医。

4．性自我防卫能力

精神正常的成年女性，一般对于两性关系具有辨认能力。但是严重智力低下或精神障碍患者，因无法分辨性行为的目的、性质、意义及其后果，所以可能会主动勾引男方，或者丧失自我防卫能力，任由侵害者摆布。《精神疾病司法鉴定暂行规定》第二十二条第1款规定："被鉴定人是女性，经鉴定患有精神疾病，在她的性不可侵犯权遭到侵害时，对自身所受的侵害或严重后果缺乏实质性理解能力的，为无自我防卫能力。"

第三节　精神科护理有关的法律问题

精神科护理行为涉及的一般法律的内容比较广泛，同时又有其自身的特殊性。而广大精神科护士对法律赋予患者的权利、医护人员的权利等应充分了解，高度重视，保护患者及自身的合法权益。

一、精神科护理中常见的法律问题

（一）失职行为

医护人员主观上的不良作为或明显疏忽大意，造成严重后果者，属失职行为。具体包括以下几个方面。

（1）对危急重症患者，不采取任何急救措施或者转院治疗，以致贻误诊断治疗或者丧失抢救机会的行为是失职行为。精神障碍患者如果因服毒、外伤等紧急情况就医，护士应按首诊负责的原则根据具体情况具体处理，绝不能以其并非精神科情况为由，不请示医生便擅自进行转诊，如果出现严重后果便要承担法律责任。

（2）擅离职守，不履行职责，以至于贻误诊疗或抢救时机的行为属于失职行为。精神科病房常有意外情况发生，如自伤、自杀等，值班护士应当按规定巡视病房，严格遵守岗位职责。如果因为没能及时发现自缢患者而导致其死亡的，或者因为粗心大意造成患者走失并在外发生严重事故等，应追究其法律责任。

（3）护理工作中由于查对不严格或者查对错误，交接班不清，以致打错针、发错药等是失职行为。精神科更应严格执行查对制度，一方面因为精神药物毒性强烈，错服后果严重；另一方面因为精神障碍患者思维紊乱，有自知力不同程度丧失等精神异常表现，所以在精神科护理工作中必须认真执行各项查对制度。

（4）不认真执行消毒隔离制度和无菌技术操作规程，使患者发生严重感染也属失职行为。精神障碍患者自我保护意识差，反应迟钝，主诉不清楚。如果护士在工作中稍有疏忽，很容易造成交叉感染，严重者甚至可发生毒血症、脓毒血症、败血症导致患者死亡。

（5）不认真履行护士职责，护理记录书写不实事求是等行为也是失职。护理记录（如体温曲线的记录、危重病情记录等）是医嘱和确定治疗措施很重要的依据，具有法律意义。涉及某些医患纠纷案件时，医疗护理记录往往是最关键的证据。所以护理人员在记录医疗文件时，必须客观、真实、准确、及时、完整。

（6）违犯护士道德规范要求，如为戒酒、戒毒者提供酒或毒品等，更属严重的渎职行为。

（7）其他失职行为包括未对危重患者的生命体征定时检查，未发现精神障碍患者严重的躯体疾病等。

（二）侵权行为

侵权行为指故意或过失地侵犯公民的人身权利、民主权利以及与人身直接有关的权利，依法应当受到刑法处罚的行为。精神科的护理工作中主要涉及患者的知情同意权、人身自由权、隐私权和生命健康权。

1.侵犯患者的知情同意权

侵犯患者的知情同意权是指护士在对精神障碍患者实施护理操作过程中，普遍认为患者受疾病影响，没有完全行为能力，并未履行告知义务。精神障碍患者虽然有精神异常表现，但同样享有知情同意权，所以护士应履行告知义务，同时应向患者的监护人提供有关疾病的相关信息并征求监护人的意见。

2.侵犯患者的人身自由权

侵犯精神障碍患者的自由权，主要表现在强制性住院、封闭式管理及保护性约束。

（1）精神障碍患者病情多由监护人主诉，医生做出诊断并建议住院。但是也有不少精神障碍患者抵触住院，需要由家属和医护人员采取强制性手段，这种情况下应该有患者监护人的签字认可，否则就有可能被认为是侵犯了患者的人身自由权。

（2）为了保障患者安全及住院治疗的顺利进行，精神科护士常需要使用约束用具将患者限制在病床上,以防患者自伤或伤人。保护性约束是带有强制性、限制人身自由的一种护理行为。保护性约束应是出于治疗的需要,并由医生开具医嘱,护士做好解释工作后执行,并严格遵循约束原则:有利于患者,不伤害患者,有利于治疗和康复。应做好相关记录,注意观察患者反应,做好心理护理,在患者病情稳定后及时解除。但是如果护理人员将约束作为惩罚患者的一种手段,则是侵犯了患者的人身自由权。

3.侵犯患者的隐私权

由于治疗的需要,患者会将一些个人的隐私,如家庭状况、个人所经历的挫折与不幸、身体的某些缺陷等生活资料告诉医务人员,医务人员有义务对患者的这些资料保密。另外精神障碍患者的异常表现常常违反社会习俗或道德准则,容易受到社会的嘲笑,医务人员若将患者的这些异常表现当成谈资笑料而传播出去,就是侵犯了患者的隐私权。

4.侵犯患者的生命健康权

《中华人民共和国民法典》第一千零四条规定:"自然人享有健康权。自然人的身心健康受法律保护。任何组织或个人不得侵害他们的健康权。"在护理工作中,如果患者拒绝接受治疗或护理时,护士没有说服患者接受治疗,而以患者不配合为由,没有保证患者按医嘱服药,实质上就损害了患者的生命健康权。另外,由于医嘱执行不严或查对错误,未严格执行消毒隔离制度和无菌操作规范,导致患者出现不良后果,也属于侵犯了患者的生命健康权。在患者接受强制性约束时由于巡视不及时,松紧不适宜或者未加保护垫,导致患者出现压疮、肢体坏死等并发症,也是对患者生命健康权的侵犯,同时也有悖于护理职业道德和伦理规范。

二、预防法律问题发生的措施

(一)强化法律意识

护士要学法、懂法,在护理操作工作中守法。只有护士的护理行为不违背法律法规,日后发生医疗纠纷才有法律基础。护士必须熟知患者的权利,让患者充分了解发生在其身上的医疗行为,取得患者及家属的理解与配合,从而减少纠纷。

(二)尽到谨慎注意义务

抗精神异常药物在治疗精神障碍的同时,也会出现强弱不等的不良反应,护士应尽量加以详细说明。对于严重精神障碍不能辨认或不能控制自己行为的患者,应在法定监护人知情同意的基础上实施各种诊疗护理措施。

(三)严格掌握约束患者原则

约束患者的原则,一是有利于患者;二是不伤害患者;三是有利于治疗和康复。约束的目的是保护患者,预防其对社会及自身产生危害。应严格掌握适应证,尽量征得法定监护人同意。在约束过程中,应慎重,要以安全为前提,应体现人性化服务原则。

(四)尊重精神障碍患者人格

我国《宪法》第三十八条规定:"人格尊严不受侵犯。"在为患者服务中,做到文明礼貌,一视同仁,同时积极与患者沟通交流,对患者及家属提出的疑问和某些过激的语言及行为,心平气和地解释、安慰、体谅,以实际行动感染他们,自觉地为患者提供护理服务。

(五)加强安全管理

结合各医院的实际情况,制定出符合实际的管理制度,规范护理工作的各个环节。例如严格执行"三查七对"制度,杜绝打错针、发错药;真实客观的做好一切记录,如病情、治疗过程、护理措施等,以便日后发生医疗纠纷时有据可查。

(六)慎重对待精神障碍患者入院方式

我国《宪法》第三十七条规定:"中华人民共和国公民人身自由不受侵犯,任何公民非经人民检察院批准或者决定,或者人民法院决定,并由公安机关执行,不受逮捕,禁止非法拘禁和以其他方法非法剥夺或者限制人身自由。"精神障碍患者的住院方式与其他患者有所不同,大多数是由家属送往医院住院的。针对精神障碍患者住院,我们要慎重,不因口头要求而到患者家里接患者,对要求住院的患者要有具有监护能力的家属填写住院同意书,并检验身份证件。

总之,作为精神科护士,为了患者的安全和人身的权益,应自觉用法律法规衡量自己的行为,并将其贯穿在整个护理工作中,尽可能减少医疗事故及纠纷的发生。

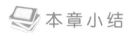

本章小结

一、本章提要

通过本章学习,了解精神障碍患者知情同意权的依据、精神科护理中常见的法律问题及预防精神科法律纠纷的措施。具体包括以下内容。

1.掌握精神科护理中常见的法律问题,并能用法律法规衡量自己的行为,从而能够积极预防精神科法律纠纷。

2.熟悉精神科知情同意权的实施及特殊情况下患者的知情同意权;精神科知情同意过程中护士的职责与策略;精神障碍患者常见的权利。

3.了解精神障碍患者知情同意权的依据及范围;精神障碍患者的民事行为能力和刑事责任能力。

二、本章重点及难点

1.精神障碍患者的知情同意权的内容及实施。
2.精神科护理中常见的法律问题及预防精神科法律纠纷的措施。

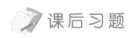

课后习题

一、填空题

1.精神障碍患者由于病情而丧失民事行为能力。在司法精神医学鉴定时,民事行为能力主要包括_____、_____两个方面。

2.精神科的护理工作中主要涉及患者的_____权、_____权、_____权、_____权。

二、选择题

1.患者,男,精神分裂症偏执型,入住某精神病疗养院,某日突然发消息给家人:"无法忍受痛苦折磨",声称要自杀。家属专程告知院方,院方也非常重视,特别予以注意,然而,3日后该患者自杀"成功"。此案例的法律性质是(　　)

A. 医院监管不力　　　　　B. 家属不负责任　　　　　C. 法律不可抗力事件

D. 医生护士渎职行为　　　E. 医生护士的过失

2. 患者,男,22岁,因高考压力导致患精神分裂症,多次住院治疗。某日晨患者与其父从病房出走后发生争执,其父回病房找人帮忙,但患者失踪,久寻未果后发现患者溺水死亡。请问医院在此事件中的责任是(　　)

A. 无责任　　　　　　　　B. 次要责任　　　　　　　C. 主要责任

D. 全部责任　　　　　　　E. 以上都不是

3. 患者,女,60岁,被送进精神病院没几天,家人就接到医院传来的转院通知。而当家人赶到医院时,患者已经死亡。医院监控录像显示患者生前受到了护士的殴打。此事件中护士的行为性质是(　　)

A. 情有可原　　　　　　　B. 违法行为

C. 被病态行为激怒后的情绪化行为

D. 有过错的行为　　　　　E. 不应该发生的行为

4. 一对老年夫妻把患精神病的儿子送往省精神病院治疗,病情有所好转后,遵照医嘱继续住院治疗。然而,十多天后,儿子竟然被同病房住院治疗的一有暴力伤害倾向的精神患者掐死。本案例中肇事患者应承担的责任是(　　)

A. 主要的法律责任　　　　B. 次要的法律责任　　　　C. 全部责任

D. 因其完全无刑事责任能力,不承担法律责任　　　　E. 以上都不对

三、简答题

1. 医疗护理行为的合法要具备哪些要素?

2. 精神科护理中常见法律问题的预防措施有哪些?

（刘琳琳）

附录　实训指导

实训一　常见异常精神活动的识别

【能力目标】

学习与精神障碍患者接触的基本技巧。

【知识目标】

掌握常见异常精神障碍症状的评估要点。

【素质目标】

培养对精神障碍患者的关爱、体贴、尊重。

【实训形式】

根据实训条件,灵活选取实训形式。

1.去精神病医院病房进行分组见习。

2.去社区卫生服务中心门诊进行见习。

3.观看录像。

4.进行个案讨论。

下面以病房见习为例进行说明。

【实训前准备】

1.教师的准备

(1)带教前,教师应深入病房选取典型病例。

(2)征得患者及家属同意后方可选择该患者作为学生见习的对象。

(3)见习前应向学生讲解注意事项。

2.学生的准备

(1)见习前应复习精神障碍症状学相关知识。

(2)大多数学生是第一次接触精神障碍患者,对于患者的异常言行举止,不能嘲笑,不应惧怕患者。

(3)与患者接触时,对于患者的一些要求(如帮助其向院外传信或传话等),要先报告老师,再行处理。同时,遇到紧急情况,要冷静,并及时报告当班医务人员及老师。

【实训内容】

以病房内典型病例为见习对象,学习并掌握异常精神障碍症状的评估要点。

1.精神分裂症患者的常见症状。

2.躁狂患者的常见症状。

3.抑郁患者的常见症状。

【实训步骤】

1.将学生分成若干小组,并选定组长,组长负责清点本小组学生的人数及其他相关事宜。

2.由带教老师带领各小组同学进入病房。

3.带教老师带领学生复习精神障碍症状学知识,并向学生介绍将要面对的患者的基本病史资料。

4.带教老师先和一位患者进行沟通和护理评估演示。

5.学生在带教老师的指导下,向其他已选择好的患者进行护理评估。

6.带教老师与学生一起总结患者的主要症状。

7.离开病房,清点人数。

【实训评价】

写出实训报告。内容包括:①病例的简要介绍;②病例典型症状的详细描述;③见习过程中的体会和感受;④见习中的收获。

实训二 精神障碍患者护理的基本技能

【能力目标】

掌握精神科日常护理工作的基本技能。

【知识目标】

熟悉精神科病房环境和病房设置。

【素质目标】

培养对精神障碍患者的关爱、体贴、尊重。

【实训形式】

根据实训条件,灵活选取实训形式。

1.去精神病医院病房进行分组见习。

2.去社区卫生服务中心门诊进行见习。

3.观看录像。

下面以病房见习为例进行说明。

【实训前准备】

1.教师的准备

(1)见习前,应与见习医院取得联系,确定本次见习的时间和见习目的。同时教师应深入病房选取典型病例。

(2)将学生分组,每组以 6～8 人为宜。

(3)向学生讲解本次见习的主要内容及注意事项。

2.学生的准备

(1)见习前复习精神科日常护理的工作内容。

(2)掌握观察患者的技巧和护理记录的方法。

(3)自觉遵守精神科病房的各项规章制度。

【实训内容】

1.安全护理。

2.日常生活护理。

3.精神障碍患者的组织和管理。

【实训步骤】

1.将学生分成若干小组,并选定组长,组长负责清点本小组学生的人数及其他相关事宜。

2.由带教老师带领各小组同学参观病区。

3.带教老师带领学生复习精神科日常护理工作内容。

4.带教老师对患者进行评估后,实施护理操作,同时与患者进行沟通。

5.带教老师操作完毕后,学生可以和患者进行交流。

6.带教老师与学生一起做好护理记录。

7.离开病区,清点人数。

【实训评价】

1.简单叙述见习到的护理操作过程。

2.总结精神科护理工作的要点和特点。

3.书写见习报告。

实训三　精神分裂症患者的护理

【能力目标】

具备能够识别不同类型精神分裂症患者的临床特点的能力,并能够实施护理。

【知识目标】

掌握精神分裂症患者护理记录的基本内容和要求,精神分裂症患者的护理要点。

【素质目标】

培养对精神障碍患者的关爱、体贴、尊重。

【实训形式】

根据实训条件,灵活选取实训形式。

1.去精神病医院病房进行分组见习。

2.去社区卫生服务中心门诊进行见习。

下面以病房见习为例进行说明。

【实训前准备】

1.教师的准备

(1)见习前,应与见习医院取得联系,确定本次见习的时间和行程。同时教师应选取典型的精神分裂症病例。

(2)将学生分组,每组以 6～8 人为宜。

(3)向学生讲解本次见习的重点及注意事项。

2.学生的准备

(1)见习前复习不同类型精神分裂症患者的临床特征和护理措施。

(2)复习接触精神障碍患者的一般技巧和方法。

(3)严格遵守精神病医院的组织原则和管理制度,并自觉遵守精神科病房的各项规章制度。

【实训内容】

1.偏执型精神分裂症患者的临床特点及护理措施。

2.青春型精神分裂症患者的临床特点及护理措施。

3.紧张型精神分裂症患者的临床特点及护理措施。

4.单纯型精神分裂症患者的临床特点及护理措施。

【实训步骤】

1.将学生分成若干小组,并选定组长,负责清点本小组学生的人数及其他相关事宜。

2.由带教老师带领各小组同学进入病区。

3.由带教老师向学生介绍将要见习的患者的基本病史资料。

4.由带教老师先和患者进行沟通和护理评估演示,并向患者提出问题。

5.带教老师与学生一起总结该患者的护理诊断。

6.学生共同讨论提出该患者的护理措施。

7.离开病区,清点人数。

【实训评价】

1.写一份简单的首次入院护理记录。

2.总结见习病例的精神症状。

3.写出见习病例的护理措施。

（李红梅）

参考文献

［1］曾慧.精神科护理［M］.北京:高等教育出版社,2015.

［2］张雪峰.精神障碍护理学［M］.北京:高等教育出版社,2010.

［3］马风杰.精神科护理学［M］.北京:人民卫生出版社,2006.

［4］马辛.精神科诊疗常规［M］.北京:中国医药科技出版社,2012.

［5］孙学礼.精神病学［M］.北京:高等教育出版社,2013.

［6］高国丽.精神科护理［M］.西安:第四军医大出版社,2011.

［7］郝伟.精神病学［M］.北京:人民卫生出版社,2012.

［8］高国丽,崔巧玲.［M］.精神科护理［M］.西安:第四军医大出版社,2010.

［9］向莉,陈伟.器质性精神障碍的护理［J］.现代医药卫生,2013,13:2039－2040.

［10］刘哲宁.精神科护理学［M］.北京:人民卫生出版社,2012.

［11］沈渔邨.精神病学［M］.北京:人民卫生出版社,2009.

［12］唐宏宇,方贻儒.精神病学［M］.北京:人民卫生出版社,2014.

习题参考答案

第一章

一、名词解释

1. **精神科护理学**:是研究对精神障碍患者实施科学护理的一门科学,它是精神医学的一个重要组成部分,同时也是护理学的一个分支,是建立在一般护理学基础上的专科护理学。

2. **精神障碍**:指在生物、心理、社会环境因素影响下,导致大脑功能失调,产生认知、情感、意志行为等方面的改变,可伴有痛苦体验和(或)功能障碍。

二、选择题

1. B　2. D　3. C

三、简答题(略)

第二章

一、名词解释

1. **幻觉**:没有现实刺激作用于感觉器官时出现的知觉体验。

2. **思维奔逸**:又称观念飘忽,指联想速度加快、数量增多、内容丰富生动。

3. **象征性思维**:属于概念转换,以无关的具体概念代替某一抽象概念,不经患者解释,别人无法理解。

4. **语词新作**:指概念的融合、浓缩以及无关概念的拼凑。患者自创一些新的符号、图形、文字或语言来表达离奇的概念。

5. **被害妄想**:患者坚信周围某些人或某些集团对自己进行跟踪、监视、诽谤、隔离等。

6. **关系妄想**:患者将环境中与他实际无关的事物都认为与他有关。

7. **物理影响妄想**:又称被控制感,患者觉得自己的精神活动(思维、情感、意志行为等)已不受自己支配,而受到外界某种力量的控制。

8. **夸大妄想**:指自我评价异乎寻常地增高。患者认为自己是个非凡的人物,有着非凡的才智、至高无上的权利和地位、大量的财富等。

9. **思维迟缓**:联想速度减慢、数量变少和联想困难,思维进程缓慢。

10. **自知力**:患者对自己所患精神障碍的认识与判断能力。

11.定向力:指一个人对时间、地点、人物以及自身状态的认识能力。

12.木僵:指动作行为和言语活动的完全抑制或减少,并经常保持一种固定姿势。

13.空气枕头:将木僵患者头部抬高好似枕着枕头,此姿势可维持很长时间,称之为"空气枕头"。

14.蜡样屈曲:在木僵基础上,患者的肢体任人随意摆布,即使是不舒服的姿势,也较长时间似蜡塑一样维持不动。

二、选择题

1.D 2.B 3.D 4.D 5.A 6.C 7.A 8.E

三、简答题(略)

四、案例分析(略)

第三章

一、填空题

1.防自杀　防逃跑　防冲动
2.凌晨　节假日　厕所　暗角

二、选择题

1.A 2.A 3.B 4.B 5.E 6.D 7.A

三、简答题(略)

四、案例分析(略)

第四章

一、选择题

1.A 2.A 3.B 4.D 5.E 6.A

二、简答题(略)

三、案例分析(略)

第五章

一、名词解释

1.无抽搐电休克治疗:是在通电治疗前,先注射适量的肌肉松弛剂,然后利用一定量的电流刺激大脑,引起患者意识丧失,从而达到无抽搐发作而控制症状的一种方法。

2.心理治疗:是治疗者在与患者建立治疗性关系的基础上,运用心理学理论,通过语言和非语言的沟通技巧,减轻患者情绪障碍,纠正适应不良的行为方式,促进患者形成健全人格。

二、填空题

1.急性肌张力障碍　静坐不能　类帕金森综合征　迟发性运动障碍
2.接受性原则　支持性原则　保密性原则　整体性原则
3.抗精神病药　抗抑郁药　抗躁狂药　抗焦虑药

三、简答题(略)

第六章

一、名词解释

1.谵妄综合征:是一组表现为急性、一过性、广泛性的认知障碍,尤以意识障碍为主要特征的综合征,因起病急、病程短暂、病情发展迅速,故又称急性脑病综合征。

2.痴呆综合征:是指较严重、持久的认知障碍,临床上以缓慢出现全面的智能障碍为主要特征,伴有不同程度的人格改变,但没有意识障碍。

3.健忘综合征:又称科尔萨科夫综合征,由脑器质性病理改变导致的一种选择性或局灶性认知功能障碍,近事记忆障碍突出,远事记忆相对保存,无意识障碍,伴有虚构。

二、填空题

1.显著的兴奋躁动　感知觉障碍　意识障碍
2.时间　地点　人物

三、选择题

1.D　2.B　　3.A

四、简答题(略)

第七章

一、名词解释

1.精神活性物质:又称成瘾物质,是指来自体外,能影响人的情绪、行为,改变人的意识状态,有致依赖作用的一类化学物质。

2.依赖:指一组由于反复使用精神活性物质引起的行为、认知和生理症状群。

3.精神依赖:指患者对精神活性物质的强烈渴求,以期获得服用后的特殊快感,驱使使用者为寻求这种感觉而反复使用药物,表现为所谓的渴求状态。

4.生理依赖:指由于反复使用精神活性物质使机体产生了病理性适应改变,以致需要精神活性物质在体内持续存在,否则机体不能正常工作,表现为耐受性增加和戒断症状。

5.耐受性:指药物使用者必须增加使用剂量方能获得所需的效果,或使用原来的剂量达不到使用者所追求的效果。

6.戒断反应:指因减少或停用精神活性物质或使用拮抗剂所致的特殊心理、生理症状群,一般表现为与所使用物质的药理作用相反的症状。

二、选择题

1.C   2.C   3.A   4.D   5.E

三、简答题(略)

第八章

一、名词解释

精神分裂症:是最常见的精神障碍,具有认知、情感、意志行为等多方面的异常表现以及不同程度的整体精神功能损害。

二、填空题

精神分裂症偏执型   精神分裂症青春型   精神分裂症紧张型   精神分裂症单纯型
精神分裂症未定型

三、选择题

1.B   2.A   3.D   4.A   5.C   6.A   7.C   8.B

四、简答题(略)

第九章

一、名词解释

心境障碍:又称情感性精神障碍,是以情感或心境显著而持久的异常改变为主要临床特征的一组精神障碍,临床上主要表现为情绪异常高涨或低落,并伴有相应的思维、认知和行为改变。

二、填空题

1.躁狂发作   抑郁发作   双相障碍   持续性心境障碍
2.情绪高涨   思维奔逸   活动增多
3.1.4mmol/L
4.情感低落   思维迟缓   意志活动减退

三、选择题

1. C　2. A　3. A　4. E　5. A　6. A　7. B

四、简答题(略)

五、案例分析(略)

第十章

一、名词解释

1. 神经症：又称神经官能症或精神神经症，是一组主要表现为焦虑、抑郁、恐惧、强迫、疑病症状或神经衰弱症状的精神障碍。

2. 焦虑症：又称焦虑性神经症，以焦虑、紧张、恐惧的情绪障碍为特征，常伴有自主神经紊乱、肌肉紧张和运动性不安等，并非由于实际的威胁所致，且其紧张惊恐的程度与现实情况很不相称。

3. 恐惧症：也称"恐怖症""恐惧性神经症"，是以恐怖症状为主要临床表现的神经症。患者由于对特定对象或情境，产生强烈的焦虑或恐惧反应，从而导致对对象或情境期望回避或真正回避。

4. 癔症：又称歇斯底里，是一类由精神因素作用于易病个体引起的精神障碍，主要表现为各种各样的躯体症状，意识范围缩小，选择性遗忘或精神暴发等精神症状，但无相应的器质性损害作为病理基础。

二、填空题

1. 症状标准　严重程度标准　病程标准　排除标准
2. 广泛性焦虑症　惊恐障碍

三、选择题

1. A　2. D　3. A　4. B　5. D　6. D　7. C　8. C　9. D

四、简答题(略)

第十一章

一、名词解释

1. 急性应激障碍：又称急性心因性反应，是在剧烈的、严重的精神刺激、生活事件或持续困境的作用下立即起病，表现为有强烈恐惧体验的精神运动性兴奋或精神运动性抑制。

2. 创伤后应激障碍：又称延迟性心因反应，是由强烈的、灾难性的应激刺激后，延迟出现的精神障碍，表现为反复重现创伤性体验，持续回避与刺激有关的情境或选择性遗忘，以及持续性的焦虑和警惕性增高。

3.适应障碍:指在日常生活中的应激事件的影响下,由于易感个性、适应能力不良,个体对该应激源出现超过常态的反应性情绪障碍或适应不良行为,导致正常工作和人际交往受损。

二、选择题

1.C　2.A　3.C　4.E　5.C　6.C　7.C

三、简答题(略)

第十二章

一、名词解释

1.神经性厌食:是以患者故意节食,甚至极端限制饮食等手段以致体重显著下降并明显低于正常标准为主要特征的一种进食障碍。

2.失眠症:指原发性失眠,表现为持续相当长时间对睡眠质量的不满意,并在心理上产生恶性循环,从而使本症持续存在。

二、选择题

1.E　2.A　3.E　4.B　5.C　6.A

三、简答题(略)

第十三章

一、名词解释

人格障碍:是人格在发展和结构上的明显偏离正常且根深蒂固的行为方式。这种行为方式极端或明显偏离特定文化背景,具有适应不良的性质。

二、选择题

1.E　2.D　3.A　4.C

三、简答题(略)

第十四章

一、名词解释

1.精神发育迟滞:指个体在18岁以前,由生物、心理和社会因素所导致的精神发育不全或受阻,其临床特征是智力发育低下和社会适应困难。

2.儿童孤独症:又称自闭症,起病于婴幼儿期,主要表现为不同程度的言语发育障碍、人际交往障碍、易冲动、兴趣狭窄和行为方式刻板。

二、填空题

1.智力发育低下　社会适应困难
2.4

三、选择题

1. E　2. C　3. A　4. D

四、简答题(略)

第十五章

一、名词解释

家庭护理:是以家庭为单位所施行的护理过程,其宗旨是借助家庭内沟通与互动方式的改变,协助患者对其生存空间进行更好的调试。

二、选择题

1. C　2. C　3. E　4. E　5. E

三、简答题(略)

四、案例分析(略)

第十六章

一、填空题

1.遗嘱能力　选举权能力
2.知情同意　人身自由　隐私　生命健康

二、选择题

1. C　2. C　3. B　4. D

三、简答题(略)